2023 年北京中医药大学学术专著出版基金资助出版

项目编号：BUCM–XSZZ2023ZY–B6

主　审　王永炎

主　编　贾春华

象是之间

中医理论的隐喻解读

全国百佳图书出版单位

中国中医药出版社

·北 京·

图书在版编目（CIP）数据

象是之间：中医理论的隐喻解读/贾春华主编 . --
北京：中国中医药出版社，2024.6
ISBN 978-7-5132-8760-9

Ⅰ . ①象… Ⅱ . ①贾… Ⅲ . ①中国医药学—文化语言
学 Ⅳ . ① R2-05

中国国家版本馆 CIP 数据核字 (2024) 第 085811 号

中国中医药出版社出版

北京经济技术开发区科创十三街 31 号院二区 8 号楼
邮政编码　100176
传真　010-64405721
山东临沂新华印刷物流集团有限责任公司印刷
各地新华书店经销

开本 787×1092　1/16　印张 22.25　字数 385 千字
2024 年 6 月第 1 版　2024 年 6 月第 1 次印刷
书号　ISBN 978-7-5132-8760-9

定价　87.00 元
网址　www.cptcm.com

服 务 热 线　010-64405510
购 书 热 线　010-89535836
维 权 打 假　010-64405753

微信服务号　zgzyycbs
微商城网址　https://kdt.im/LIdUGr
官 方 微 博　http://e.weibo.com/cptcm
天猫旗舰店网址　https://zgzyycbs.tmall.com

如有印装质量问题请与本社出版部联系（010-64405510）

象是之间

——中医理论的隐喻解读

主　编　贾春华

主　审　王永炎

副主编　郭　瑨　赖　敏　李　湛　刘　宁

编　委　（按姓氏笔画排序）

马子密　马思思　朱小琴　朱丽颖

刘庆华　孙　征　肖卓然　吴　彤

邱春华　宋秋梦　张　宇　张　蓓

陈　洁　贾天夏　倪　奇　黄雄杰

黄慧雯　窦嘉乐　戴　明

序

文明互鉴构建中国特色的中医药学

中医药学植根于中华沃土，是华夏文明历史长河中的璀璨明珠，数千年来有效地防治疾病，维护人民生命健康。中医药学具有科学人文双重属性，是系统的、整体的、从未断裂的民族医学。中医药学基于象思维，中国文化为其本底特色。其汇聚天人合一、形神一体、取象运数等创生性理念，以整体论和辨证论治指导诊疗实践，以维护生命健康为至深至真的总目标。中医药学赖以生存和发展的基础是临床疗效，临床疗效是中医学科的命脉。

从历史范畴看待科技文明，中医学应秉持国学的深邃哲理，兼收并蓄古今中外的一切科技文明成就。世界上不同文明之间需要互相交流，相互借鉴，文明互鉴是历史的必然。历时上下五千年的中华文明史，即是文明互鉴的历史。无论是华夏各民族文明的交流融合，还是汉代张骞出使西域及唐代鉴真和尚东渡日本，都是文明交流沟通的范例；明代郑和下西洋与马可波罗的中国考察，亦堪称东西方文明互鉴的典范。然自公元18世纪以来，因受"欧洲中心论"等错综复杂的社会变化的影响，虽有东西文明互动，但华夏文明被忽视。晚清闭关锁国的政策以及后来的追逐西化，使得中国学术缺少原创成果，原象创生性被悬置，阻碍了文明互鉴。

象思维是一种区别于概念思维的原创性思维，是华夏文明特有的思维方式。象思维也是中医药学最具特色的思维，对中医基础理论的形成、发展有着重要影响。象思维之"象"有原象、具象之分。原象即太虚、混沌、有无相生、藏真之气。太虚原象体现天人合德，物我合一，气聚成形，形立神生，形气相感而化生万物，万物为形而下之"器"，此即物象、具象及心理状态感知折射的镜象、心象与意象。原象与具象可以互相转化，具象以显明的方式呈现，在特定的时空环境可以幽隐而远、泯灭心物的方式回归到太虚原象。文明互鉴的重启，使得象思维与概念思维有望整合互补，形成综合归纳与还原分析方法学的协同发展。

隐喻学是西方的显学，为诸多学科所关注。伴随着认知科学的兴起、语言学研究的认知转向，隐喻的认知功能越来越受到人们的重视。"隐喻"与"象思维"在认知意义上存在共同点，二者都是通过相似性认识事物的方法，即借用一类事物来感知、描绘、分析和理解另一类事物。思维与语言总是难解难分地交织在一起，"萨丕尔－沃尔夫"假说力主"语言决定思维论"。中医语言是一种自然语言，多以汉字的形式呈现，汉字彰显了中国古人的隐喻思维。从象形、象事、象意、象声四种造字之法，即可直观看出其隐喻特性，转注和假借虽属用字之法，亦与隐喻认知有着深层次的关联，故可由造字法入手解析中医语言之隐喻。

贾子春华，师从伤寒大师刘渡舟先生，1993年毕业于北京中医学院（现北京中医药大学），以《日本汉医古方派研究》获医学博士学位；2004年在黄启福教授、鲁兆麟教授及本人的共同指导下从事博士后研究工作，凭借《基于命题逻辑的〈伤寒论〉方证理论体系研究》顺利出站并留校任教。多年来，他坚持从认知语言学、逻辑学、心理学视角研究中医理论，今率其研究生将多年研究成果厘定、重编、系统化而成《象是之间——中医理论的隐喻解读》一书，该书从隐喻认知的立场对中医学理论进行了全新解读。有鉴于汉字的创立体现出中国古人的隐喻思维，本书作者依据汉字的构成方法将中医学的隐喻类型划分为象形、象事、象意、象声四类；基于家族相似性探讨了阴阳五行的隐喻认知系统；从概念隐喻的立场分析了中医藏象、经脉、气血津液以及人体结构如何基于人类经验而构建；论证了中医学病因病机、诊法和治则治法均与人类对自然与社会现象的隐喻认知密切相关；阐明了中药功效、机制和方剂组方理论的形成具有具身认知的特征。

文明互鉴带来了新局面、新趋势、新问题，当抓住机遇，传承创新，学习运用正负逻辑"尚一""尚同"，实现中华民族的伟大复兴，宜秉持中华文明的自身特质，吸取异质文化的合理养分，适应全球化背景下不同文化思想的冲撞交融与竞逐激荡。文明互鉴是构建人类命运共同体的人文基础，文明互鉴需要诠释与隐喻！中医学原创思维与现代科学融合，可促进中医药传承创新发展，充分发挥其防病治病的独特优势和作用，为建设健康中国贡献力量，为实现中国特色生命科学提供强大动力。

北京中医药大学 1956 级学生

中国工程院院士

中央文史研究馆馆员

王永炎

于甲辰孟春

目录

| 各　论 |

象是之间
——中医理论的隐喻解读

认知、思维、理念

中医学理论——一簇簇流动的隐喻

中医学漫漫历史长河中的理论与学说，千帆竞发，百舸争流。如果从隐喻认知的角度看，千姿百态的理论与学说，不过是异彩纷呈的隐喻。

中医学家描绘了一个有关人体生理、病理、疾病、治疗的隐喻世界，欲解密中医学家临摹的这幅有关人体的图像，就要研究中医学的语言，对中医传统语言进行分析。

对大多数的中医人来说，"隐喻"一词好像很陌生。但当我说隐喻作为一种语言修辞手法和中国所说的比喻很接近时，人们就会感觉他很熟悉。当我再说隐喻就是以熟悉的事物解释不熟悉的事物，以已知世界推测未知世界时，人们对隐喻的陌生感或随之消失，甚或脱口而出："你说的隐喻，不就是打比方吗？"晚近，越来越多的哲学家、认知科学家、语言学家意识到人类的认知中普遍存在隐喻，甚至可以说它是人类认知层面的重要思维方式。

说到思维方式，最具中医学特色的思维方式是"取象比类"。取象比类在中医概念形成、理论系统构建等方面发挥了重要作用。取象比类的结构及工作机制与隐喻认知颇多相同，粗略地说，取象比类就是"中国式隐喻"。取象比类是研究中医隐喻的根基，是中国思维方式的本土称谓，取象比类与隐喻的融合有望获得隐喻认知理论的创新。

隐喻是基于始源域与目标域之间的相似性寻求类比，实现认识的迁移映射。"是"代表始源域，为人们所熟悉的事物；"象"代表目标域，经由象某物而被认识的概念。"象"与"是"之间具有医者心智所及的共性之象，即隐喻的相似性，亦隐含着一种认知趋向，在理论体系或医者信念中，隐喻性常常被忽视，象某物逐渐变为是某物。从人体解剖结构到脏腑功能关系，从自然之风寒到六淫之风寒，从大地上的河流到人体内的经脉，象是之间的相似性启发了中医基本概念与命题的构建，塑造了中医学有关生命活动的独特语言。

中医语言是一种基于隐喻认知的语言，中医理论的形成以身体感知经验为基础，具有显著的隐喻认知特征，存在管道隐喻、容器隐喻、战争隐喻等诸多隐喻类型；其以日照多寡为中心构建了阴阳学说；以自然界五材——"木""火""土""金""水"为始源域，构建了五行概念隐喻认知系统；隐喻于中医学中可谓无处不在，仅以中医病因病机、中药方剂为例，简要说明之。

凡是自然界中能被感知到的存在，都有可能成为疾病的致病因素，中医学的病因具有隐喻性和体验性。自然界的一切因素，皆可以成为致病原因，如六淫——风、寒、暑、湿、燥、火，七情——喜、怒、忧、思、悲、恐、惊，以及饮食、劳逸、痰饮、瘀血，等等。正邪相争，阴阳失调，升降失常等是中医病因病机概念隐喻中的始源域，中医学应用这些隐喻概念来认识疾病的发生与发展。在众多的隐喻中，施喻者采用了认知的单聚焦方式，即此隐喻表述中仅出现了始源域而没有目标域，六淫、七情、痰饮、水湿等承担了始源域与目标域的双重使命。在"管道隐喻"的基础上，张仲景构建了一个"以通为和"的理论体系，管道通畅则健康，管道阻滞则疾病；管道不仅输送气血，亦可传送病邪。在"疾病是战争"这一概念隐喻的背景下，中医病机的论述充斥着大量的"正盛邪退""正气抗邪""邪盛正虚""扶正祛邪"等隐喻性语言。随着中医理论体系的形成和发展，那些最初描述"战争"的词汇被运用于描绘和解释疾病的发生、发展，形成了独特的中医病因病机理论。

鉴于天人相应之生命观，古代先哲对于药物作用的认识，自然会从自然现象、生活经验与社会文化方面去诠释。中药形态、药类、四气五味之法象的理论都是中药认知的一个组成部分。对中药功效的认识，古人使用了隐喻认知的思维方法，其认知方式有着"具身认知"的特性。中药的炮制理论萌发于食物烹饪技术，古人将始源域的烹饪技术映射到目标域中药炮制之上，在火的使用与炊具制造业发展的基础上，将一系列烹饪技术移植到药物炮制工序的操作上，形成了药物炮制的净制、水制、火制、水火共制技艺以及辅料的使用，发展成为中医学的中药炮制理论。中医方剂的君臣佐使理论是基于"一个方剂是一个邦国"的隐喻形成的，职官体系的君臣佐使映射到方剂，表现为"君—臣—佐使"的三级梯度隐喻，方剂君臣佐使的概念内涵中存在不同层次的空间梯度隐喻。

任何一个学科，必由基本概念与基本命题构成，基本概念与基本命题是一个学科的根基所在。源于中医学的特殊性，中医的基本概念与基本命题饱受多方的质疑，质疑的根本原因是不知中医学描绘了一个有关人体生理、病理、疾病、治疗的隐喻世界，不解中医概念与命题的隐喻性。中医基本概念与基本命题，业已成为中医学发展亟待解决的瓶颈。有鉴于此，本书围绕中医基本概念与命题的隐喻构建，致力于揭示"中医学理论如何产生"这一核心命题，应用认知语言学、逻辑学、心理学等相关理论解读中医语言，探寻中医基本概念与命题如何构建及其构建的依据。本书开启了从认知语言学、逻辑学、心理学研究中医学的新范式，其与已有研究最大的不同是：过往的研究针对的是中医理论的实践或实验问题，而本书要探寻的是中医理论的形成问题，旨在寻求中医基本概念与命题的根基以及这些根基是否牢固。本书非但是对中医理论构建的追溯，更是在阐释"中医理论为什么这样说"，启迪今人如何"接着说"！

自隐喻认知的理论和方法被引入中医学研究，中医语言的隐喻认知研究硕果累累，中医理论得到重新构建和解读，如何深入和拓展中医理论研究，尚需不断探索和挖掘，特别是中医隐喻认知解读的新方法。不久前，我们提出从六书四象认知模式解读中医基本概念与命题，依据文字学六书中形、事、意、声的认知模式将中医隐喻划分形成"四象"隐喻，不仅运用了概念隐喻的理论和方法，而且建立了多模态隐喻的研究视角和模式，分类方式不仅符合中医隐喻认知的路径，而且有助于探索中国传统文化背景下的隐喻认知特点，拓展"取象比类"认知模式的内容和含义，为中国本土的隐喻认知学研究奠定基础。

中医学由一簇簇流动的隐喻所构成！一个好的隐喻可以引导我们探索未知病因；一个好的隐喻可以帮助我们认识新的疾病；一个好的治法来源于一个好的隐喻；一个好的隐喻可以指导我们创制新的方剂。认识未知世界的进程中，隐喻似将成为一种永恒的存在。

象是之间

总论

第一章　隐喻认知理论概述

第一节　隐喻认知发展源流

英语"metaphor"（隐喻）一词，源自希腊语"metapherein"，其中"meta"的意思是"超越"，"pherein"是"带来""提供"的意思。隐喻最初的含义是指一种由此及彼的传递。隐喻贯穿人类一切自然语言和思维，是认知语义学研究的重点。

西方的隐喻研究源远流长，20世纪以前的隐喻研究可分为古典派的隐喻理论和浪漫派的隐喻理论。语言学家哈拉德·怀特将古典派的隐喻理论概括为4个观点：①隐喻应该理解为对正常语言的偏离。②因为偏离，所以它们不是本源的。③隐喻的产生是因为要避免一个"自有的词"。④隐喻妨碍理性认识。语义失常是在特定语境中对一个词超乎常规的使用，导致在语言中存在着与其客观真值不一样的现象。为了消除这种语言失常现象，亚里士多德和昆体良分别以"对比论"和"替代论"对隐喻进行了阐释。此时的研究者们认为作为修辞现象的隐喻只是添加在语言之上的装饰物，对其所表达的内容并无本质性的影响。

1725年，意大利哲学家维柯提出"人类原初的传说和神话是在不同历史条件下人对客观世界的诗性的、隐喻性的反应；隐喻处于'人的创造'的中心，是一种历经事实的方式，是一种思维方式和生活方式，是真理在想象中的投影"。德国批评家赫尔德进一步指出"原始人所使用的是象征性符号思维，言语本身的起源是与隐喻联系在一起的"。随后，浪漫派隐喻理论的代表人物英国诗人柯勒律治提出"隐喻自身即是一种思想"。自此，隐喻才被真正当作一种思维方式，继而发展形成隐喻的认知观。

人类步入20世纪，随着哲学研究的语言学转向和认知科学的兴起，隐喻成为现代科学多学科交叉研究的焦点。1936年，英国语言学家理查兹提出"语义互动"理论，认为隐喻是一种新意义的创生过程，是某一框架中两个意义互相作用的结果。1962 年，美国逻辑学家布莱克进一步完善了理查兹的观点，认为隐喻性陈述并不是对形式上的明喻或其他本义陈述的替代，而是两个不同的表象融汇于一个互相作用的关联之中。莱考夫和约翰逊吸收了互动论研究者的成果，从认知科学这一全新的角度来研究探讨隐喻问题，建立了隐喻认知理论，提出了经验主义认知观，奠定了当代隐喻理论的基础。随后，福科尼耶和特纳等人提出概念整合理论，认为我们在思考和交谈时不断建立的心理空间隐喻是跨心理空间映射的结果，进一步推动了隐喻认知理论的发展。

20 世纪末，以福塞维尔为首的学者将语言层面的概念隐喻推向了多模态，主张图像、声音、空间布局、颜色、线条等非语言符号也可用于构建和表达概念。与此同时，第二代认知语言学家引导了隐喻研究的两个转向：社会学转向和实证转向。Streen 认为隐喻在语言、思维和交际三个层面发挥作用，强调隐喻的社会交际功能。而行为学实验、语料库和认知神经科学技术等则为隐喻的实证转向提供了研究方法。

第二节　隐喻与比喻

我国著名修辞学家王希杰将比喻分为两大类：一类是明喻，公开声明是在打比喻；另一类是隐喻，虽是比喻，却在字面上不说是比喻，而是当作实有其事来表现。通过扩句，隐喻可以转换为明喻，句子的语义失常被消除。比如在"小美是朵花"这个句子中，小美是人类，而花不是人类，小美不能既是人类又不是人类，因此，该句存在语义失常。但将句子扩展为"小美像一朵花儿那样美"，句子的矛盾就得以消除。可见，在传统隐喻学范围中，隐喻是明喻的变种，两者只是表达形式的不同，而不存在实质的区别。

但有时要进行隐喻和明喻的转换则显得有些困难。"逝者如斯""浪费时间"等在日常生活中被词汇化、固化了的隐喻被称为"死隐喻"，当尝试着将这些死隐喻扩展为明喻时，便立即感受到扭捏与阻力，这种阻力恰好展示了隐喻与明喻之间的隔阂。再如"电流"，我们能看到这里有两个域——"电"和"水"，人先经验到水，后经验到电，这里涉及由熟悉到陌生的认知过程。我们这样说话，是因为我们这样思考，明喻则难以体现思想的认知过程。魏恩里希道："不是说隐喻是一个缩短了的明喻，倒是明喻在必要时可以是一个扩展了的隐喻，这是一个根本的区别。"

隐喻和明喻都是以相似性为基础，但布莱克认为与其说是隐喻形容了一种业已存在的相似性，不如说隐喻创造了这种相似性。这种相似性如何创造生成呢？在于隐喻找到了两种事物在本质上的相似，通过映射，将一物之性质转移至另一物，使该物真正成为其所是。使用"隐喻"并不因为它"像"，而在于它"是"，犹陈嘉映所言："隐喻不是对一个离开隐喻而有其所是的东西的比喻，而是从某种东西来确定所喻的本质或曰所是，例如从道路来确定思想之所是，从行路来确定推论之所是。"

第三节　隐喻与类比

类比推理是从一类对象或领域到另一类对象或领域建立由已知事物到未知事物的映射框架，其与演绎、归纳推理只在同一类对象或领域中进行明显不同。英语"analogy"（类比）一词源自希腊语"analogia"，意为均衡、按比例，最初是指比例关系方面的相似，后扩展为其他属性上的相似。类比是基于两类不同对象或两个领域事物在一些属性上的相似，而推出两者在另一些属性上也相似的结论，又叫简单类比，如卢瑟福把原子结构和太阳系作类比得出原子有核模型，惠更斯把光现象与声现象作类比提出光的波动说。

德国哲学家莱布尼茨说："只要你想到了相似性，你就想到了某种不止于此的东西，而普遍性无非就在于此。"类比由已知的相似性出发，选择性地将前一对象或领域的某些特性转移至另一对象或领域，从而创造新的概念、知识。类比思维被分解为几个过程：存在记忆中的一个或多个相关的图式要运行起来，一个熟悉的事物（源域）必须被映射到相对陌生或抽象的事物（目标域）中；两个域之间的系统性的关系初步形成，而每个域中的类比元素必须也是并列的。这种映射的结果便达成对目标域的认识，但得出的结论具有或然性，尚需进一步验证。

隐喻根植于人类的概念系统，是人类认识世界和表达思想的有效工具。隐喻和类比是相互依赖、紧密联系的。作为一种重要的认知机制，类比是隐喻生成与理解的内在逻辑基础，也是隐喻源域与目标域得以连接的认知基础。隐喻和类比都是以相似性为基础，同样是通过一物认识另一物，类比常以"A 对 B

就像 C 对 D"的形式出现，而隐喻常以"A 是 D"的形式出现，二者容易混淆。就隐喻与类比而言，两者确有相同之处，即皆有"相似性"的成分。但严格来说二者之间亦有不同，区别在于：在类比中，源域和目标域是直接对应的，可以互换；而隐喻是整体、单向性地进行映射，源域和目标域不能互换。类比更多用于说明关系、传递新知识、发现功能、提出科学理论假设等，隐喻则无处不在。类比更侧重系统结构的映射对接，隐喻更侧重感知的相似性。从逻辑的角度来说，类比可被认为是隐喻的必要不充分条件。

第四节　概念隐喻理论

人类日常活动、做事和思考看似自在自为，实际上依靠的是概念系统。概念系统支配着人们的思想，建构人们的感知。研究概念系统的运作机制，最好的方法是研究语言。之所以从语言入手考察概念系统中隐喻的运作机制，是因为我们如何说是缘于我们如何思，并根据所思来行事。这样一来，语言不是无意义的发声，隐喻不是修饰，而是思维活动的外在体现。概念系统本身以隐喻为基础，人类的概念系统通过隐喻来构成和界定。在第二代认知科学背景下，莱考夫和约翰逊从认知机制对隐喻现象进行分析，提出了概念隐喻理论，革命性地将隐喻从语言现象转变为人类思维和认知的工具。

概念隐喻有四个基本要素：始源域、目标域、经验基础和映射。

始源域和目标域是概念隐喻中最重要的两个基本要素。一般来说，始源域是熟悉、清晰、具体、已知的事物或概念，而目标域是陌生、模糊、抽象、未知的事物或概念。有学者将隐喻概念和非隐喻概念作为始源域和目标域的区别，认为作为非隐喻的始源域概念必须独立于隐喻——是由自己本身构建，并通过其自身被理解，而不需要通过引入另一个概念来理解。

隐喻产生的基础是经验。西方哲学中主体和客体的关系一直是争论的焦点。笛卡尔断言：一个人不需要，也不应该为心智独立运作的解释而留心其肉身。乔姆斯基继承此观点，提出只有作为语言纯粹本质的"句法"研究才是更高的科学追求，而心智和肉身并不关涉语言本质。第二代认知科学则认为心智、语言与肉身经验密切相关。莱考夫指出："每一种经验都是在一个大的文化预设背景下发生的……所有的经验都完完全全是文化的，我们以这样的方式经验世界，以至于我们的文化已经在经验本身中体现了。"在不同的文化背景中，由同一始源域构建的隐喻各不相同，如龙在中国是权力的象征，而在西方国家则常常代表邪恶。这说明隐喻与文化背景密切相关，在相同的文化背景下，对隐喻的构建、使用和理解是相近的，不同的文化背景则不然。思维是无意识的，隐喻的构建与使用也是无意识的，更像是通过日常经验形成的直觉和灵感。因此，隐喻得出的结论是或然性的，它更多地在给思维提供启发性，揭示事实存在的多种状态。

映射是数学术语，在隐喻中是指两个认知域间的元素互相对应的关系。概念隐喻是从始源域向目标域的系统的、部分的、不对称的、单向的映射。通过将始源域的某些特质以某种方式映射到目标域之上，达到由一类事物来理解或体验另一类事物的目的。意象图式映射是概念隐喻中最为常见的映射形式，是人类在与外界世界进行互动性体验过程中出现的心理意象。人们总是无意识地运用已有的意象图式去理解新出现的或是抽象的事物或现象，常见的意象图示有：容器图式、中心－边缘图式、整体－部分图式、上－下图式、前－后图式、连接图式和路线图式等。

隐喻是系统性的，概念隐喻形成的是一个连贯的体系。以战争隐喻中的治肝为例，古代医家构建了以"将军""侵略战""保卫战""兵法""战略""补充军需物质"等为始源域，以"肝""肝病""治肝""治法""柔肝""缓肝""补肝"等为目标域的隐喻，在息风和阳、培土宁风、平肝等治法中也能体现出反战的思想。由此可见，隐喻之间的联系更倾向于连贯而非一致，隐喻概念在范畴化的基础上形成了单独的系统。

根据莱考夫和约翰逊的划分，下文将着重介绍方位隐喻、本体隐喻和结构隐喻，其他比较常见的如管道隐喻、建筑隐喻和事件结构隐喻也一并介绍。需要注意的是，这种划分法并不满足分类的原则，它们之间有并列关系、从属关系，还有交叉关系，但这样介绍简单易懂，且具有一定的代表性。

一、方位隐喻

方位隐喻又叫空间隐喻，指参照空间方位概念如上下、内外、前后、深浅、远近、中心边缘等组建的一系列隐喻概念。空间关系并非外在世界的实体存在，我们不能看到"上下远近"，只能看到物体所在的位置，进而根据参照物判断物体的空间位置。具身哲学认为，对于空间关系概念的运用是无意识的，并且通过我们的知觉和概念系统强制实施。我们只是自动地、不知不觉地

"感知"某个实体在另一实体的里面、上面或对面。这些空间方向来自我们的肉身体验及文化经验，是人们赖以生存的最基本的概念。当我们将这些熟悉的概念用来理解和描述非方位的、抽象的概念（如情绪、身体状况、数量、社会地位等）时就产生了方位隐喻。很多隐喻都是以空间方位的身体体验作为出发点，以"空间"这样一个概念作为最基本的始源域，来解释包括结构隐喻、本体隐喻等概念隐喻的映射原理。

方位隐喻与身体经验密切相关。就以"上下"来说，下垂的姿势同悲伤、低落、沮丧关联，而昂首挺胸的姿势与愉快、高兴关联；"健康和生命为上，疾病和死亡为下""有意识（理智）为上，无意识（感性）为下"与"人活着是直立的，死后是躺着的"关联；"量多为上、量少为下"与"在有限的容器里增加东西，东西的高度就会上升，而减少容器内的东西，高度就会下降"关联。此外，方位隐喻也受社会文化基础影响，例如"好""道德"为"上"，"恶""堕落"为下。

二、实体隐喻

人类依赖各种物质资料生存，人类对物体的经验为实体隐喻提供了基础。实体隐喻将抽象的和模糊的思想、感情、心理活动、事件、状态等无形的概念看作是具体的、有形的实体，因而可以对其进行谈论、量化，识别其特征及原因。

典型的实体隐喻是容器隐喻。"没有什么人类本能比领地观念更为根本。"人置身于空间，由皮肤包裹并与周遭世界区隔开来，存在一个由内向外的方向。通过呼吸、饮食等经验，人们就把自身看作一个容器，空气、食物均可置于其中。将这种由内向外的方向投射到其他有表皮包裹的物体或物理空间上就形成了容器隐喻。除了实体能够容身其中，抽象的思想、情绪等也可置身其中。身体原始的生理体验和可感知的物理空间关系体验慢慢地转化成一种抽象的心理空间隐喻意义。容器隐喻就是把容器概念投射到其他抽象概念，如田野、地区、事件、行为、活动、状态、视野等。容器图式具有内部、边界和外部 3 层结构。这种结构是格式塔的，各部分必须依靠整体存在，脱离整体则谈不上内外之分。

三、结构隐喻

结构隐喻是通过一个结构清晰、界定分明的概念去构建另一个结构模糊、界定含混或完全缺乏内部结构的概念，使两种认知域的概念在说者和听者拥有共同背景知识的基础上相互映射，在言语中通过语境调节语义的延伸和变化。结构隐喻中的两个认知域虽然不同，但其结构的构成成分之间存在有规律的对应关系。如隐喻最开始被认为是一种数学映射，始源域中的结构或成分是以数学中一对一的方式被精确、系统地映射到了目标域的结构或成分上，两个域中的概念集合是一一整齐对应的。

战争隐喻是典型的结构隐喻。从上古时期炎黄二帝著名的阪泉之战到现代针对极端组织的反恐战争，人类对战争并不陌生，对战争相关概念也有较为深刻的理解，战争隐喻被广泛应用于各个领域，如商务、体育、健康、教育等。从"战争"域映射至"疾病"域，对于人类来说，战争是清晰、形象、结构分明的，能够被观察或体验到，认知显著性强；疾病则较为陌生、复杂、抽象，甚至模糊，认知显著性弱。疾病的发生发展及转归与战争有很大的相似性，人们很容易将战争与疾病联系在一起，构建出以"战争"为始源域，"疾病"为目标域的隐喻，使疾病这个比较抽象的过程具备了战争的某些特征，从而得到描述、表达和理解。

四、其他隐喻

（一）管道隐喻

美国认知学家雷迪首先提出了管道隐喻，认为其核心隐喻是"思想或意义是物体，语言表达式是容器，交际是传递过程"。其过程表现为：说话者把思想（物体）放进语言（容器），并顺着管道传送给听者，而听者会从语言（容器）中提取思想（物体）。莱考夫和约翰逊对此进行进一步的推论，发现该隐喻蕴涵着"语言表述是意义的容器，词语本身有着独立于任何人和语境的意义；我们可以将意义像物体一样从词语和句子这个容器中取出、放入或传递"。与容器一样，管道作为具体的实物，有一定的边围和内部空间，具有连接、沟通、运输的作用。管道隐喻对人类的思维机制和语言交际的本质进行了新的诠释。

（二）建筑隐喻

将建筑作为始源域，可见于辩论、理论说明、形容人的品质或地位等多种场景。一场争论是一栋建筑物，如"搭建一个可靠论点的框架"；理论是建筑物，如"这个理论还有待修补完善"；理解理论如同走进建筑，如"量子力学的门槛很高"；优秀的人是建筑物的支撑部分，如"他们是国家栋梁"。建筑属于凝聚了汗水与智慧的人类造物，我国古代医家在认识人体时亦常取象于古代的庭院式建筑，使建筑隐喻频繁出现于中医语言之中，从宫、庭、府、舍、堂、房，到街巷、关卡、城池都被古代医家用于指称人体结构。

（三）事件结构隐喻

对于一件事的发生我们要追问起因、关注事态发展变化以及采取相应措施，这一切都是通过隐喻的方式来理解的。事件结构隐喻的核心思想是借助空间、力和运动等物理性概念对有关事件结构的概念，包括状态、变化、事因、行动、过程、目的及方法进行隐喻性理解。

第五节　概念整合理论

认知语言学家福康涅认为在话语理解过程中，大脑会激活关于人、事物和事件的各种语言和非语言的知识框架，并存储在工作记忆中。这些储存在思维中暂时的、在线的话语信息的集合即"心理空间"，它是语言使用者在语言交际过程中分派和处理信息的虚拟概念框架（也被称为"临时性容器"）。我们在思考、交谈时不断建立心理空间，每个心理空间都有它的范畴成员，范畴成员在同一心理空间内是互相关联的，这些成员和关系组成了概念包，不同空间里的成员和关系之间也可以建立映射。心理空间理论进一步发展便是概念整合理论。

概念隐喻理论所关注的主要是从始源域到目标域的单向投射，从而忽视了复合空间的构建以及隐喻生成和理解过程中的认知运作推理机制，概念整合理论则弥补了这一点。作为人类进行创造性思维和活动时的一种认知过程，人们通常能意识到的只是概念整合的结果，而对整合的过程没有察觉，就像是只看到了浮出的冰山一角，而忽略了深藏于海面之下的部分。最基本的概念整合网络模式包括4个心理空间：输入空间1、输入空间2、类属空间和合成空间。两个输入空间是两个不同的认知域，它们的共有结构和共有抽象信息被投射到类属空间里。类属空间是概念整合理论中特有的组成部分，反映了两个输入空间共同的、常见的、抽象的角色、结构和图式，向输入空间分别进行映射。输入空间中的内容通过选择后将部分内容投入到合成空间；合成空间通过组合（输入空间投射到合成空间的过程）、完善（概念整合将组合而成的结构与潜意识里的记忆信息相匹配）、扩展（概念整合根据复合空间里的原则和逻辑进行心理模拟，在整合空间中进行认知运作的过程）3步操作，形成层创结构。层创结构产生的过程就是意义演化和生成的过程。这四个空间通过投射链彼此连接起来，就构成了一个概念整合网络。

概念整合理论对一种普遍的人类认知活动进行了有力的阐释，涉及意义构建的全过程，对语言具有极大的认知解释力。它提供了一种自然语言意义处理的方法，不管是用于一般的语言结构，还是隐喻现象等。概念整合理论依据语用信息和背景知识帮助听者整合概念结构，即时构建话语意义，推动语言的认知研究，使得人类对自身思维以及语言与心智的关系有了更深入的了解。

第二章　中医学与隐喻

现行的世界观、主流的判断标准以及当代人的知识结构，使当今的人们很难读懂中医，这迫使学者们重新构建中医理论。重构并不是对传统中医理论的颠覆，而是从认知层面澄清中医理论，拨开中医语言的迷雾，使其被正确解读成为可能。笔者多次强调：如果谁想研究、评判中医学，那么他必须清楚中医学的语言；在明白中医学使用的是一种什么语言的基础上，才能明白中医理论究竟是什么样的理论。而要明白中医学的语言就必须对其进行分析，探讨这一语言是如何生成，又是如何使用的。

第一节　隐喻、取象比类与象思维

我国古代没有隐喻的概念，只有泛指比喻的"辟""譬""比""依"等词语，如"能近取譬，可谓仁之方也矣""辟也者，举他物而以明之也"。"取象比类"最早见于《周易·系辞下》中的"古者包牺氏之王天下，仰则观象于天，俯则观法于地，观鸟兽之文与地之宜，近取诸身，远取诸物，于是始作八卦，以通神明之德，以类万物之情"。

一、"象"与"类"之内涵

"象"是中医学的一个重要概念。"象"初指大象，是可以感知到的"物质实在"。《韩非子·解老》云："人稀见生象也，而得死象之骨，案其图以想其生也。故诸人之所以意想者，皆谓之象也。""象"由实体逐渐引申出想象的含义。《易传·系辞下》曰"象也者，像此者也"，有"此"则有"彼"，说明此时"象"已经具有两物相似的含义。"取象"是指将肉眼可见的现实的具体事物抽象为概念、符号。"象"与"意"紧密相连。取象的过程经过认知主体大脑的思维加工，才可以说"立象以尽意""寻象以观意"。反过来说，"意"也总是关于"某象"的"意"，好比胡塞尔所谓"在爱中总有某物被爱，在恨中总有某物被恨"。我们正是因为对某物的私人体验，才形成了此种观念而不是彼种观念。在不同的文化背景中，同样的"象"可能意味着不同的含义。

"类"一指事物的综合归类，二指事物的相似或相同。中国古代哲学的"比类"就是经过认知者提炼比较后，对事物相似或相同属性的抽象归类及综合。具身哲学认为"分类"是生物的一种天赋，每当一个神经束将不同的输入变成相同的输出时，就出现了神经上对信息的分门别类，范畴化是生物结构体不可避免的结果。《黄帝内经》中多次强调比类思维的重要性，如"夫圣人之治病，循法守度，援物比类，化之冥冥""不引《比类》，是知不明也""不知比类，足以自乱，不足以自明"等，并认为这是智者所使用的思维模式——"智者察同"，与亚里士多德的名言"隐喻是天才的标志"有异曲同工之妙。

二、取象比类与隐喻

"取象比类"是建立在直接体验并深刻观察事物的基础上，将客观世界具体的形象与其象征性符号相联系并进行推论，后以比喻的修辞方法予以表述，从而达到反映客观事物普遍联系及其规律的思维过程。中国的取象比类与西方的隐喻认知都是通过一个事物来认知另一个事物，可以说"取象比类就是中国式隐喻"。如果将隐喻和取象比类相比较，首先就会发现取象比类与隐喻在认知结构要素方面是一致的，都需要两个比较端。取象比类需要"比类"的两端，一端为未知的事物或现象，另一端为已知的宇宙万物的物象；隐喻的结构性要素需要两个不同认知域的对象——始源域和目标域。其次，隐喻意义得以形成的媒介来自两个对象间的比较，比较是隐喻得以形成的基础。取象比类也是以比较作为联结认知起点和终点的媒介，经比较使得未知的事物或现象的本质得以彰显。因此，隐喻和取象比类在"比较"这一认知媒介上也是相通的。再次，就是双方经过比较得出结论的过程。对于隐喻研究来说，就是一个隐喻意义生成的过程。隐喻有互动论、映射论、合成空间论等学说，而取象比类没有对认知机制和过程进行详细的说明。对中医来说，一次成功的取象比类称之为"应象"。我们常说"天人相应"。"应"是呼应、对应之义，在此可以指相参照比较的两种事物之间，某种属性或规律相似或相吻合。参照隐喻的说法，可以认为是始源域和目标域之间建立了很好的映射关系。取象比类和隐喻得出的结论都是或然性的，还需要进一步通过事实验证。

隐喻认知有层级结构与并列结构两种。层级结构是纵向认识事物的，层层深入，不断更新，以新知代替旧知；而并列结构则是看待事物的不同视角，事物的多种状态可以共存。西医的隐喻更多的是层级结构，中医隐喻更多的是并列结构。随着可视化技术的发展，中医亦可取象于西医学，一些过去观察不到的现象可被赋予中医学的意义。中医"取象比类"之后的路必将是以新知对旧识不断革弊增新，逐渐过渡到层级结构。须明确的是，就层级结构来说，知识的积累有利于人类文明的进步；而就并列结构来说，我们能更多地看到世间万物的不同生存状态。二者之间没有优劣。法国哲学家利科认为"多义性本身并非病理现象""象征体系存在的理由即使意义之多样性朝向存在之多义性敞开"，是故中医在与西医学碰撞的过程中，"去伪"固然迫切，"存真"同样重要。

三、象思维与隐喻

按照"象思维"提出者王树人的观点，象思维是本原性思维，非中国人所特有，但因汉字一直保留着象形的特性，故中国文化的象思维特征较之其他使用拼音文字的国家更为突出。象思维的本质在于"观物取象""象以尽意"之体悟，这种体悟借助"象的流动与转化"实现。如此看来，象思维和隐喻一样都是从物、象出发来认知他物的一种思维方式，不同之处在于，隐喻过程的源域一定是某种确定的、可以言说的事物，而象思维之象则更多是指"无物之象"，即升华为不可言说的事物，往往只能通过想象与顿悟形成认知。在这一规定下，作为思维方式的象思维会不可避免地出现内在模糊性，因其用以组织思维的素材被认为是超越可感事物的象。其次，关于象思维的含义一直以来也众说纷纭，各家分歧多源于对"象"的不同解释，也有对"流动与转化"方式的不同看法。象思维被学者移植到中医学后，又与中医理论碰撞出许多火花，其含义愈加复杂丰富，难以在学界形成普遍认识。如王永炎院士提出，古人的象思维模式基于"有诸内必形诸外"的原则构建而成，是一种司外揣内的认知机制，通过"近取诸身，远取诸物"完成。从中医辨证角度看，将"象"释作临床症状体征、对症状体征的归纳和证候的象思维无疑已不同于最初的象思维。此外，与象思维类似的还有取象思维、意象思维、象数思维、法象思维等多种概念，均可归为广义象思维范畴，这里不再一一赘述。

中医学固然对非语言模态多有涉及，但因古代科技水平的限制，中医理论主要是以文字的形式传承至今。中医学对临床实际的重视决定了中医学家对可感事物的偏重，而非沉溺于对无形之"道"的把握；倾向于以体验为据逐步产生联想，而不依赖心灵的"飞跃"。换言之，中医思维范畴下的象思维对体悟的理解与哲学、艺术所言之象思维不同，其思维内容与思维过程应是有迹可循的。目前，中医思维研究中的隐喻多指概念隐喻，中医思维研究中的象思维多指通过取可感之象认知事物的思维方法，二者都具备一以贯之的基本结构，前者为 S → T 的隐喻映射，后者则为"象的流动与转化"或称取象比类的认知过程。不难发现，在中医学特点的限制下，隐喻与象思维有着极其相似的内在结构。

四、中医思维研究的目的

经验性和稳定性是中医学的突出特点，中医学的理论基础早在《黄帝内经》时期便已奠定。中医学的必要知识往往出自历史文献，对这些古老文本的解读就显得尤为关键，前辈学者多采取训诂等文献研究方法解释中医古籍，为人们理解与传承中医学做出了巨大贡献。自 20 世纪 80 年代以来，钱学森先生所倡之思维科学研究逐渐形成热潮，学者们开始注意到蕴含在理论中的思维，而伴随着象思维和隐喻理论的出现，被赋予重要任务的中医思维研究便又有了新的得力手段。中医语言是中医思维与理论的基本载体，通过语言复现古人的认知过程，能够为后人理解古代医家之本意提供可靠依据。

顾名思义，中医思维强调的是中医特有的思维方式，最常被当作参照物的自然是西医思维。此前普遍的观点是，中西方文化的思维方式不同，故而分别诞生自中国和西方世界的中医与西医也有着不同的思维方式。象思维的产生便是为了描述区别于西方概念思维的中国传统思维方式，后来才慢慢成为中医思维的代表，而中医学界对中医思维的重视也始于将古已有之的"象"延伸拓展为象思维理论的相关研究。在中医思维研究的初期，许多研究都是以象思维等"中医原创思维模式"不同或优于西医思维为出发点，也就是说，前期中医思维研究的目的主要在于凸显中医思维与中华文化的独特性与优越性。在中医理论与思维备受质疑的时代背景下，这些研究对于复兴中医和树立文化自信意义重大。然而，认知科学告诉我们，人类思维具备隐喻的共性特质，我们也不应始终将中国思维与中医思维之特别归结于具有相似结构的隐喻与象思维。与其再三强调象思维是独属于中国人的思维方式，不如大方承认其普遍性。在这一前提下，中医语言的价值将得到进一步彰显，因其不仅能体现出中华文明的特色，还能为探索人类共通的基本认知思维过程提供极为丰富的语料。综上，根据中医学的研究现状和历史方位，当前中医思维研究的主要目的应为以下 3 点：①厘清中医理论的具体内涵。②精准指导中医临床实践。③全面推动中医走向世界。

五、隐喻研究的优势

基于中医思维研究的目的，以下分别从理论阐释、临床指导与海内外传播三个方面对隐喻、象思维和取象比类的作用进行对比。

（一）理论阐释

以语言学家为主力的隐喻理论构建已取得长足进步，除前文提及的概念隐喻和多模态隐喻外，还出现了概念整合、语法隐喻等多种理论流派，其应用价值值得深入探索。此外，隐喻研究还为批评话语分析、语料库、事件相关电位、功能性磁共振成像等方法或技术提供了用武之地。这些理论与方法在语言学、心理学、中医学等诸多领域均有所应用。相较之下，象思维和取象比类由于整体研究规模较小，范围有限，难以向中医学提供如此丰富的研究工具。近年来，象思维理论中"象隐喻""鲜花原理"等新概念、新理论的提出，也是受到了隐喻理论的启发。当然，工具自身的完善度或丰富度不能决定其理论阐释水平的高低，目前来看，基于隐喻或象思维开展的中医理论辨析研究均展现出较高的学术价值。然而一方面，理论依托于语言存在，故将隐喻理论引入中医学为我所用，必定有利于中医理论的解读；另一方面，更多可供选择的理论与方法无疑意味着更多的可能性，可见隐喻的巨大潜力尚待挖掘。

（二）临床指导

以古籍文献为据的临床应用研究与上文所述理论研究的进路、现状相似，故不再重复论述。李新龙等统计了中医临床思维研究的关键词，发现象思维是热门主题，且 2017—2021 年的相关研究数量呈上升趋势。这些临床思维研究多围绕医学教育展开，其中很多提及象思维的研究只是习惯性地将其视作中医思维的代表，以强调中医思维对中医临床的重要性，而非真正分析象思维或其他中医思维到底有何特殊之处，又是如何有助于临床，其对中医临床思维培养方式的建议也多为泛泛之谈。马淬兰等指出，现阶段的中医临床思维研究仍聚焦理论层面，亟须引入认知科学的实验方法来可视化中医师临证时的思维，探究其神经机制，从本质上揭示中医临床思维的特性与运作方式。了解中医在临床认知活动中的脑机制，不仅能认识中医思维的实质，还能以此为据更加合理地开展各级各类的中医思维教学，以便更有针对性地训练、提高中医师的临床水平。隐喻理论与认知科学联系紧密，二者的兼容性更高。其他领域多有借助脑成像技术进行隐喻研究，亦具借鉴作用。因此可以认为，中医临床思维的神经机制研究对于指导临床实践具有重大意义，在这一新兴研究方向上，依然是隐喻的优势更大。

（三）海内外传播

中医学人长期致力于中医药的跨文化传播，如今已取得了显著成效，但仍存在许多不合理的质疑声音。不仅外国人很容易对中医学抱有错误印象，许多国人也未能正确认识中医。这主要是由于中医与西医学之范式不同。西医学以科学为基础，在崇尚科学的当下自然备受推崇，拥有另一套理论体系的中医学便屡遭冷落。换言之，人们对中医怀有偏见，很多时候并不是怀疑中医的疗效，而是不认同中医理论。因此，重新诠释中医语言、积极适应现代语境、提高中医理论的认同度应为解决中医药在海内外传播过程中所遇问题的根本方法。隐喻和象思维均为公认的中医语言解读工具，相形之下，隐喻精确、系统、普遍的特点更符合现代人对于科学的设想，很明显，经隐喻诠释后的中医语言更利于中医学的传播。

从价值角度对比中医思维范畴下的隐喻、象思维与取象比类，可发现隐喻具有更精准的定义和更完整的理论体系，无论是在理论阐释，还是临床指导，抑或是传播等方面都更有优势。尽管如此，后两者的提法在中医学界更受欢迎，究其原因，或许是象思维与取象比类直接冠名于中国传统文化中常见的"象"字，从而易于让人产生亲切感。然治学不宜囿于舒适圈中，在全球化的大浪潮中，故步自封只会被历史淘汰。在未来，中医思维研究将继续朝着跨学科的方向发展，借助先进的理论与实证技术，可以让古老的中医学焕发新的光彩。

第二节　中医理论的构建与隐喻

科学作为客观的活动，其表达应以消极修辞为主，尽可能从语言上把握实在。但科学家们往往在不自觉地应用隐喻，有时是出于难以把握实在的无奈之举，有时则是为了借助隐喻的理论构建功能，更多的时候二者兼而有之。许多

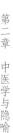

重要的科学发现充斥着隐喻的身影，如宇宙大爆炸、黑洞、苯环结构、DNA双螺旋结构等。隐喻不仅出现在语言中，更出现在思维和行动中。构建隐喻的基础是相似性。在科学概念和科学理论的构建中，隐喻不仅呈现了这种相似性，也创造了相似性。因此，隐喻不仅为科学理论的构建提供了认知框架和概念基础，也为发现新事实、新思想、新理论提供了便捷的语言工具。郭贵春认为：科学隐喻的创设和应用主要是出于科学家群体认知、交流和构建相关理论的需要；它不是为了表达科学家的情感或审美的欲望，而是为了实现对客观实在世界某种特征进行猜测、探察和描述的目的。可以说，隐喻在语言中无处不在，在思想中无处不在，在科学中无处不在。科学哲学家库恩指出：在一定时期内，一个科学共同体的成员们共同信奉着一种世界观和信念，一个共同的理论，一套专门的概念、原理、规律、方法和技术，它们构成一种科学传统。也就是说，如果不置身于中医语言所构建的可能世界中，就难以明白中医语言"说了什么"以及"为什么这么说"。

或问科学语言使用隐喻的合理性何在？郭贵春解释道："科学理论语言不必要求'严格意义上使用字面本意'。"原因有三：一是科学理论如果为真，就能够进行"恰当"的解释；二是已有许多实例可以证实科学概念远非它字面上的意思，如夸克、基因等；三是科学中的发现不能总是还原为"观察事实的稳定领域"或用纯逻辑来解释。科学理论本身包含大量的非逻辑和非形式化的成分，如量子论场中的费曼图释法和排列组合理论中的类比解析法。如果把科学活动理解为对世界的模拟，那么在理论的构建活动中，科学理论的概念与术语所描述的可能世界，只有在一定的语境中与真实世界具有相似性，所以相对于不可能被观察到的真实世界而言，科学的话语将不再具有按字面所理解的意义。更为重要的是，科学解释本身就是一种基于人类经验对可能世界的"隐喻重描"；一个基于隐喻认知构建的科学理论在很大程度上是一个"信念系统"。

中医学是一种以身体感知经验为基础而形成的理论，隐喻进入中医可谓"润物细无声"。古代的中医学家将自然界及人类日常生活所熟悉的事物或现象作为喻体，并以此为依据跨域说明人体的生理病理现象。通过隐喻映射构建了一系列中医学的抽象概念及术语，如"阴阳""五行""六淫""四气五味""君臣佐使""黄家""肺为贮痰之器""正气""邪气""寒证""热证"等；并借助隐喻思维确立了"气一元论""阴阳学说""五行学说"等中医理论的哲学基础。气、阴阳、五行学说是中国古代重要的哲学思想，古代医家借用这些已经成熟的思想、学说来构建中医理论，诠释人体结构和功能、生理和病理现象、中药功效与组方机制等。

"气一元论"将人体视为容器，气在其中升降出入影响人的健康。《素问·六微旨大论》云："出入废则神机化灭，升降息则气立孤危。故非出入，则无以生长壮老已；非升降，则无以生长化收藏。是以升降出入，无器不有。"古人将气运行的道路视为通道，由此形成了"若五脏元真通畅，人即安和"的健康观。

"阴阳学说"通过阴阳范畴一系列的隐喻投射，使得自然界的空间、时间、亮度、温度、气味、性别、方位、状态等各种抽象概念具备了对立统一的特征和属性，从而得到理解和归类。中医理论运用方位隐喻，将阴阳的意象图式结构投射到人体生理构造及功能属性的认知域，认为人体组织结构的上下、内外、表里、前后各个部分之间以及脏腑之间无不包含着阴阳的对立与统一关系，一切正常的生命活动都可以用阴阳进行说明。如《素问·金匮真言论》云："夫言人之阴阳，则外为阳，内为阴。言人身之阴阳，则背为阳，腹为阴。言人身之脏腑中阴阳，则脏者为阴，腑者为阳。肝、心、脾、肺、肾五脏皆为阴，胆、胃、大肠、小肠、膀胱、三焦六腑皆为阳。"因此，中医的五脏六腑都具有相对的阴阳属性，且各脏腑自身又可分阴阳。

阴阳学说逐渐成为中国古代最基本的认识方法和认知模型之一，代表着自然界的普遍规律，被广泛用于认识和理解自然界和人类社会。由于古代的自然科学与哲学融会在一起，阴阳学说也自然而然地被纳入中医理论，成为中医理论体系的总纲，形成了独具特色的中医阴阳认知模型理论。

"五行学说"中木、火、土、金、水五行，原为五种材质，与人类的日常生活密切相关：人类摄入水分维持生命；需要火来取暖和加工食物；将金属打造的器械用于劳动或战争；土地是人们耕耘和生活的地方；植物可以为人们提供食物，用于制造劳动的工具等。在长期的生活实践中古人还发现五种物质之间的相互关系：自然之木可以燃烧（生火），火烧尽之后变成灰烬（生土），土中蕴藏着金属（生金），金属熔化之后变成液态物质（生水），水可以滋润植物（生木）。另外，木可以掘土，土可以堵水，水可以灭火，火可以熔金，金可以削木，由此则推演出这五类事物之间依次相生孕育、资生、助长，依次相克压抑、制约、战胜的关系。此时，木、火、土、金、水已不再代表五种特殊的物质材料，而是抽象为五种功能或属性的符号。

五行学说是从物质世界中最常见和实用的五种材质取象比类而来，五行学说将所蕴涵的五行意象图式结构投射到自然界的各种现象如季节、方位、星宿、动物、植物、颜色、声音、气味、数字等认知域，使得自然界成为一个相互联系的有机整体，并存在相互资生和克制的关系。人体五脏也不例外，中医五行学说在解释人体的生理功能时，认为人体是由心、肝、脾、肺、肾五大系统组成，生命活动就是这五大系统之功能协调的结果。如《素问·金匮真言论》云："东方青色……其味酸，其类草木，其畜鸡，其谷麦，其应四时，上为岁星，是以春气在头也，其音角，其数八……其臭臊。""南方赤色……其味苦，其类火，其畜羊，其谷黍，其应四时，上为荧惑星……其音徵，其数七，其臭焦。"《素问·阴阳应象大论》云："东方生风，风生木，木生酸……在色为苍，在音为角，在声为呼，在变动为握，在窍为目，在味为酸，在志为怒。""南方生热，热生火，火生苦……在色为赤，在音为徵，在声为笑……在味为苦。""中央生湿，湿生土，土生甘……在色为黄，在音为宫，在声为歌……在味为甘。"五行学说将所蕴涵的五行意象图式结构投射到人体的组织结构和生理功能等认知域，则形成了以五脏为中心的人体藏象学说。

第三节　中医学的隐喻特征

法国作家夏多布里昂曾说："每一个人身上都拖带着一个世界，由他见过、爱过的一切所组成的世界。"不同的认知主体有着不同的私人经验，非亲历者难以真正"感同身受"。中医理论是一种依赖于人体自身经验的理论，其合理性并不在于同客观事实符合与否，而是在于是否符合人体自身经验。对于陌生、不可见、不可测之事物，古人不得不选择借助熟悉、可见、已知之事物来进行认知。然而对于可见之事物，比如《难经》对肺脏形态的描述为"肺重三斤三两，六叶两耳，凡八叶"，但中医家仍然选择以"华盖"来指称肺。这不是一种无奈之举，而是一种自然而然，不自觉的认知习惯，即"认知的无意识性"。《灵枢·九针论》言："肺者五脏六腑之盖也。"古人以"盖"论肺，是因为古人认为肺就是脏腑之华盖，理解肺正如理解华盖一样。远至诸物，近至诸身，古人所感受到的一切，都成为他们思想的一部分。正如莱考夫所言："认知科学使我们更好地了解自己，更好地理解我们身上的存在——肉体、血液、肌腱、激素、细胞、神经元，以及我们在世上日常遇到的所有事物，而使我们成为我们自己。这就是肉身哲学。"

梅洛·庞蒂曾提出："哲学是身体经验的产物。"莱考夫和约翰逊进一步解释道："生理体验和认知心理状态之间有着强烈的联系，我们的概念体系以知觉系统和肌动系统为基础，概念体系通过神经利用这两个系统，并被这两个系统所塑形。我们对世界、自己和其他事物的理解，都只能存在于由身体所塑形的概念中。"中医学理论为我们描绘了一幅隐喻的世界图景，古人以身体认识世界，又以自然气候、社会家庭、政治战争来认识人体的生理机能与病理变化，完成更高级的认知进程。

一、物我互喻

身体是人类经验的一种特殊对象，它可以作为主体审视、观察的对象，也同时作为主体的一部分，通过自身的感知输入感觉。卢卫中说："人体及其器官既是人体赖以实现隐喻化的基本的、重要的始源域，而始源域与目标域之间的互动性又决定着人体有时也是目标域。"关于人体的隐喻有两种：一是以人体各部位为始源域，将外部世界的事物作为目标域，即"以身喻物"；二是从外部世界反观自身，以外部世界的事物为始源域，将人体各部位作为目标域，即"以物喻身"，又称人体的反隐喻。从外部世界反观自身，以便更深入地了解自己，以物喻身是更高层次的认知形式。

佛偈言：一花一世界。人身亦是一世界。在人体这个"世界"中，我们可以看到建筑、官职、社会家庭关系、动物、植物等非人体的始源域，它们构成了一个缤纷多彩的隐喻世界。例如，在面部有以鼻为明堂、眉间为阙、额为庭、颊为藩的建筑隐喻；在五脏有以心为君主、肺为相傅、肝为将军的古代封建社会官职隐喻；有孙络、子宫的家庭关系隐喻；有目下有卧蚕、雀啄脉、鱼翔脉、蜘蛛痣、鹤膝风的动物隐喻；有梅核气、椒疮、肺叶的植物隐喻。

二、身心互喻

物我互喻旨在探讨"我"与"物"之间的隐喻构建。身心互喻聚焦于"我"，探讨外在自我与内在自我的关系，即身心关系。这里的心并非指心脏这一器官。据杜正胜考据，早在殷周时代古人便认为心是人的主宰，举凡情绪、意志、精神等抽象的活动统统都是心的作用。此处的心讨论的是情绪、意志、精神等抽象事物，是《礼记·大学》中"心不在焉，视而不见，听而不闻，食而不知其味"之心。

传统哲学主张主客分离、身心分离，认为存在先验的、与主体经验无关的理智。心与物之间的关系一直是讨论的焦点。第二代认知科学认为心物不可分。覃修桂等进一步解释道：肉身哲学以"身"（互动性体验）为基础，通过意象图式以及概念隐喻等认知机制，弥合了"物"（外界现实）与"心"（范畴、概念、意义、语言）之间长期难以逾越的鸿沟。感觉是人类最基础的身体经验，"耳得之而为声，目遇之而成色""五色令人目盲，五音令人耳聋，五味令人口爽"，我们与外在世界的交流是通过感觉器官完成的，这些感觉主要包括视觉、听觉、嗅觉、味觉、触觉以及温度觉。语言学家斯威彻尔认为感觉动词所表达的社会/生理方面的词义与其所表示的情感/心理方面的词义之间的关系是通过隐喻来连接的，表达心智的词汇大多源于表达身体的词汇。他将以"外在自我（外在的社会–生理域）"喻"内在自我（内在的情感–心理域）"的现象称为"以身喻心"的隐喻。其投射具体表现为：视觉喻"知晓"、听觉喻"听从"、味觉喻"喜恶"、触觉喻"情感"、嗅觉喻"反感"等。斯威彻尔对此解释道：人类的大多数知识依靠视觉获取，我们在看东西的时候总是隔着一定距离（人远离事物），这距离使我们可以客观认识事物；而味觉、触觉、嗅觉等与事物接触没有距离（人接近事物），主观性较强，因此视觉更多地与知识、理智相联系，触觉、味觉则更多地与感情、心理相联系。

莱考夫在提出"基本隐喻综合理论"时举例：对儿童来说，主观体验和判断与感知运动经验通常是并存的。如"关爱"的主观体验总是与被抱于怀中的温暖相对应。由于这种长期的联系，儿童长大以后才会说"温暖的微笑"。这种由"温暖"和"关爱"建立起来的隐喻即是"以身喻心"。温度常用于形容态度、情感等状态，如《颜氏家训·省事》云："墨翟之徒，世谓热腹；杨朱之侣，世谓冷肠。"我们可先简单说明表示物理温度的寒热是如何成为中医语言中隐喻性的"寒""热"。古代没有温度计，对温度的感觉是依靠人体感知，与四季更替、动植物的生长繁殖以及人们的生活起居、农牧劳作密切相关。每当冬季来临，天寒地坼，水结成冰，万物凋零，人体对寒的直接感受就是浑身发抖、蜷缩抱团、跺脚等。"寒"从而被提炼出"凝滞、抑制、敛聚、沉降"等特性，因此，在患病时出现类似的症状，古代医家就自然而然地将其病因归结于"寒"。在夏季，烈日炎炎，植物因为受到太阳的曝晒而失去水分，人体对热的直接感受就是口渴咽干、出汗等。"热"因此被提炼出"伤津"等特性，在患病时出现类似的症状，古代医家便将其病因归结于"热"。

"以心喻身"可以看作是以"内在自我（内在的情感–心理域）"喻"外在自我（外在的社会–生理域）"，也可以看作是将心（理性、情感）投射至身

（人体结构、功能），这一类认知更多表现为通感和拟人。钱钟书曾说："在日常经验里，视觉、听觉、触觉、嗅觉、味觉往往可以彼此打通或交通，眼、耳、鼻、舌、身各个官能的领域可以不分界限。颜色似乎会有温度，声音似乎会有形象，冷暖似乎会有重量，气味似乎会有体质。"一种通道的刺激同时引起另一种通道的感觉在心理学上被称为"联觉"，在语言学中则称作"通感"。通感又称为"移觉"，是在描述某一客观对象时，将人的不同感觉互相交错、挪移转换。在中医语言中，通感多表现为用心理感觉来表达皮肤觉（触感、痛觉）等。如《灵枢·九针十二原》云："刺诸热者，如以手探汤；刺寒清者，如人不欲行。"这里就用了"以手探汤"和"人不欲行"的心理感觉来描写行针时手下的感觉。再如《伤寒论》第 274 条中的"太阴中风，四肢烦疼，阳微阴涩而长者，为欲愈"，用描写心理感觉的"烦"来形容四肢的疼痛，让后世读者对这样一种"四肢疼痛"的知觉形成更加形象、丰富的联想。拟人与丹尼尔·丹尼特提出的"意向立场论"相似，是将自己的心灵赋予对象，并将对象当作有理性的主体。这并不意味着对象真正具有信念、愿望等心智状态，而是为了解释的方便和需要，把意向状态归属于它。维柯发现原始人类以自己为"万物的尺度"来想象、把握和认知事物。他在谈诗性思维时说，"人们在认识不到产生事物的自然原因，而且也不能拿同类事物进行类比来说明这些原因时，人们就把自己的本性移加到那些事物上去"，"最初的诗人们就是用这种隐喻，让一些物体成为具有生命实质的真事真物，并用以己度物的方式，使它们也有感觉和情欲"。中国古代医家通过将人的情感赋予五脏，使其看起来好像有对某物的喜恶，从而投其所喜、远其所恶，以指导五脏病的用药选择。如《金匮要略》云："五脏病各有所得者愈，五脏病各有所恶，各随其所不喜者为病。"以脾为例，《素问·脏气法时论》中的"脾苦湿，急食苦以燥之"，将喜恶情感赋予脾，来说明脾具有喜燥恶湿的生理特性。在脾病时，古人根据这一原则使用燥湿药以达到"有所得者愈"。类似的例子还有"肺喜润恶燥""肝喜调达恶抑郁"等。无论是通感还是拟人，都是一种由熟悉至陌生，由己及彼的认知习惯，这种习惯往往是不经意的、无意识的。

第四节　中医学的四象隐喻

认知语言学揭示了语言对人类思维和认知的深刻影响。文字表现和记录语言，语言推动和约束文字。汉语言文字是中医学传承与发展最重要的载体。汉字是世界上唯一一种连续 6000 多年没有间断而日益成熟的表意文字，是记录汉语的第二性符号体系。索绪尔的《普通语言学教程》指出：在表意体系中"一个词只用一个符号表示……这个符号与整个词发生关系，因此也就间接地和它所表达的观念发生关系"，"对汉人来说，表意字和口说的词都是观念的符号。在他们看来，文字就是第二语言"。此外，汉字和中医理论分别是古代先民们进行语言交流和医疗实践活动时逐渐形成的两个体系，在历史的沧桑巨变中，随着中华民族的生存繁荣建立发展，两者都受到中国传统思维的影响，具有整体性和辩证性，是传统文化的重要组成和典型代表。因此，无论是汉字或汉语与中医语言的密切联系，还是汉字与中医理论的共同历史文化背景，都说明从文字学角度探索中医理论背后的思维方式是切实可行和极具潜力的研究方向。

一、班固六书与四象隐喻

六书为《周礼·地官司徒·保氏》所载"六艺"之一，是古人分析文字的构造方法而划分的六种类型。具体分目有东汉班固、郑众和许慎三家的不同表述。班固所言六书之名称次第为象形、象事、象意、象声、假借和转注。其中四象是按照思维逻辑方式划分字的功能类型，转注和假借属字义研究的内容。有学者认为这种排序符合人们从简单到复杂、从具体到抽象认识世界的认知规律。其命名凸显了古人构造文字的"取象比类"思维，不仅有助于人们从形、事、意、声等方面对文字以及文字所示的概念进行分类与标记、探索概念背后的含义和思维方式，而且其蕴涵的文字构造过程，亦是古代先民们通过文字与语言的创造去"取象比类"地认识未知客观世界的过程。"取象比类"是中医理论构建的主要认知工具，因此"六书"不仅是一种文字分类方式，更是一个原创理论系统。下文将按照班固六书四象的思维逻辑方式划分中医基本概念和命题，解读其构建过程中所应用的始源域，沿用班固四象之名，形成"四象隐喻"——象形隐喻、象事隐喻、象意隐喻和象声隐喻，并用四象隐喻分析归纳中医理论的隐喻研究成果，以追溯中国古人的思维方式，揭示中医理论形成的文化背景与其特有的认知模式。

二、四象隐喻的含义与特点

（一）象形隐喻

《周易·系辞上》谓"在天成象，在地成形，变化见矣"，其中"形"指实体。象形是摹写客观存在事物的整体外形或突出特点以构造文字的方法。中医基本概念和命题的始源域有部分源于自然环境或人类社会中客观存在的事物。该事物在人类世界中被描摹认识，是以人的存在立场和肉身体验为基础。这类始源域包括天地、日月、风雨、山河、草木等表示各种自然现象的概念。如以为自然界提供光和热的太阳来隐喻推动人体进行各种功能活动的阳气；以孕育长养万物的土地来隐喻人体五脏中运化水谷精微、化生气血之源的脾脏；以陆地上蜿蜒流行的江河溪流来隐喻人体运行流通气血、沟通联络脏腑的经脉；以自然界中动而不居、随时变化、摧折伐木的"风"来隐喻引起人体腠理开泄、汗出恶风，以及具有游走不定、致病迅速、变化无常等特征的致病因素等。

象形隐喻有一个鲜明的特点：在相关的中医语言描述中，目标域、始源域及两者之间的映射方向常常被直接指明。或是以"A若B"的比喻形式将中医理论中的A比作自然界客观存在的B，如"阳气者，若天与日"；或是以"A者，B也""A为B"的判断形式将中医理论中的A看作B，如"脾者，土也""六经为川，肠胃为海，九窍为水注之气"；或是直接将中医理论中的概念A命名为B，如中医致病因素六淫直接以自然界六气——风、寒、暑、湿、燥、火命名，是以自然界六气为原型形成的概念隐喻，是六气概念的跨域应用。对于这类始源域、目标域以及映射方向都直接指明的中医概念和命题，理解和阐释的关键在于：首先要识别"A若B""A为B""B（A）"等多种表达形式；其次探索将始源域和目标域连接起来的映射关系，这需要从客观事物（始源域）的特点，尤其是肉身可以充分感知体验的特点，分析解读中医理论借以表达说明的生理功能和现象。古人体验理解这类始源域的过程与从客观事物中抽象出整体外形或突出特征以形成文字的过程具有相似的认知思维，依赖人的肉身感官体验以把握客观事物的特点，对某一类事物或某一个事物在不同时空共同特征的抽象、提取以形成概念。

（二）象事隐喻

《左传·成公》言："国之大事，在祀与戎。"象事之事是指一切事物的运动变化过程及其状态。象事类始源域是对人类社会中动态变化的人类关系和行为活动的总结把握而形成的概念，是人类社会规则、运行方式和所属阶段的产物。由于人类生物属性的一面，一些关系或者行为在自然界动物之间同样存在，如亲子关系、争斗行为等。中医理论中，象事隐喻应用广泛。如以封建社会官职来隐喻脏腑在人体生理功能方面发挥不同作用，如《素问·灵兰秘典论》云"心者，君主之官也，神明出焉。肺者，相傅之官，治节出焉……膀胱者，州都之官，津液藏焉"；以夫妻、母子等家庭伦理关系来隐喻脏腑之间的相互联系，如《脉贯·脉诊论》言"脾胃相为夫妻"，《黄帝内经太素》谓"肾者，水也……金生于水，以母资子"；以攻、卫、搏、退、胜等表示人们在战争行为中敌我双方相互较量和斗争情况的词汇，来隐喻人体疾病发生发展过程和结果等。

象事隐喻的特点是在一种关系和行为的映射中往往有多个对象参与。单独的对象映射形成的隐喻需要在多个对象共同构建的关系和行为隐喻中被理解，映射过程的完整性确保了隐喻内涵的充分表达。如在中医藏象学说中将脾胃比作夫妻，虽然可以看作两个单独的隐喻"脾是夫"与"胃是妻"，但是两者中的任何一个单独出现都不再具有"脾胃是夫妻"所表达的脾胃功能协同、关系密切的内涵。因此，象事隐喻的始源域、目标域和映射方向的确定需要更深入地分析解读。如在封建社会官职隐喻的例子中，只有从"心是君主""肺是相傅""膀胱是州都之官"等隐喻中进一步分析出"心与其他脏腑是君臣关系"，才能帮助我们理解心在人体脏腑中占据主导地位的内涵；在病因病机的战争隐喻中，需要从斗争行为的词汇分析出"病邪是敌方""正气是己方"，才能进一步得出敌（邪气）我（正气）的斗争过程是疾病的发生过程，敌我的斗争结果决定疾病发生与否。此外，从象事隐喻角度解读中医的基本概念和命题，更依赖于对象事类始源域所处时代与文化背景的理解。它不同于象形隐喻，象形类隐喻的始源域存在真实可感的客观形象，能够帮助人们重获体验和感受。而人类关系和行为活动随着所处社会阶段的不同常常处于动态变化之中，使得古今人们对其理解和感受甚至可以截然不同。如封建社会的男尊女卑发展至现代社会男女趋于平等，两性在社会婚姻中的地位变化使得中医典籍中"脾胃是夫妻"蕴含的脾脏比胃腑地位更高更重要的意义，在现今的隐喻解读中容易被忽略。

（三）象意隐喻

"医者，意也。"象意之"意"指精神性的事物，包括各种心理现象、思维活动。"意"不仅区别于形，因为先验的东西不能称形；亦区别于事，事是客观事物的运动，意是心理活动及其内部的转化形式。象意类隐喻的始源域是形而上的概念，多属于哲学的范畴，是凝聚人类心智和思维的产物。中医理论在形成和发展的过程中不断汲取中国古代哲学的养分，如气、阴阳、五行等，一些核心的中医概念和命题即是在此基础上建立的。

在中医理论中，一方面，形而上的哲学概念通过客观事物、关系行为等概念被诠释。如《素问·阴阳应象大论》中的"左右者，阴阳之道路也；水火者，阴阳之征兆也"，通过人类生活中常见的事物即水火的性质，说明温热的、向上的、明亮的为阳，寒冷的、向下的、晦暗的为阴。又有"阴阳者，天地之道也，万物之纲纪，变化之父母，生杀之本始，神明之府"，用"道""纲纪""父母""本始""府"等说明阴阳对世间万物发生发展及运动变化的重要作用。另一方面，中医核心思想凭借哲学思想得以构建和形成。如《素问·宝命全形论》中的"人能应四时者，天地为之父母"，以"天人感应"的天人关系映射说明天地自然对人体生理病理的影响。《难经·八难》中的"气者，人之根本也"，《素问·生气通天论》中的"生之本，本于阴阳"，均是以宇宙万物的本源"气""阴阳"映射说明人体生命的本源。

借助象意类隐喻构建中医的基本概念和命题，似乎不符合隐喻认知理论以熟悉、具体、简单事物认识陌生、抽象、复杂事物的核心思想。这是由于我们大多站在现今的认知角度看待、比较古代哲学思想和人体生理病理现象。春秋战国时期，百家争鸣，古代哲学体系蓬勃发展，各种哲学理论盛行，具有强大的解释性和包容性，被广泛应用于古代社会生活的方方面面，比如用气的游行变化解释各种自然现象、用五行生克理论演绎朝代更替。对于生长生活于这种环境的古代中医学者而言，更加熟悉、可掌握的是形而上的哲学理论，更为缥缈抽象、难以触及的是各种人体表象背后隐约可见的规律公理。因此，从哲学精神到中医精神，从哲学思想到中医思想，从哲学认识到中医认识，象意隐喻在中医理论中被广泛使用且占据核心地位。正如方塔尼尔所言："隐喻源于我们周围的一切东西，源于所有现实的东西与想象的东西，源于心智的或精神存在物以及物理的存在物。"

（四）象声隐喻

传之于耳感之者为声。象声是汉语引入声符后"以声象意"的造字法，声符和形符的结合调动了人的多重感官，可以使人更好地去体验具体的事物和现象。与象形、象事、象意类始源域不同，象声类始源域涉及非语言模态，通常是能够产生声音的现象、物体、动作等。如《金匮要略·腹满寒疝宿食病脉证》中的"腹中寒气，雷鸣切痛，胸胁逆满，呕吐"，用自然现象雷电所产生的巨大声响形容人腹中肠鸣音亢进；《医旨绪余》中的"昼夜发哮，声如拽锯"，以来回拉动锯类工具切割物体产生的声音说明痰涎壅于喉中的哮鸣音等。

理解和阐释这类非语言模态隐喻的关键在于首先要明确非语言模态所处的场景（正如语境之于言语），在不同的场景中所指的侧重不同；其次，要理解始源域与非语言模态的关系，通常情况下非语言模态是由始源域孳乳而成的；最后，要探究非语言模态如何在理解中医概念或命题中发挥着激活始源域和提示映射关系的作用。如打雷是自然界的常见现象，迅疾是雷声的特点，人们常以"迅雷不及掩耳之势"形容雷来势凶猛。雷声常被用于形容粪便在肠道中蠕动过快产生的声音，暗示了该病下利的特点为暴泻不止、泻下如注；古代车辆的车毂是中空的，辘辘是车行的声音，辘辘作为象声词常用于表示饥饿时发出的肠鸣音，暗示肠中无物犹如车毂中空。从上述例子可以看出，非语言模态在隐喻认知中的作用不同于语言模态，更多地表示事物隐含、具体、特异的意义。除象声隐喻所表示的声音模态外，中医理论还通过五色（青赤黄白黑）、五味（酸苦甘辛咸）等视觉和味觉类感知通道形成的模态参与构建多模态隐喻。如中医四诊即是通过视觉、听觉、嗅觉、触觉等多重感官去收集病患的信息，进行综合处理得出诊断。声音、形态、面色、气味、脉动等非语言模态促进了中医对疾病的认知，这种作用在中医将知觉具化为文字后更加凸显出来。有学者将象形字、象事字、象意字归为一类，而将象声字单独归为一类，足见其独特性。

三、四象隐喻的关联和作用

首先，四象隐喻可以对已有的隐喻类型进行阐释划分。如谢菁等根据感知经验的来源与对象不同，将《黄帝内经》中的隐喻分成自然型隐喻、社会型隐喻、哲学型隐喻。自然型隐喻源于表达各种自然现象的概念，属于象形隐喻；社会型隐喻参照上下、左右等空间关系，男女、父母、君臣、主客等社会关系以及战争等行为事件形成隐喻，属于象事隐喻；喜、怒、忧、思、悲、恐、惊等情绪类隐喻和哲学型隐喻都属于象意隐喻；而辛甘酸苦咸等感觉类隐喻与象声隐喻的声音模态，一同构建了多模态隐喻。

其次，形、事、意、声不仅是对中医隐喻类型的划分，四者内在的逻辑联系和蕴涵的认知规律还将中医的隐喻认知研究有机地联系起来。一切存在的客观事物都是概念形成的源泉。象形隐喻是其他隐喻的基础，象事隐喻的形成依赖于客观事物的运动变化，象意隐喻则是对前两者的抽象转化，象声隐喻将中医隐喻认知研究从形、事、意的概念隐喻拓展到了多模态隐喻。如五行以哲学概念的形式被引入中医理论之中，其原本是以"木、火、土、金、水"五种物质为始源域的隐喻认知系统，而五行之间又以母子伦理的相生关系和战争行为的相克关系建立联系，五行系统又将味道、颜色、声音等其他模态归类划分为五味、五色、五音。

如何归类隐喻的类型，将会影响一个隐喻的理解和构建。《素问·太阴阳明论》言"脾者土也"，将脾脏比作土地。《竹泉生女科集要》则云"任脉象坤为地，而任载万物，故曰任"，将促进女子生殖的任脉视作土地。如果将两者均归类为象形隐喻，对"脾脏是土地"和"任脉是土地"的理解主要取决于我们对"脾脏"和"任脉"生理功能的认识，从土地孕育长养万物的立场，分别理解了任脉调节月经、主任胞宫、孕育胎儿和脾脏化生气血、滋养全身。然因"脾是土"为五行哲学概念的升华还可以归属于象意隐喻，在这个隐喻层面理解脾的概念，可知它还同其余四脏具有生克乘侮关系等，而"任脉是土地"只能在象形隐喻层面获得理解。

将第二代认知科学的理论和方法引入中医学至今，中医语言的隐喻研究成果累累，部分中医理论得到重新构建和解读。如何深入和拓展中医理论研究，还需不断探索和挖掘中医隐喻认知解读的新方法。

第五节　中医隐喻研究的目的和意义

中医理论中处处充斥着隐喻思维，从隐喻认知的角度解读中医理论，可以明辨中医理论从何而来，源于自然、社会、哲学层面的何种经验或体验，对于中医理论的发展和传播都具有重要意义。发现新隐喻可以拓展中医理论的研究方向，指导中医临床论治策略的制定；激活死隐喻可以重现被忽视的隐喻过程，寻求失落的中医理论；隐喻的解释作用则可以进一步加强中西医的沟通交流，推动中医药走出国门，走向世界。

一、一个好隐喻是中医取效的前提

由于认知水平和思维方式的差异，不同个体构建隐喻的过程和结果会有偏差。隐喻的科学性和有效性，直接决定了其是否具有说服力，且能否正确解读中医理论。理论指导临床实践，一个好的疗效源于一个好的隐喻，因此，临床疗效是评价隐喻价值的最关键因素。如古代医家将自然之火的防治经验映射到人体之火的治疗，从而建立隐喻映射过程：当地面起火且火势不大时，用土掩盖可以灭火，形成了既然可以通过"自然之土"灭"自然之火"，那么也可以通过"人体之土"灭"人体之火"的隐喻认知。从东汉张仲景使用小建中汤健脾土治疗虚劳引起的发热，到金元时期李东垣创立"甘温除热"法，皆蕴含着补土以伏火的思想。目前"甘温除热"法在临床上应用较为普遍，使用频率较高，效果已得到肯定。再如，通过对瘾疹认知根源的隐喻分析，可以在治法上获得新的启示。古人对于瘾疹的认识，可能是基于其发病特点与沙尘暴的相似性：自然界气候炎热，干旱缺水，导致植被稀少、土质疏松容易引发沙尘暴；在人体，热邪与燥邪相互搏结，则容易引发风邪形成瘾疹。沙尘暴的治理方法为引水固土、植树造林，映射于瘾疹，可得到养血润燥、固表息风的治疗方法。此法的临床疗效也得到了肯定。隐喻对中医治则治法理论的构建，有助于指导临床施治，获得更好的疗效。可以说，好的隐喻是中医取得疗效的前提，临床实践对于核实隐喻的应用价值十分重要。

二、形成新隐喻以发展中医理论

新隐喻的形成是中医理论发展的动力源泉。发现新的始源域是形成新隐喻的必要条件。新的始源域可以来自被古人忽视或无法观察到的层面。因此，发现新隐喻可有两个途径。

一是对已有概念中被古人忽略的层面进行重新挖掘与再思考，形成新隐喻。中医古籍中存疑之处可谓不少，古往今来亦是众说纷纭，通过概念隐喻可以重现古人身处的环境，追寻古人思维的方式，探析古人说话之道。譬如，可以对古代医家提出"湿家慎火"的依据进行分析。对于湿病的治疗原则，张仲景警示道"慎不可以火攻之"，可见那个时代存在用火法治疗湿病的案例，甚至火法可能是古人治疗湿病惯常使用的一种方法。古人看到湿的衣物可以用火烘干，于是想到可用火法治疗人体之湿。但张仲景强调禁用火法，亦未解释其原因，推测可能是张仲景用火法治疗湿病曾多次出现变证或不良后果。通过隐喻认知的方法加工日常生活经验，可以为治疗方法的转变提出合理的解释：如果被水湿浸渍的物体厚大沉重，那么用火来烘烤该物体的表面以祛除水湿，最后只会导致外干内湿，甚至外焦里湿，而通过挤压等方法使水湿由里而外渗出可能是较好的方法；同理用火法治疗湿邪弥漫的病证，不仅会导致燥湿夹杂，或许还有逼迫湿邪入里的可能，使得病情更加复杂，湿气缠绵难治。故治疗上应微微发汗，使得湿气从内而外缓缓散发。由此可见，对于一些古人未表述清楚、尚且存疑的概念或命题，通过重新构建隐喻还原其可能的经验背景，将会获得新的思路和启发。

二是在古人无法观察到的层面，也可以尝试形成新隐喻。科技的发展为新隐喻的构建创造了条件，我们的认知能力不再受限于肉眼的观察能力，不论是人体内部，还是微观世界，都可以借助技术手段进行观察，在新的视域下进一步完善中医理论体系。如在微观视域下对糖尿病肾病病理进行观察，发现肾小球肥大增生甚至结节硬化，形似"癥瘕"，加上糖尿病患者本身阴虚燥热的体质，可认为糖尿病肾病的病机为"内热致癥"，不论早中晚期，都可以"活血化瘀、清热消癥"为治疗大法。通过对疾病病理的微观世界进行观察，可以产生新的认识，有助于构建恰当的新隐喻。在古人无法探查的微观层面，表征微观技术观测到的人体，通过隐喻认知赋予其意义，使之与已有的中医理论融会，逐步拓展中医学的应用范围，提高治疗效果，是中医学继续发展的不竭动力。

三、激活死隐喻探寻失落的中医理论

死隐喻存在于人类语言中的方方面面。死隐喻并不是指消失或死亡的隐喻，而是指由于高频率的使用，其隐喻性受到忽视，形成了固定含义的隐喻。如桌脚、山腰、葱头等，新鲜隐喻褪去其隐喻性，其隐喻义被字面化并固定为词典中义项的过程，被称为去隐喻化过程。对于死隐喻可通过重新发掘其隐喻性使其复活，这个过程就是"激活死隐喻"。中医理论中存在大量的死隐喻，如魄门、净府、藏府、经络等中医术语都蕴含了容器隐喻理论，即将人体看作容器，内部脏器作"府"，内外界交界处作"门"，内部通路作"径"。再如"脏躁"病证的概念和治疗也蕴含着容器隐喻理论，但在后世使用过程中其隐喻性逐渐淡化，成为一个含义固定的中医病证概念，即死隐喻。运用概念隐喻理论解读"脏躁"，可发现古人将子宫看作用来装水的有盖容器，观察到妇人每月经水来潮经量逐渐变少至消失，或每月一行的月经间期逐渐延长至绝

经，联想到容器内的水液逐渐减少至干燥枯竭的状态，加之患者有肢体躁动的症状，故称之为脏躁。明确"脏躁"命名中蕴含的隐喻思想，可进一步限定甘麦大枣汤的应用范围。"脏躁"隐喻的还原过程即激活死隐喻的过程，通过对隐喻过程的重新挖掘与审视，寻求失落的中医理论，对中医理论的深化研究和临床诊疗的拓展应用都具有重要的意义。

四、沟通中西，促进中医药的海外传播

中西医结合是中华人民共和国建立后国家长期实行的方针，属于中、西医学的交叉领域。当前，中医药在世界上的影响力越来越大，但仍存在很多群体难以接受中医或对其科学性持质疑态度等现象。西医是具体的学科，主张眼见为实，重视微观世界；中医更多的是取象比类，重视整体诊察。要倡导中西医结合，首先要加强中西医之间的沟通，通过隐喻，可以更加明确中医理论的构建过程，将西医眼中虚幻的中医学转变为有根据、有逻辑的医学理论体系。如张仲景认为"若五脏元真通畅，人即安和"，即人体"以通为和"，不通则百病丛生，其中蕴含着管道隐喻理论。管道不通的原因为动力不足或杂物太多，古人将管道思想映射到人体内通路，认为体内通路不畅的原因为气血不足或瘀血阻滞，故相应治法为补气养血，或活血化瘀。同理，西医将血管看作管道，血栓或梗死都会引起血管不通，血液黏稠和心功能受损都是形成血栓甚至梗死的高危因素，治疗策略有溶栓或增强心脏功能。可见，中西医虽是不同的理论体系，但通过隐喻分析，可发现二者对疾病的认识和治疗思路存在一定相似性。从隐喻研究中医，可以更好地理解中医理论，明确中医说了什么，为什么这样说。理解是沟通的前提。从隐喻的角度解读中医语言，阐释中医理论，可以架起中西医沟通的桥梁，促进中医药的海外传播。

第六节　中医隐喻认知研究回眸

中医隐喻研究是为了解读中医学描绘的这幅有关人体隐喻的图画。在中医学界和语言学界一些学者的共同努力下，这幅画卷渐渐展现于世人面前，使人们逐渐看清了这幅由生产和生活经验、自然和社会经验、感性和理性经验等交织而成的画卷。中医学以一种特有的自然语言，讲述了一个关于人体的隐喻世

界以及在这个世界发生的故事。

一、中医隐喻研究之缘起

民国迄今，中国的天空不时飘起质疑、谩骂中医的阴云，严重时大有"黑云压城城欲摧"之势。而欲使阴云散尽、丽日当空的关键就是建立一套科学系统的研究方法来重构中医语言。建立中医语言研究科学方法的前提是深刻认识中医语言的本质特征。张英远等注意到中医理论和术语普遍存在隐喻特性，提出中医语言的多义性、模糊性和隐喻性在深层次上与现代语言逻辑相通，因此必须引入现代逻辑学方法对中医理论进行重构。然而他没能提出行之有效的系统重构方法。

2008 年，语言学界逐渐有学者采用隐喻理论研究中医语言素材。如张兴华、屠金莉等分别就中医术语和《黄帝内经》文本进行较为系统的隐喻研究。基于隐喻结构、类型、特征和功能的分析使二者一致认为隐喻不仅是一种语言现象，更是中医学的认知手段。语言学界专业化的隐喻分析，为中医概念的解读提供了新思路。但是其落脚点不在中医而在语言或者文化层面。

中医隐喻研究本身具有更加深远的历史使命。同在 2008 年，贾春华提出引入概念隐喻理论来研究中医病因病机，并充分阐述了隐喻与中医传统的取象比类之间的相似之处。他认为这二者都是以具身经验为基础的认知过程，这是隐喻能够介入中医语言的前提；同时强调了隐喻的优势，概念隐喻在阐释概念是如何产生、如何工作、如何进行逻辑推理等方面明显优于取象比类，这是中医隐喻研究能够成功的前提；中医概念隐喻研究意在建立一套科学系统的中医语言研究方法，这是重构中医理论的第一步。随后贾春华相继发表了《中医学：一种基于隐喻认知的语言》《中医理论思辨录》《基于隐喻认知的中医语言研究纲领》等文章，反复重申中医隐喻研究的重要性和迫切性，要开展立足于中医的隐喻研究，注重隐喻在中医理论构建中的作用。

二、中医隐喻研究之发展

自 2011 年开始，学者陆续发表了中医隐喻研究系列成果。如肖建喜探讨了隐喻对针灸学经典理论的构建作用；贾春华探讨了中医理论中六淫之风邪成为病因病机的隐喻认知过程；谢菁等分析了"战争是疾病"的隐喻映射过程。这些研究的共同特征是应用隐喻研究范式来考察中医理论内部的具体问题。它们不仅强化了隐喻是中医认知方式的观念，而且为重构中医理论体系提供了合理方案。

（一）中医理论的隐喻研究

从内容上看，中医理论的隐喻研究主要分为中医基础理论体系构建和中医疾病概念认知两部分。基础理论主要涉及阴阳五行、病因病机、治则治法、方剂中药等系列隐喻构建。疾病概念认知主要是通过隐喻理论对某一具体疾病的基本概念从病因病机、治法治则以及用药规律等内容揭示其隐喻意义。

1. 中医五行概念的隐喻研究

中医五行概念的隐喻系列研究既有对每一行子系统的隐喻解读，又有对五行之间动态生克过程的隐喻刻画。它们不仅涉及五行基本概念，而且涉及相关的病因理论、脏腑理论、治疗理论等。该系列阐明五行系统隐喻对中医理论构建具有基础性、广泛性、深入性的影响。与五行隐喻相较，中医阴阳概念的隐喻解读研究略显单薄。目前仅有 2 篇文献从理论上阐述阴阳学说是采用何种基本隐喻进行构建的。然有限的工作尚未完全阐明阴阳隐喻概念的哲学内涵。

2. 病因病机理论的隐喻研究

有学者对六淫中的风、湿、火等邪气进行了隐喻分析。谢菁等认为湿邪的性质和致病特性是潮湿气候的认知经验跨域映射到人体的结果。刘惠金等认为中医之火的概念源于火和太阳等诸多发光发热事物的认识经验。六淫不同于西医学的细菌、病毒，是一种以具身体验为基础的隐喻概念。这种具身体验是通过生活经验和疾病体验的交互产生的。病因病机中的风、寒、湿、火等隐喻还进一步延伸至其他领域。例如，古人总结的防风、御寒、除湿、灭火等经验被映射到治疗和预防理论当中，从而构成了从病因病机到治法防护的隐喻系统。这些研究从疾病发生和治疗等方面解析了中医如何通过隐喻认识疾病。

3. 治疗方面的隐喻研究

殷善平等提出了中医治疗学中存在大量的隐喻。他列举了大量中医典籍的语言示例，直接指出这些示例具有隐喻性质，但并未具体分析这些隐喻是如何成立的。杨晓媛等应用类比推理的方法对脾胃病治法的相关语料进行分析，明确了中医脾胃治则的来源基于对土地的隐喻认知。刘宁、张恒分别考察了水疗和火疗作为中医治病方法的隐喻基础。

4. 方剂以及中药理论方面的隐喻研究

马思思提出了"一个方剂是一个邦国"的隐喻，并且以此为据解构了方剂的组成、内部结构和功能。这是方剂理论基本隐喻的创新，尤其是通过古代社会结构来隐喻中医组方结构，开辟了不同于自然物候的社会始源域。在中药理论方面，郭瑨认为中药认知体系以具身经验为基础，使用隐喻思维对药物经验进行加工、扩充、修正或收缩的结果。刘庆华也认为中药功效理论中的"以形为治"蕴含深刻的隐喻思维。吴彤、张蓓等分别论述了中药用量多少和炮制生熟理论产生的隐喻性基础。特别地，她们采用了语料库这种实证性语言的研究方法。

5. 中医特有的疾病概念隐喻

马子密在回溯痰饮病病因病机源流的基础上，探讨了痰饮概念的原型、范畴、认知模式等内容。林佑益基于《金匮要略》中黄汗病是"以汗出入水中浴，水从汗孔入得之"而发病，提出了"人体是一个容器，汗孔是管道"的概念隐喻。董晓娜依据历节病的特征性临床表现——游走性疼痛和关节肿大，提出这两项症状分别由自然界的风和竹节映射而来，历节病的隐喻概念混合了两种始源域。马淬兰认为肺痿病的概念是根据躯体形态和肺叶形态的解剖学变化而构建的，其映射基础是植物缺水后茎叶的弯曲萎缩形态和焦干质地。吴彤、张蓓分别分析了不同医家对痛风病和消渴病的病因病机和治法治则等认识，一致认为医家的具身经验与疾病的隐喻认知有密切关联。这些对具体疾病的隐喻认知解读，既涉及疾病客体的认知过程，又涉及认知者的个人经历，并且各种基本概念隐喻能够串联在一起，形成复杂的系列隐喻。

（二）中医隐喻的研究方法

1. 理论方法

中医隐喻研究采用的理论方法主要是概念隐喻理论。原型范畴理论、家族相似性理论、概念整合理论、意象图式理论等是在概念隐喻理论之下的补充性方法。他们都是关于隐喻理解机制的前瞻性理论。其中原型范畴理论认为一个概念形成的过程实质上是范畴化。范畴化可分为两种形式，一种是典型代表，另一种是抽象图式。原型范畴理论之下又延伸出基于典型代表的家族相似性理论和基于抽象性图式的意象图式理论。以上各种隐喻理论均被学者应用于中医隐喻研究中，且有相应成果发表。中医学隐喻认知相关文献的可视化分析表明，除检索词隐喻、中医外，频次最高的关键词为概念隐喻，说明概念隐喻是中医隐喻研究的主要方法，且有形成中医概念隐喻体系的趋势，而其余的方法用于弥补概念隐喻的不足。

2. 实证方法

目前，研究者们正逐步开展中医隐喻的实证相关研究。与理论研究相比较，实证研究的基本原则是科学结论的客观性和普遍性。其所获得的知识是在观察和实验事实上，通过数据和分析揭示出一般性结论，并且这一结论在相同的观察和实验条件下具有可证性。它大概率地避免了人们主观上的价值判断，揭示出客观现象的内在构成因素及其联系。中医隐喻研究的实证方法借用了认知心理学和认知语言学的研究方法和研究范式，主要有问卷调查、语料库、行为学实验和认知神经科学的实验方法。

五行原型的问卷调查是应用于中医隐喻思维研究的最早的实证方法。语料库是经科学取样和加工的大规模电子文本库。借助计算机分析工具，研究者可开展相关的语言理论及应用研究。中医语料库的隐喻研究，有基于《黄帝内经》的小范围语料库的研究，也有基于《中华医典》的大范围语料库研究。值得注意的是，来自认知神经科学的隐喻实证方法——事件相关电位技术（event-related potential，ERP）、功能性磁共振成像技术（functional magnetic resonance imaging，fMRI），正逐步应用于中医隐喻研究中。认知神经科学已经证明大脑神经电生理信息和代谢信息可以表征不同的认知方式。大脑理解隐喻的神经电生理和物质能量代谢活动，能被 ERP 与 fMRI 捕捉。

三、中医学界与语言学界研究中医隐喻之异同

比较中医学界和语言学界的中医隐喻研究，可以发现二者各有千秋。中医学家立足于中医学开展隐喻研究，强调隐喻内部的逻辑性和可推广性，重视隐喻在中医语言与中医经验中的解释作用，目的落实在中医理论体系的构建，尤其期望这种方法能够在阐释中医思维上有所作为。而语言学界的隐喻研究立足于语言、文化。语言学家重视中医这一经典的文化素材，偏重于挖掘其中的传统文化元素，它的目的最终落实在中国传统文化解析上。由于立足点和目的的不同，双方在方法实践中都存在一定的局限性。中医学界的隐喻分析多以中医理论为主，中医学者对中医理论有深刻的理解，其隐喻分析较为系统，主要以医学专业领域为切入视角，但有时又会受到医学理论的束缚，对一些难以解释的隐喻现象进行过度分析，且在认知科学背景下的中医隐喻分析主要关注于自然现象，对人类文化生活方面的现象关注度相对不足。而语言学家大多选择中医语料作为分析素材，其问题导向性明显，对隐喻方法学的运用相对成熟，但其研究内容则相对比较松散，有时仅根据单独存在的语料分析，这可能导致分析和结论出现一定的偏颇。总的来说，学者们对隐喻方法学的理解深度有待加强，对中医语言的理解深度也有待加强。

四、小结

中医隐喻研究自始至终秉持着它的一贯风格，即将中医语言转化为思维层次的理性话语。其具体方法是：基于中医语言的隐喻特征，重新构建其基本概念，使之达到思维上的可视与理性。这便是中医隐喻研究的初衷。开展中医隐喻研究已历时十余载，它经历了兴起和发展阶段，并取得一系列的卓越成果。这其中既有中医学术团队的卓著贡献，也有语言学专家的精心钻研。中医隐喻的研究，不仅在于发现这种语言现象，还需要系统而深入地研究其认知本质，从而揭示中医思维更深层次的规律。理论方法和实证方法并行，探索着中医理论体系重构的有效范式，在中医基础理论和疾病概念认知方面取得了显著的进展，并且引起了中医学界思维方法上的学术争鸣。尽管它也存在着方法学上的拿来主义，面临着研究经验和研究方向上的巨大挑战，但未来形成"中医隐喻学"，并成为中医理论体系重构的核心力量是可期的。我们期待着中医隐喻研究的高潮。

中医隐喻研究犹如寻宝。首先，以当下之情景，寻宝不是一个人能够完成的工作，需要多领域专家结伴而行；其次，寻宝者不能赤手空拳，而需要携带各式各样的工具，某种意义上，携带什么工具决定了能得到什么宝物——如果带铲子，则可能获得一些能够被挖掘的宝物，如果带火炮，则可能获得矿山；再次，需要挑选寻宝的地方；最后，对寻宝的人也有一定的要求，寻宝的人要在寻宝的过程中不断学习新工具，进行长期相对乏味的专业训练，且需要对宝物有一定的鉴赏能力，不能止步于最初找到的宝物。最重要的是，别忘了我们为何出发。

象是之间　各论

第三章 阴阳与五行

原型范畴理论（prototype category theory）迄今在心理学以及语言学研究中占主流地位。它是针对亚里士多德的传统范畴模式中充分必要条件在实际运用中存在的缺陷，而提出的一种新的概念构建模式。原型范畴理论又称原型理论，是近代认知语言学的重要研究领域。谈原型就不得不提到范畴，所谓范畴实际上就是日常语言所说的分类，范畴化则是实际分类的过程。原型理论的基本观点为：范畴的内部结构是原型结构，范畴中的典型成员被称为原型，原型是范畴化的认知参照点。在认知科学中，原型范畴理论是一种分级归类（graded categorization）模式。在这种模式中，一个范畴中的某些项目会比其他项目更具突显性，或者说更为核心。如当我们需要示例说明"家具"这个概念的时候，"椅子"会比"凳子"更常被引用。

家族相似性理论是现代分析哲学的重要概念。维特根斯坦在《哲学研究》中探讨"游戏"的属性时发现，被称作游戏的活动各式各样，虽然各种游戏之间没有共同之处，但却存在着各种粗略精微相似的地方，如输赢、机巧、运气和消遣等特性。维特根斯坦认为各种"游戏"构成了一个家族，"家族成员之间的各式各样的相似性就是这样的盘根错节：身材、面相、眼睛的颜色、步态、脾气，等等"。家族相似性理论认为范畴的边界是模糊的，范畴中至少两个成员间有相似性，但两个成员间的相似处并不一定为第三个成员所有，随着加入比较的成员增多，各成员共同拥有的相似处越来越少，甚至最后这个语义范畴的全部成员并不存在共同拥有的特征。范畴的核心成员和边缘成员的地位具有一定的隶属程度，范畴是通过范畴成员之间相互交叉的"家族相似性"建立起来的，即家族相似性不要求家族成员之间具有共同属性才可以范畴化，而只需要通过相似性联系即可。

第一节　阴阳的原型与家族相似性

一、阴阳的原型

（一）阴阳范畴

一般认为，传统阴阳哲学介入中医学是由于当时社会阴阳理论的盛行。虽然大的阴阳范畴不可胜数，但如果具体到人身之阴阳则相对可数，也就是古人所说的"夫数之可数者，人中之阴阳也"。探讨一个范畴的原型需要明确的是，所谓原型并不是一成不变的，它会随着经验、文化、时间等诸多因素而变化。在认知语言学领域，原型的得出往往基于行为学实验，所以原型变化的诸多因素本质上更源于人的认知习惯与方式。但这种基于行为学实验的结果往往是现在的原型。如果要得出不同时代、不同文化圈中的原型，让古人按照实验范式对阴阳进行评级目前来看难以实现。然而，如果将实验中得出的有关人的认知习惯与方式归纳为标准或规则，那么在一定程度上就可以模拟这一实验过程，进而从文献中找到阴阳范畴的原型。根据 Rosch 的经典原型范畴实验，原型的标准可概括为范畴内初始的概念或提及最多的概念。

《素问·阴阳离合论》中的"阴阳者，数之可十，推之可百，数之可千，推之可万，万之大不可胜数，然其要一也"已经提到了阴阳范畴的不可数性，即世间的万事万物都可以用阴阳来指称，阴阳概念在某种程度上已被泛化。在研究一般范畴形式时，意象图式的表达只有一个方向，比如"轿车是车"或"卡车是车"，却很少会直接说"车是轿车"或"车是卡车"，因为这样的表述在逻辑上是无效的，并且在语言表达上也不符合语言习惯。但阴阳范畴中既有"天地是阴阳""男女是阴阳"，也有"阴阳是天地""阴阳是男女"等，这样的表达并不会让人觉得像"车"的例子一样有违和感。在阴阳范畴中几乎每一个"属于阴阳的X"，都可以找到"阴阳是（或属于）X"的语言形式，所以这里或许可以认为"阴阳是（或属于）X"与"X是（或属于）阴阳"几乎等价，也许这也是阴阳的公理之一。从认知语言学的角度来看，"阴阳是（或属于）X"则更多是一种整体指代部分的转喻语言。

（二）阴阳原型——明暗

1. 较初的原型

甲骨文是目前能见到的最早也是最成熟的汉语文字体系，通过对阴阳构字含义的认识，可以发现早期有关阴阳范畴的原型。甲骨文中阳作"𨛗"。其中，"ο"表示太阳。"𐅂"在甲骨文中为"示"，有观点认为在此处是祭祀太阳神的桌子。左半边为"阜"部，表土山。整个字所表现的是古代祭祀太阳神的场景。对于甲骨文中的"阳"字，如果以"太阳"为焦点，"阜"旁与"示"旁为场景，则如《说文解字》所说"阳，高明也"，阳的本意为高悬的太阳或明亮的阳光；还可以引申出温暖、明亮之意，如在战国及之后的文字𣆶，则在其中间又加了"彡"，应表示"阳光照耀下"的意思。而如果以"阜"部为焦点，以其余为参照点，则如《左传》所言"山南为阳，水北为阳"，阳就应解释为山的南面，也就是有阳光照射的一面。至于"水北为阳"，则应该是基于"山南"说出，不属于阳的本意。

主流观点认为，甲骨文中并未出现阴字，但据萧凉琼研究，甲骨文中也有阴字，只是数量比较少。《合集》19781条云："丙辰卜，丁巳其阴乎，允阴。""丙辰卜，丁巳其阴乎"的意思是丙辰日占卜第二天丁巳日的天气是否是阴天。"允阴"指占卜的结果是阴天。此处阴记作𣊫，象云气升腾遮蔽太阳。而到了西周金文阴作𨹟，右半部分为云，左半部分为阜部，表示山。这样阴字就形成了两种不同的解释：云蔽日为阴与山之北（或水之南）为阴。

基于以上所述，阴阳形成了两种不同侧重点的解释：第一种是以太阳为焦点，如果日悬高挂，未有云遮挡就称之为阳，而有云蔽日就称之为阴；第二种是以山（或者其他物体）为参照点，受到阳光照射的地方为阳，不能受到阳光照射则称之为阴。虽然两者以不同的参照点进行解释，但都是围绕太阳来定义的。也就是说，无论是阴还是阳，都是太阳的阴阳，都是明暗概念的反映。为什么这里不反映寒热概念？或可推测，因明暗属于视觉，故其较之寒热更容易用象形文字表达，所以我们暂且将明暗作为阴阳最初始的概念或原型。

2. 明暗与人体阴阳划分

《黄帝内经》之所以能被称为经典之作，某种程度上在于其给后世呈现出了一套比较完整的有关阴阳、五行、气血、脏腑的理论。单从阴阳理论来说，《黄帝内经》较为完备，正如《石室秘录》所言"内经论阴阳，已无余义"。

《素问·金匮真言论》中有关人体阴阳的记载可分为"人之阴阳""人身之阴阳""人身脏腑之阴阳"。"人之阴阳，则外为阳，内为阴"是对人体最宽泛的划分。这种划分与"山南为阳，山北为阴"有较为密切的联系，也就是日光所及为阳，所照不及为阴。根据经验，人身之表可经常受到阳光直射，所以身之表为阳，而人身之里不能受到阳光照射，所以称之为阴。如果将身之外侧继续划分阴阳，则"人身之阴阳，背为阳，腹为阴"。这与日光在人体的分部有密切的联系。可以进行这样一种推测，在以农业经济为主的社会，"日出而作，日入而息。凿井而饮，耕田而食"是人们生活的常态，而农耕的动作往往需要弯腰，这样阳光照在背部的机会就远远大于腹部，形成了"背－明""腹－暗"的直观感觉，这很可能就是"背为阳，腹为阴"的源头。"人身脏腑之阴阳"则显然是对脏腑阴阳的划分，于下文进行分析。经络在阴阳属性的系统中具有重要地位，无论是《足臂十一脉灸经》《阴阳十一脉灸经》，还是《灵枢》，其对经络的命名大都基于"外为阳，内为阴"这一原则。四肢内侧的经脉接触阳光少则暗，所以统称"阴经"；头面部接触阳光多，所以头面部的经脉多为"阳经"。足厥阴经也能到达颠顶部，但因循走于头面部的内侧，故仍称之为阴。经过腹部与背部的经脉，也基本服从"背为阳，腹为阴"的原则。总的来说，"人之阴阳""人身之阴阳""人身经络之阴阳"基本都是围绕"明暗"这一阴阳原型来进行构建的，进一步说，以上三个命题都暗含了"人是山（或水）"的基本隐喻。

3. 动静与人体阴阳划分之变

关于脏腑阴阳的划分，《黄帝内经》及后世医家一直遵循"脏为阴，腑为阳"的基本思想，除在《素问·金匮真言论》中有"脏者为阴，腑者为阳"外，《灵枢·终始》中有"阴者主脏，阳者主腑……五脏为阴，六腑为阳"，《灵枢·胀论》中亦有"阴为脏，阳为腑"。因为脏腑居人体内部，不具有明暗的二分性，所以脏腑在阴阳范畴中并非按照"明暗"这一阴阳原型进行划分。五脏与六腑的区别为"五脏者，藏精气而不泻……六腑者，传化物而不藏"，所谓"藏"与"不藏"，"不泻"与"传"实则暗含了静与动的意味。可以认为，五脏与六腑是以动静为依据划分的，也就是《脉经·辨脏腑病脉阴阳大法》所提到的"腑者阳，故其脉数；脏者阴，故其脉迟"。

那么"脏为静，腑为动"与"脏为阴，腑为阳"之间的转换经历了什么过程，也就是静动是如何被划分到阴阳范畴的呢？《素问·疟论》中的"病在阳，则热而脉躁；在阴，则寒而脉静"已经说明了热与躁（动）、寒与静的关系。进一步形象地说，天气转寒，万物潜藏则静；天气回暖，万物复苏则动。寒热本属于阴阳范畴的一个重要原型，所以动（躁）与静也被划分到阴阳的范畴中，这属于相关性构建的范畴。

（三）阴阳原型——寒热

1. 原型寒热的构建

关于寒热，《黄帝内经》中存在大量其与阴阳关系的论述，如：

《素问·阴阳应象大论》云："阳胜则热，阴胜则寒。""阳胜则身热……阴胜则身寒。"

《素问·脉要精微论》云："阳气有余为身热无汗，阴气有余为多汗身寒。"

《素问·逆调论》云："阳气少，阴气多，故身寒如从水中出。"

《素问·痹论》云："其寒者，阳气少，阴气多，与病相益，故寒也。其热者，阳气多，阴气少。"

《素问·疟论》云："夫疟气者，并于阳则阳胜，并于阴则阴胜，阴胜则寒，阳胜则热。"

人之寒热是如何具有阴阳属性的呢？可以进行如下推测。人们根据日常生活的经验能够知道白天的温度会比夜晚的温度高，古代诗词中便经常有"日暖""夜寒"等词语，人们也能体会到阴处比较凉快，所以会说"大树底下好乘凉"或"阴凉"，渐渐地，由对自然界寒热的感知形成了"寒－阴""热－阳"的关联性认识。而人体也会出现寒热的变化，在"人是天地"这一基本隐喻下，古代医家逐渐使用阴阳的概念来解释人体寒热的变化，这样就出现了"阳胜则身热""阴胜则身寒"的简单表述，以及更为复杂的"天寒日阴，则人血凝泣而卫气沉"等。可知将寒热纳入阴阳范畴与阴阳的初始概念明暗亦有密切联系。

寒热作为阴阳范畴的概念，在《黄帝内经》之后的医学著作中也一直被广泛应用，如：

《备急千金要方·阴阳表里虚实》云："诸腑脉为阳，主热。诸脏脉为阴，主寒。"

《中藏经·阴阳大要调神论》云："多热者阳之主，多寒者阴之根。"

《冯氏锦囊·阴阳论》云："寒凉者属阴，温热者属阳。"

《景岳全书·传忠录》云："寒热者，阴阳之化也。"

虽然前文推断在较早的甲骨文或金文中，阴阳最初始的概念是明暗而非寒热，但这并非否认寒热概念作为原型的可能性。如果说明暗成为阴阳原型是因为初始性，那么寒热作为阴阳原型则是因其最容易被提及且提及较多，尤其是在中医阴阳的范畴内。中医学的诊疗与理论体系自始至终都非常注重观察与解释人体寒热的变化，并且在应用阴阳理论时，患者身体的寒热也是医生着重关注的一面。无论从时间长度，还是应用的频率，都可以认为寒热在有关中医阴阳的范畴中一直在扮演原型的角色。只不过相较于明暗的概念，其属于后来者。换言之，虽然寒热是基于明暗衍生出的概念，但不会影响寒热在阴阳范畴中的原型地位。

2. 范畴构建的多路径性

寒热这一概念更多是基于与明暗的相似性或相关性归入阴阳范畴中的。在说明"寒极生热，热极生寒"的现象时，或许可以通过一日之明暗或日夜的转换来解释，称之为"重阳必阴，重阴必阳"。但在《灵枢·论疾诊尺》中有："四时之变，寒暑之胜。重阴必阳，重阳必阴。故阴主寒，阳主热。故寒甚则热，热甚则寒。故曰寒生热，热生寒，此阴阳之变也。"这里的"重阳必阴，重阴必阳"显然不是源于明暗或日夜，而是如原文所说依据四季寒暑的转化，季节间的转化最明显能被感知到的即是寒热的变化，因此，这里用四季的变化来解释人体"寒生热，热生寒"的现象。至此可以这样推断：因为寒暑已经属于阴阳的范畴，寒暑与寒热有相似性或相关性，所以寒热也被归入阴阳的范畴中。虽然《灵枢·论疾诊尺》也提出"重阳必阴，重阴必阳"，但其所指范畴的概念已完全不同。这就涉及在还原范畴构建的过程时，需要注意其内部的概念到底是基于什么被纳入。如寒热这一概念既可由其与明暗的相关性，也可由其与寒暑的相关性而进入阴阳的范畴，可见阴阳范畴的构建是多路径的。

（四）阴阳原型——日月

1. 原型日月的构建

《素问·阴阳离合论》中的"日为阳，月为阴"，《灵枢·阴阳系日月》中的"余闻天为阳，地为阴，日为阳，月为阴"等都为日月属于阴阳范畴的证明。日月划分到阴阳范畴或许同样与明暗有莫大的联系。可以假设人们在日夜的交织中不断感受到明暗的变化，进而会有"昼为阳""夜为阴"的划分。昼夜变化往往伴随着太阳与月亮的出没，进而会将日划分为阳，月划分为到阴。如《朱子语类》说"天之昼是阳，夜是阴；日是阳，月是阴"，而在《汉书》中有"夫日者，众阳之长""月者，众阴之长"的说法，在阴阳范畴中，把日月提到了一个很高的位置，可称之为原型。为了研究阴阳原型对中医学的影响，下文将结合《黄帝内经》、朱丹溪、张景岳的学术思想来具体分析。

2. 原型日月与重阳思想

《黄帝内经》中虽然强调"阴平阳秘""阴阳调和"的相互关系，但也透露着在阴阳关系中"阳"的主导地位。如《素问·生气通天论》中的"苍天之气，清净则志意治，顺之则阳气固，虽有贼邪，弗能害也……阳气者，若天与日，失其所，则折寿而不彰，故天运当以日光明"与《素问·阴阳应象大论》中的"阴静阳躁，阳生阴长，阳杀阴藏"，此处的阴阳到底是基于什么说出的？如果以前文所论述的阴阳范畴中的明暗、寒热、寒暑等概念很难对此做出一个完美的解释。虽然"重阳思想"可解释为：阴阳之初始概念明暗的本意产生实则围绕"太阳"，所以"无阳则无阴"。至于"阳生阴长，阳杀阴藏"，则无论从明暗还是从寒暑都无法得到满意的解释。明暗观中的阴阳变化为"阳多则阴少，阳少则阴多"，寒热或寒暑观中的阴阳虽然在极点上会产生质变，但与"阳生阴长，阳杀阴藏"这种量变的关系明显不同。此处的"阴阳"到底所指为何？

在阴阳范畴内最能体现这种变化的莫过于日月。"日为阳，月为阴"这一观点在《素问·阴阳离合论》《素问·六节藏象论》《灵枢·阴阳系日月》等篇皆有提及，但都未能直接说明如何体现这种变化。其实这与古人对日月的认识有直接关系。西汉时期，京房认为"以为日似弹丸，月似镜体；或以为月亦似弹丸，日照处则明，不照处则暗"，成书于此时的《周髀算经》也提到"日照月，月光乃生，故成明月"，说明古人已经认识到月亮的光并不是由自身产生，而是由于太阳的照射。东汉时期的张衡在《灵宪》中的"月光生于日之所照，魄生于日之所蔽。当日则光盈，就日则光尽也"，进一步说明月亮盈亏的变化其实源于太阳的影响。这就是《黄帝内经》中提到的"阳生阴长，阳杀阴藏"，可进一步推测其为重阳思想的来源。此外，《素问·八正神明论》中的"月始生，则血气始精，卫气始行；月郭满，则血气实，肌肉坚；月郭空，则肌肉减，经络虚，卫气去，形独居，是以因天时而调血气也"也提到月亮与人体正气盛衰的变化。如果按照现有的日月观念去解读此文，则可以得到"阳生阴长，阳杀阴藏"的具体内容。

3. 原型日月与滋阴温补

考察后世滋阴派与温补学派的观点，可发现其大部分都是以日月为原型来构建的。比如朱丹溪认为"阳常有余，阴常不足"而注重补阴。其在《格致余论》中提到"日实也，亦属阳，而运于月之外；月缺也，属阴，禀日之光以为明者也。人身之阴气，其消长视月之盈缺"，也就是说因为太阳永远是圆的，月亮则会有圆缺，而人与自然相互感应，所以人会和天地一样出现"阳常有余，阴常不足"。而张景岳则提出"阳非有余，阴常不足"，以此来反对朱丹溪的"阳常有余",其在《大宝论》中提到"天地之和者,惟此日也,万物之生者,亦惟此日也。设无此日,则天地虽大,一寒质耳,岂非六合尽冰壶,乾坤皆地狱乎?人是小乾坤,得阳则生,失阳则死"。张景岳认为,如果以太阳自身的变化为中心,也并不是无时无刻日悬高挂,所以得出"阳非有余"的结论。无论是朱丹溪的思想还是张景岳的思想都是后世阴阳理论的重要组成部分,这些理论大都围绕日月这一概念而构建,再结合《黄帝内经》中阴阳的相关理论,可以说日月在中医阴阳范畴构建中起到了重要作用。

（五）小结

以上着重探讨了明暗、寒热、日月在阴阳范畴内的原型性,附带谈及了一些与之相关并属于阴阳范畴的概念。原型的确定有利于对整个范畴的把握。从明暗开始,通过相关性与相似性,最终可以引出天地、日月、寒热、刚柔、表里等次级概念;再以寒热为起始点,又可以引出寒暑、水火、生杀、风寒等次级概念;再以日月为起始点,又可以引出左右、升降等次级概念。按层级划分后,跨级概念之间还有其他的关系。通过这样一种方式,阴阳的范畴就可以大致被还原了。

二、中医阴阳范畴的事实还原

不知道"是什么"就难以谈"为什么",目前关于中医阴阳学说的源流梳理、概念特点或其他相关思考等结论的得出都缺乏较为完整的中医阴阳"框架"的支撑。故而下文试图借用范畴理论解决中医阴阳学说"是什么"的面貌,以期启迪后续有关中医阴阳学说"为什么"的研究。

（一）研究方法与研究对象的选择

凡语言描述或语义解释中满足"P⊆Q",都可以称P是Q范畴的概念。通过对《中华医典》记载的所有古代中医文献进行梳理,发现属阴阳范畴的概念有明晦（暗）、天地、上（高）下、左右、升降、动静、寒暑、水火、生死（杀）、寒热、风寒、日月、男女、气血、脏腑、形气、升降、表里（内外）、气味、刚柔、清浊等20多对。由于阴阳的对立统一属性,四诊中的症状体征等概念也都可归入阴阳范畴。但从层级关系来看,前半部分可称之为底层概念,主要在阴阳范畴的构建中形成;后半部分可称之为应用层概念,更多在阴阳范畴的应用中被纳入。本部分旨在探讨中医阴阳范畴的事实还原,所以更多采用底层概念。

经典范畴理论、原型范畴理论与家族相似性理论是西方认知语言学界主要的范畴理论。三者皆认为范畴是在相似性基础上划分的，所不同的是经典范畴理论片面强调了共同属性的绝对化。家族相似性理论可以看作原型范畴理论的发展，只不过原型范畴理论更突出某个概念的作用，家族相似性理论更能从整体刻画概念间的各种关系，这也是将家族相似性理论用于还原中医阴阳范畴的重要原因。但家族相似性理论也并不是完美的，其忽略了范畴划分的相关性（相关不包含相似），如将厨房的筷子、碗与车的轴承、轮胎进行分类时，既可因形状相似将筷子与轴承或碗与轮胎放在一起，也可按用途相关将碗与筷子或轮胎与轴承分到一块。所以，我们在论述"阴阳家族"时也会引入相关关系。

（二）以明暗为中心的阴阳概念

如前所述，从时间维度来看，目前所见到最早有文字记载的阴阳概念当为甲骨文中的明暗。所以此处以明暗为逻辑起点对中医阴阳范畴进行还原。

1. 寒热

基于甲骨文之阴阳字形，除视觉可直接得出明暗之含义外，若从温度觉来认识，明暗会直接带来寒热的变化，经验来看阳光直射的地方较热，没有日光的地方更凉爽，所以"明 – 热""暗 – 寒"通过温度觉产生了高度相关性，进而寒与热被"明暗"带入阴阳范畴。前文已有所论述，这里不再赘述。

2. 表里

关于表里，前文亦有所述。表里即内外，外（表）为阳，内（里）为阴。人体之经络行走于体表外侧称为阳经，行走于内侧称为阴经，其他类似的人体内外表里的划分很可能也与甲骨文之阴阳含义有关。当人体处于自然环境中时，四肢外侧较内侧更容易受到日光的照射，此与太阳遮挡与否为相近的"图式"，通过这种相似性，表里进而被划分到阴阳范畴之中。

3. 天地

关于天地之阴阳，其划分大概有两种描述方式：一者类似《素问·阴阳离合论》中的"天为阳，地为阴"，或《华佗神方·论阴阳》中的"天者，阳之宗，地者，阴之属"；二者则如《素问·太阴阳明论》中的"阳者，天气也……阴者，地气也"。显然前者更符合天地划分阴阳的逻辑形式，后者则为天地被纳为阴阳范畴后的运用。天之特点如《素问·生气通天论》所言"苍天之气，清净则志意治"或《素问·四气调神大论》所言"天明则日月不明"，其常态为清、净、明。天有日月，故相对明亮；地没有日月，则相对较暗。由于天地的此种明暗属性与甲骨文阴阳有相类之处，古人将天划分到阳，地划分到阴。

4. 水火

水火是与阴阳联系较为密切的概念。《素问·阴阳应象大论》中的"水火者，阴阳之征兆也"可解释为水火即阴阳的外在表现。假设此处之阴阳为原始意，那么阴阳与水火之间的关系则同样是通过明暗相连接，如《六壬大全》言"火主其明水主暗"。水一般是无色透明的，其颜色的呈现主要与不同的环境有关。海水一般较深，因光进入水中后大部分被吸收；而河水一般较浅但多淤泥，淤泥呈黑色，故河水亦多呈现黑色或暗色，较火之光明形成鲜明对比。

五行配属中，水居北方，火在南方，这很可能也与水火的明暗性质有关。在上古时代，古人对于方位的认识为东南与西北的二分法，其观念主要源于太阳的升降运动。南有太阳则明，北无则暗，水火由此便可与南北相配。现今多将水火的寒热特性作为配属南北的依据，但这种寒热的描述会带来很多问题，比如靠身体能否感受到地域间的寒热差别、古人行动范围的大小。相形之下，太阳运动的规律性很强，能够让人感受到更加普遍、明显的差异。

水火的寒热与上下特性同样被较多提及，也可作为水火进入阴阳范畴的桥梁，但这样水火概念在阴阳范畴中的地位就不会凸显。在明清医家的著作中，水火在阴阳范畴中的重要性逐渐凸显，其思想可简单概括为"阴阳是虚名，水火是实体""阴阳即是水火""水火为天地之根本"等。在《黄帝内经》中，"阴阳本原论"已经有过渡到"水火本原论"的趋势，明清时期的这一思想与当时倡导"经世致用""实证求是"的思想有关，毕竟水火的实体性要比阴阳强得多。事实上，水火本原论在哲学思辨并不发达的国家，早已成为重要的元理论。

5. 昼夜

《素问·金匮真言论》中已经存在昼为阳、夜为阴的记载。明暗是一种较昼夜更为宽泛的概念，但甲骨文中阴阳的明暗实则源于太阳被云层遮蔽与否导致的阳光有无，而昼夜之明暗来自太阳的升降运动。因此，基于明暗产生的相似，昼夜被划分到阴阳范畴，虽然昼夜于中医学范围内出现的频率不高，但由昼夜引入阴阳范畴的概念不在少数。

（三）由昼夜引入阴阳范畴的概念

1. 刚柔

《素问·阴阳应象大论》中的"审其阴阳，以别柔刚"与《灵枢·本神》中的"节阴阳而调刚柔"早已言及柔刚与阴阳的相关性。后世医书中"柔为阴，阳为刚"的具体内涵大致有二：一指药性的峻猛程度，如《研经言》云

"药性有刚柔，刚为阳，柔为阴"；一指湿润程度，如《黄帝素问宣明论方》云"无汗名刚为阳痉，有汗名柔为阴痉"。

与后世含义不同，刚柔较早的含义或为昼夜。《周易·系辞上》就有"刚柔者，昼夜之象也"，昼夜即是刚柔。孔颖达则用万物状态进一步将昼夜解释为"昼则阳日照临，万物生而坚刚，是昼之象也。夜则阴润浸被，万物而皆柔弱，是夜之象也"，可知万物之刚柔也可由昼夜的明暗变化直接带来，所以这里能直接体现刚柔与昼夜的相关性。明暗是昼夜最明显的变化，基于此或许可以推测刚柔是因为明暗而被引入阴阳范畴。

2. 日月

日月为阴阳范畴中提及较广的概念。简体字之"阴""阳"以"日""月"为意符，会让人产生日月为阴阳范畴内一级概念的思维定式。如果把昼夜的天空作为一幅画，难免会有人把其中的日月作为一个整体，认知语言学将此称为"完形"。但从感知强度来说，人们对昼夜的感知力要比日月强得多，即使肉眼见不到日月，人也能感受到昼夜明暗的变化。日月又为昼夜的标志，可以分别看作"昼夜"集合中的元素，日月可能因此具有阴阳的属性，《朱子语类》所说的"天之昼是阳，夜是阴；日是阳，月是阴"也可认为存在此种逻辑关系。日月进入阴阳范畴同样可以跳过昼夜的连接。如《周髀算经》提到"日照月，月光乃生，故成明月"，已经有了月亮发光实际源于太阳照射的猜想，日月之间便有了明暗的区别，但这种观念产生的时间较晚且并非主流思想，所以暂且不将此种联系放在主线之中。

3. 左右升降

同样为昼夜，上文基于昼夜的两种静息状态来认识阴阳，如果从昼夜变化的节点来看，则与太阳升降有莫大关系。由夜到昼时，太阳从东方升起，升到最高处开始西落，落到最低处，就已经完成由昼到夜的变化。可以认为，此种日夜的变化是由太阳升降所引起的，由此产生的昼夜与甲骨文中太阳遮蔽与否所致之明暗在情景上是相似的，所以升降的概念就自然进入阴阳范畴。古人观象一般是面南而立，如《素问·阴阳离合论》所言"圣人南面而立，前曰广明，后曰太冲"，按照此种姿势，太阳于人之左边升起，右边降落，左升为昼（明），右降为夜（暗），就形成了"左右者，阴阳之道路也"的观念，左升右降也就因此被赋予了阴阳的属性。

（四）由天地引入阴阳范畴的概念

1. 上下

天地有上下的属性，又因"天为阳，地为阴"，所以"上为阳，下为阴"的认识就依据相关关系而构建。基于"人是天地"的隐喻，人之上下也有了阴阳的属性，如《灵枢·终始》中的"病在上者阳也，病在下者阴也"。此处上下的属性是天地的静止定位状态，如果从静态变成动态则源于天地交通而万物生长的认识。

2. 男女

古人认为天地万物的化生是由于天地之间的交合，如《帝范·求贤》中的"天地之气不交，则万物无生成之理"和《素问·阴阳应象大论》中的"天地者，万物之上下也"。此种宇宙生成观具有明显的具身认知属性。

具体而言，男女媾精或男女交合，才能繁育后代。在认识天地生万物的原因时，将男女的生殖属性引入进行解释，才有"乾道成男，坤道成女。二气交感，化生万物"。此句本意是讲天地间万物是由天地之气交感而化生。"乾道成男，坤道成女"暗含天地的这种变化实则与人类繁衍的生理功能变化密切相关。《灵枢·本神》中的"天之在我者德也，地之在我者气也，德流气薄而生者也"也具有相同含义。男女与天地的相似性在于"繁衍"，天地与阴阳的相似性在于"明暗"。因为基本假设是以"明暗"作为阴阳范畴的起点，所以天地先被纳入阴阳范畴中，而因男女与天地皆具有"繁衍"属性，故推测男女是基于此才被划分到阴阳范畴之中。

3. 动静

《医碥·阴阳论》中的"动为阳，静为阴"是对动静分阴阳的规范描述。如果从天地概念出发，动静划分到阴阳范畴实则源于古代的宇宙观，其主要有盖天说、浑天说、宣夜说三种。盖天说认为"天圆如张盖，地方如棋局""物有圆方，数有奇偶。天动为圆，其数奇；地静为方，其数偶"。浑天说以张衡所论较为完备，"浑天如鸡子，天体圆如弹丸，地如鸡中黄，孤居于内。天大而地小"，其在《灵宪》又提出"天体于阳，故圆以动；地体于阴，故平以静"。宣夜说则认为"日月众星，自然浮生于虚空之中，其行其止，皆须气焉"。总的来说，三者的主要区别在于对宇宙形态的不同认识，对于天地的运动变化，则都是持"天动地静"的观点。天地已经存在于阴阳范畴之中，动为天的属性，静为地的属性，基于此我们或许可以认为，正是因为动静与天地的这种相关性，使得动静最终也被归入阴阳范畴之中。

4. 清浊

《黄帝内经》有很多与"清阳""浊阴"相关的描述，如"故清阳为天，浊阴为地""清阳上天，浊阴归地"。清浊的本意是从水演化而来的。篆文"浊"作𤅶，左半部分为水，右半部为虫与目，表示目看到水中有虫，引申为水中有杂质。清作为相反概念意为水中无杂质。

如果以天地为参照点，《素问·四气调神大论》中的"天气清净光明者也"已经以清静来描述天的状态，而古人亦有"万里无云天似水"，将天与水作类比，将天称为"清"。与之相对的则为地，地面上万物林立，不若天空一般清澈，故可称浊。通过天与水的类比和天与地的对比，古人自然就形成了"天清地浊"的认识，又因天地属于阴阳范畴，与天地相关的清浊概念也进一步被划分到阴阳的范畴中。或可推测，当清浊因天地而具有阴阳的属性时，清浊也就因此产生了上下的属性，因为这种属性是由天地的结构所赋予的，所以古代医家提出"清气在上，浊气在下"。

（1）形气

以清浊为原点可继续引申出形气、气血、气味等概念的阴阳划分。形气一般遵从"气为阳，形为阴"的划分。清浊的本意是水中有无杂质或物体，形气并提时特指有形之体与无形之气，其特性在于有无，所以清浊之有无杂质与形气之有无形态通过"有无"的相似性建立关系。又因为清浊属于阴阳范畴，所以形气（或有形无形）也具有了阴阳属性。

如果按照形气继续划分，人体之物质基础又有气血，中药之药性又有气味。

1）气血：气血之阴阳划分，一般为"气为阳，血为阴"。气血的重要特征为有形无形，如解释当归补血汤中黄芪与当归的配伍比例时常言"有形之血不能速生，无形之气所当急固"。

2）气味：《素问·阴阳应象大论》云"味厚者为阴，薄为阴之阳；气厚者为阳，薄为阳之阴"，后世多将此气味解释为中药的四气五味。但纵观上下文，此处之气很可能并非指温热寒凉，而是指药物的气与味，无论气味都不超酸苦甘辛咸的范围，而气与味的阴阳划分很可能是源于味觉与嗅觉的区别。基于此种假设，试分析一下气与味之阴阳属性的赋予过程：在利用味觉品尝时，往往能感觉到有实际物体，而这种状态可称为"有"；利用嗅觉闻时，常不能感到任何实际物体，或者说闻的过程并不需要实际肉眼可见的物质，所以可将这种状态称为"无"，这也与气的本义基本一致。"有无"实际物体与前面之"有形无形"就可以建立一种相似性的关联，进而产生了"气为阳，味为阴"的划分。

5.四时

四时本属于天地范畴。《易纬略义》有云："天地有春秋冬夏之节，故生四时。"四时也就是四季。《鹖冠子》进一步指出如何根据天象的变化来划分四季："斗柄东指，天下皆春；斗柄南指，天下皆夏；斗柄西指，天下皆秋；斗柄北指，天下皆冬。"所以"四时"的概念很可能是由天地引入阴阳范畴，并不仅仅因为阴阳与四时是倍数关系。

（1）寒暑

寒热变化是四时的典型特征，虽然不能否认四时是基于寒热变化而具有阴阳属性，但是在本文所构造的叙述模型中，寒热最开始是由阴阳之明暗产生的。在与"天地"这个更为邻近的概念一同出现时，我们更倾向于将寒热称为"寒暑"。因将此情境下的寒暑与寒热分开，更有利于我们的论述，用"寒暑"概念解释阴阳的转化要比"寒热"更能自洽。而四季阴阳的划分实际上是基于天地之寒暑，具体为春夏属阳，秋冬属阴。

（2）生死

四时概念表面上虽与医学无关，但如果再继续追究就会形成阴阳生死观的内容。如《华佗神方·论阴阳大要》提出"阳者生之本，阴者死之基"的基本观念和生死的阴阳属性划分。至于其原因，可参考后世《冯氏锦囊秘录·阴阳论》所言"阳主生，阴主杀……春风生长之域，一应苦寒者俱不用……盖凉者秋气也，万物逢秋风不长矣"。基于此种观点，可以认为古人在试图解释人之生死的原因时已经借用了四时对万物生长的影响，同样此也与《黄帝内经》强调的四时为万物之根本较为一致。简单来说，春夏是万物复苏生长的季节，而秋冬是万物凋零闭藏的季节。"人之生"有类于春夏之万物复苏，"人之死"有类于"秋冬之万物凋零"，而春夏属阳，秋冬属阴，所以古人得出了"生－阳""死－阴"的结论，进而总结出"阳者生之本，阴者死之基"之类的重阳思想。

（五）小结

目前所能见到有关阴阳的最早文字记载见于甲骨文，其含义实际为以太阳为中心的明暗。本节以明暗为逻辑起点，按照相关文献证据对中医阴阳学说中重要底层概念的纳入进行了层级解构，形成了一个以"太阳明暗"为中心的5层中医阴阳概念关系图谱，见图1。随着一个理论逐步发展，其复杂程度就会越高，解构也越困难。可以发现，围绕太阳之明暗的 5 个二级概念中，表里、天地、水火、昼夜等都是通过相似性连接的。这反映了人类在认识的早期，掌握的概念较少，概念运用的频率较低，范围亦较小，故而很难缩减概念之间的思维距离，很多时候只能通过相似性建立概念之间的关系。而在之后的层级概念中，通过相关性连接的方式占比较高，很可能是因为随着阴阳范畴的广泛应用，原有阴阳范畴中的概念不能满足解释力的需求，进而会将已有概念的下级概念纳入阴阳范畴。如天地之上下、四时，昼夜之日月、刚柔、左右、升降，这些概念都是按照此种逻辑关系以相关性方式被纳入。

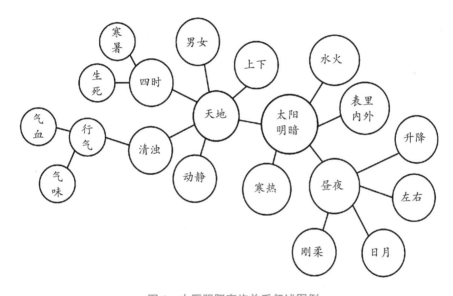

图 1 中医阴阳家族关系叙述图例

此小节呈现的叙述顺序并不是各概念纳入阴阳范畴的时间顺序，而是接近认知事实的逻辑顺序。在概念间的关联中，除图式反映的主线关联外，不能否认存在"左右 – 男女""水火 – 上下""水火 – 寒热""寒热 – 昼夜""寒热 – 死生""日月 – 明暗"等其他逻辑关系，这里不再一一赘述。与传统的源流研究相比，此种研究引入了很多事实证据说明阴阳范畴中的一些重要概念之间的关系，呈现了整体观下阴阳范畴中单个概念的内涵及纳入过程，透过这一过程可以知道中医阴阳范畴的构建是古人具身认知的结果。

第二节　五行的原型与家族相似性

一、五行的原型

五行学说是中国传统思想中最重要的内容之一，是中医学的重要说理工具。中国古典哲学所说的金、木、水、火、土五大元素并不是指五种实有的物质，而是五种象征性的物态符号。如中医所说的"肝属木"绝不意味着人的肝脏中有树木或其他与木相关的物质实体。此外，金、木、水、火、土五大元素间还存在着互相转化的关系，这个转化过程的实质正是一种抽象化的过程。

五行的认知起源非常之早，甲骨文中已有五方、五帝、五风神的记述。著名学者何新认为："作为一种宗教哲学，我相信阴阳、五行及四象、廿八宿理论的产生不晚于商代，在商周时早已成为正式的国家官学。"但五行学说的来源迄今未明，现存古代典籍中关于五行学说的理论来源更是众说纷纭，如"相生说"与"相胜说"，以及"五材说""五气说""五方说""五常说""五德说""五星说"，等等。

现根据原型范畴理论，从五的崇拜、五方说、五时说、五材说以及五行生克的演变五个方面阐述五行学说的来源。

（一）"五"的崇拜

虽然五行理论的来源说法各异，但有一点是诸家公认的，即"皆本五数而立说"。也就是说，这种对数字五的崇拜，是五行学说得以形成的最基本命题。

对某种神秘数字的特殊崇拜，是人类原始文化与宗教中普遍存在的现象。在中国古代文化中，"一""五""六""八""九"常被看作吉数，而"三""七""二十一"等常被看作凶数。这种数字崇拜的起源，很可能是古人观察到某一数字在某些重要事件中反复出现，因而认为这个数本身具有某种灵性，进而将某种神秘的意义赋予这些数字。

从现存的古代典籍中可以发现，对数字五的崇拜起源于周代。如《周礼·地官司徒·小司徒》就记载了采用以五为基数的氏族组织以及五进制的军队编制形式。在《周易》中，对五的崇拜则更为明显，如《易传·系辞》有"天数五，地数五"的说法，认为"道其变遂通天下之文，极其数遂通天下之变"。在西周典籍中，亦多以"五"概称多数，如《尚书·益稷》所言之"五道""五声""五言""五服""五长"，《禹贡》所言之"五采"，《多方》言之"五祀"，《吕刑》言之"五刑"，《尧典》言之"五典""五礼""五周"，《周礼》中所言之"五官""五众""五味""五谷""五药""五气""五声""五色"，等等。

（二）五方说

地理上的五行体系，最早是从五方、五土的划分开始的。五方、五土的概念则是以中国，亦即中央之都城——中原的概念为核心。地理中国的概念，最早见于西周文物——铜器"何尊"。不过在殷商人的甲骨文中，便已经具有中土的概念。中土即中原地区，殷商人以商朝的国都大邑商为中心，自称中土，并多次提到环绕在其周边的"四土""四方"，即东土、南土、西土、北土。中商加上四方，即为地理上的五土和五方。

甲骨卜辞中关于五土、五方的记载有"戊寅卜，王贞受中商年。十月"（《殷墟书契前编》8，10，1）；"己巳，王卜，贞今岁商受年。王占曰：吉。东土受年？南土受年？西北受年？北土受年"（《殷契粹编》907）等。五方之土又各有"五臣"："庚午贞……于帝五丰臣……"（《殷契粹编》12）；"王又岁于帝五臣正"（《殷契粹编》）。丰，方也。五丰臣即五方臣。甲骨文学者丁山指出：这里所说的"帝"应该是中央之帝，即殷人祖宗在其左右的上帝。上帝加上东、西、南、北四帝，便构造出统领五方、代表五方的五神帝。

天与地的观念是相对应的，地有五方五神，天也当与之相应。故《尧典》在四方四季分配二十八宿、四帝配星各主二十八宿中之七宿的基础上，将北斗七星别立一主为"中宫"，形成了五方神，即五帝的观念。天上中宫的概念形成后，配以作为五帝辅佐的"五丰臣"，就构成了五帝十神的天神体系。此即《淮南子》中的五方天帝：东方青帝太昊伏羲氏，属神句芒；南方天帝炎帝神农氏，属神祝融；西方白帝少昊金天氏，属神蓐收；北方黑帝颛顼高阳氏，属神玄冥；中央天帝黄帝轩辕氏，属神后土。

（三）五时说

五时说认为五行学说起源于上古天文历法之学。有学者认为，"行"指五气之行运。《史记·五帝本纪》及《大戴礼记·五帝德》记载黄帝"治五气"，王聘珍注曰"五气，谓五行之气"，此即根据五气运行而制订五行之历法。五行以及所谓五行之气，实际就是以中原为中心，而感受到的来自周围四方的季风。古人认为太阳与季风是五季变化的原因，由此形成以太阳（阳气）及五风

（阴气）相辅相成的阴阳五行历。

夏人将一年的气候划分为五个时段，或称五个季节——春、夏、长夏、秋、冬。对于中原地区来说，东风来时，意味着春季降临；西风来时，秋季降临；南风来时，夏季降临；北风来时，冬季降临；酷暑无风（中央风）之时，则为盛夏之季，古人称为长夏，以焦土为象征。

《管子·五行》曰："黄帝作立五行，以正天时。"据《管子》的记述，一年分为五旬，一旬即一个时季，有七十二日；五旬各以五材，即金、水、木、火、土为象征。《管子》中，用木之季在春，主生；用火之季在夏，主旺；用土之季在长夏，主长；用金之季在秋，主杀；用水（冰）之季在冬，主藏。

《春秋繁露·五行大义》释五行周天而产生五季节云："天有五行，一曰木，二曰火，三曰土，四曰金，五曰水……是故木居东方而主春气，火居南方而主夏气，金居西方而生主秋气，水居北方而主冬气。是故木主生而金主杀，火主暑而水主寒。""故天秉阳，垂日星。地秉阴，窍于山川。播五行于四时，和而后月生也。是以三五而盈，三五而阙。五行之动，迭相竭也。五行、四时、十二月，还相为本也。"班固在《白虎通德论》中释五行云："行有五，时有四，何？四时为时，五行为节。"《左传·昭公元年》亦有"分为四时，序为五节"的论述。从以上古代文献中可以约略知道，上古有两种分季历法。一种是四时之历，即一年分春、夏、秋、冬四季，流行至今；另一种是五行之历，即一年以金、木、水、火、土五行之气划为五季，这种分季法于两汉后失传。正是因两种历法的存在导致了中医学脾脏主时的不同认识，形成了以《素问·脏气法时论》中的"脾主长夏"和《素问·太阴阳明论》所云"脾者土也，治中央，常以四时长四脏，各十八日寄治，不得独主于时也"的脾主时的不同配属理论。

（四）五材说

五行观念的第三个构成因素，是春秋时期出现的五材学说。五材学说源自对物态转化的经验观察，其根源很可能与冶金术有关。

《国语·郑语》记桓公与史墨问答："故先王以土与金、木、水、火杂以成万物。"韦昭注谓："铸、冶、蒸、烹之属。"韦昭的注释揭示了五材说的一个重要根据——五材转化观念实与"铸、冶、蒸、烹"有关。在这个过程中，火作为能动力，化冶万物，使旧物质发生变化，同时使新物质在变化中生成。在金属冶炼过程中，物质互相转化的运动表现得最为明显。这一过程实际上就是熔炼固态的矿石，将不同熔点的杂质和金属分离，且需要木炭燃烧提供热能。熔炼过程中熔点较高无法熔化的铁会被软化，凝结成块状；熔点较低的杂质会像熔岩一样，以矿渣的形式流出。故可将冶炼的过程简化为木炭→火→矿石→金属→矿渣，即可抽象为木→火→土→金→水，而这正是五行相生的顺序。

西周以后，金属的冶炼过程渐渐失去神秘性，人们通过对此过程的反复观察和反思，形成了物相转化的形而上的观念。这种物相转化观的再抽象，就是金、木、水、火、土五物脱去具体内容，而变成五种广泛物质形态的抽象分类符号，即：

金——金属物

木——有机动植物

水——液态物

火——无机物

土——固态物

张华在《博物志》中说道："石者，金之根甲。石流精以生水，水生木，木含火。"张华为西晋著名文学家，书中多存古义，此处所言石即土，石精即金，正是五行循环理论的真义。古人用这五种物质的转化和生成来说明宇宙的普遍运动和转化，这种转化运动也是生成运动。因此，从来源上说，五行的相生说应先于相胜说形成。证验于史，亦是如此。《国语·鲁语》云："及地之五行，所以生百物也。"《春秋繁露·五行之义》言："天有五行：一曰木，二曰火，三曰土，四曰金，五曰水。木，五行之始也。水，五行之终也。土，五行之中也。此其天次之序也。木生火，火生土，土生金，金生水，水生木，此其父子也。"

（五）五行生克的演变

如前所述，春秋战国之际，就已有关于五行的各种说法，但古人尚未以之作为统括宇宙、人间的形而上的观念。直到战国末期，邹衍创五德终始说，将这种建立于具体物相转化之上的五行说进行改良，变为抽象的行运转化说，使金、木、水、火、土失去本来的物质意义，而变成象征五行实体的五种符号。形成的这种新的五行理论，五行之间存在的是相克关系。直到西汉末年，王莽篡位，五德终始说已不能满足统治者的需要，故而刘歆又创造性地提出了五行相生之五德终始说。相克说与相生说二者逐渐融合演变成了我们现在熟知的五行生克理论。由此可知，在五行理论系统化的过程中，将远古五行观念改造为一种新的哲学体系，是由邹衍率先实现的。顾颉刚先生评论邹衍时指出："他是齐国的一位有名学者，是一个伟大的探索宇宙问题的思想家，一手组织了历史和地理的两个大系统（指邹衍的五德相胜及大九州学说），奠定了后世阴阳五行学说的基础。"

综上，五行学说在古代意识形态上来源于五数崇拜、五方神崇拜以及物质转化的哲学观念。从现存的证据来看，其来源究竟是哪一方面尚不能明确，但可以肯定的是，古人经过对自然界的观察与不断地演绎、归纳，将五行的属性从万事万物中抽象出来。五行中每一行都代表了多种功能属性，不仅代表了五方和五材，还构成了一个固定的组合形式，成了能代表或统摄时节、方位、颜色、气味、脏腑，乃至万事万物的符号。五行学说是一个具有内在结构和动态机制的体系。它既是一个把事物分门别类的范畴体系，又是一个解释万物生克的动态功能系统。可以说，五行学说从开始到现在，物质元素的意义渐趋削弱和淡化，方法论的作用则日益加强和突出。逐渐，五行学说演变为古人的思维方式和理论框架，从而成为一种与文化有关的认知模式和认知系统。

二、五行的家族相似性

五行系统也存在家族相似性，同属于一行的各种事物之间具有不同程度的相似性，也就是说，五行是人们根据相似性概括总结出来的一个模糊集合。从这样的观点出发，可以将五行中的某一行看作是一个家族，进而将分属于该行的"材""色""方""味""脏"的主要特征归纳进去，命名为"X家族"。从家族相似性的概念来看，对"X是什么"这一问题的解答不在于给出X在哲学上的本质或共同性质，而在于把X描述为由各种相似性交织而成的家族。在这个家族中，我们可以确定若干较为稳定和典型的特性，但它们并不阻碍家族的扩展，这个家族在历史中不断地衍生和演变。我们所要做的是通过分析五行各家族范畴的特征，推测中医理论的形成特点。

（一）木家族

1. 木家族重要成员的特征分析

（1）木

木指树类植物，是五行中唯一具有生命力的事物。古人从树木中可以获得食物、燃料、原始的衣服、建筑原料和工具等。木是满足人类生活的基本物质之一。古人通过身体体验，根据木的特点、功能概括出木的属性特征，进而将其作为五行"木"的特点。木的属性主要有以下5个特点：生发（升散）、曲直、条达（疏泄）、周期性、色青。

"木"像树木形。《说文解字》言："木，冒也。冒地而生，东方之行。从中，下象其根。""屮"指草木刚长出来。关于木的属性是生发还是升发，尚存在争议。《说文解字》云："生，进也。象草木生出土上。"《康熙字典·午集上·生字部》将"生"解释为"起也、产也"，从无出有叫作生。"升"的意思为上升、升起。"发"在《说文解字》中解释为"射发"。清代段玉裁注曰："引申为凡作起之称。""发"含有动、起之意，可象征树木从土中长出之势如射箭一样。另外，"发"尚有发越、分散及扩大之意，可象征树木扩散状、辐射状的生长势态。树木具有生机，有生才有长；生发昭示了树木向上、向外升散生长的势态，已经含有升的意象。所以，木的属性应为生发。

《白虎通疏证》中的"曲直者，言木可揉曲，亦可从绳正直"，揭示了树木的特性能弯曲，能伸直。树干多为竖直，也可弯曲生长。木虽可弯曲，但在限制的空间内会影响其生长形态，说明木具有条达舒畅之性，不可压抑。

正因为木有生发和条达的特点，所以木可疏泄水土，如《素问·五常政大论》中"土疏泄，苍气达"，《素问·宝命全形论》中"土得木而达"均是此意。《说文解字》将"疏"解为通，即疏通、松弛之意；"泄"指水接纳支流流入低洼地，引申为泄水，有发泄、排出之意。所以木可疏泄，指其具疏通、排除壅塞、使通达的作用。

随着四季的更替，草木荣枯的颜色变化明显而有规律，树木呈现出明显的生长周期性。古人通过视觉观察得知草木在春季生发，颜色苍青。

（2）东方

古人对方位的认识多是从日月星辰起落的方向和物体的影子来判断和总结的。《说文解字》言："东，动也。从木。官溥说：从日在木中。""東"字采用"日""木"会意，像太阳升起，照射到树木上的方向。《白虎通疏证·卷四·五行》曰："木在东方。东方者，阳气始动，万物始生。何知东方生？《乐记》曰：春生，夏长，秋收，冬藏。所以名之为东方者，动方也，万物始动生也。"东方为太阳升起之方，阳气生发，对应了木的生发之性。

（3）春季

春季是一年四季之开端，为自然界阳气萌动生发之时，温煦生物之机体，以和缓状态催生万物，呈现草木生发、鲜花绽放、动物繁殖、农夫播种的盎然生机之象。《说文解字·艸部》中有："春，推也。从艸从日，艸春时生也。""蠢"（春）字包括两个"木"、一个"日"和一个"屯"。《说文解字》曰："屯，难也。象草木之初生。屯然而难。从中，贯一尾曲。一，地也。指事。"《易·序卦》亦言："屯者，物之始生也。"因此，"屯"象征着草木破土而出，具有蓬勃生长之势。《说文解字注》指出："东方者春。春之为言蠢也。春，出也。万物之出也。"蠢，作也，出也，如蠢蠢欲动。生物者春，春季的阳气生发和长物之性与木对应。

（4）风

风为气的流动状态，时发时止，时有时无，轻浮发散而善行数变，其轻浮之态与木在水中所表现的时沉时现相似。我国中原地区盛行的季风气候，使得风具有相对明显的运动变化规律，包括风向、风速和风力等。季风是影响中原地区农业生产的重要环境因素，中国古代历法制度的制定与古人对季风与时空联系的总结有着重要的关系，即风随时令周而复始，与草木的生长周期性契合。

（5）青（苍）色

《说文解字》云："青，东方色也。木生火，从生丹。丹青之信言必然。凡青之属皆从青。""青"，上"生"下"丹"，以"生"表音，以"丹"表意。"青"，借"丹"来表示所指为颜色，而"生"则表示草木。故"青"意为草木之色，是对草木颜色的指称。《释名》有："青，生也。象物之生时色也。"青色象征着植物的初生状态，初生的植物具有生发之性，与木的生发属性相同，植物初生又多在春季，故而又与四时之春密切相关。

"青"的另一种解释则与"东"关系更为密切。甲骨文中的"青"由上"生"下"井"组成，表示某种产自矿井的事物。《周礼·秋官司寇·职金》有："掌凡金玉锡石丹青之戒令。"故其造字本义与从矿井采掘的矿石相关，将这种矿石研磨为颜料，即古人所言"丹青"之"青"，其本意为蓝。我国古人生活之中原地区的东方为大海，而海的颜色就为蓝色，故而《说文解字》中有"青，东方色也"。

（6）酸味

"酸"从"酉"，"酉"即酒。古人使用草木的果实，如谷物等作为酿酒的原料。先秦时期，酿造酒的酒精含量较低，成酒不易久存，久存便容易酸败。因而孔安国注《尚书·洪范》"曲直作酸"时，认为"酸是木实之性"。《白虎通疏证·四卷》曰："木味所以酸何？东方万物之生也。酸者，以达生也，犹五味得酸乃达也。"春天树上未成熟的青色果子含有多种有机酸，使果实多具酸味，而成熟的果实正是由这些味酸的青果生长而来。因而古人认为酸味有通达的特点，可将春木果味之酸视为木之"精"，在酸的基础上生出万物。

味的含义可以是舌尝、鼻闻所得到的感觉，也可以指抽象的属性功能，如中药的药味既可指舌头尝到的味道，也可指药物的药性。中医理论认为酸味的药物可收敛过度升散的肝气，使肝气恢复条达。

（7）肝

《素问·金匮真言论》曰："东方青色，入通于肝……其类草木。"中医学家经过观察和临床实践，发现肝脏与木在形态结构和功能上具有相似性，故将二者相类比。从造字法上看，"肝"就与"木"密切相关。《说文解字》中："肝，木脏也。从肉干声。"《康熙字典·未集下·肉字部》载：《释名》肝，干也。五行属木，故其体状有枝干也。凡物以大为干。"肝脏的解剖断面可以发现血管像树枝分叉样分布在肝脏内。再者，自古对肝脏的认识就有分叶之说，《难经·四十一难》记载"肝独有两叶……亦应木叶也"，《难经·四十二难》言肝"左三叶，右四叶，凡七叶"；又明代王九思《难经集注·卷四》言："杨曰，肝者，据大叶言之，则是两叶也。若据小叶言之，则多叶矣。"因而，肝在形态上与木相似。

2. 基于家族相似性的肝藏象功能

（1）肝主升发阳气

肝脏具有生发之性，这是古代中医学家将肝脏对应木后，赋予肝的特性。明代张景岳《类经图翼·运气上·五行统论》言："造化之机，不可以无生……无生则发于无由。"清代沈金鳌《杂病源流犀烛·卷十·肝病源流》言："肝和而气生，发育万物，为诸脏之生化。"对照西医学发现肝脏具有旺盛的再生和恢复能力，即使受到伤害甚至被割掉一部分，残留的正常肝细胞仍能进行正常的生理活动，古人虽未有这样的类似记载，但亦可作为肝脏具有生发之性的证据。此外，肝性喜条达而恶抑郁，亦是将木的特性赋予肝而得到的。

（2）肝主疏泄

《素问·五常政大论》曰："发生之纪，是谓启陈，土疏泄，苍气达。"这应是"疏泄"一词最早的记载。脾胃属"土"，"苍气"属木，以指肝胆，从原文来看，此即"木能疏土"。从"木能疏土"这个观点出发，经过历代医家的推演，肝主疏泄的内涵出现了变迁。如元代朱丹溪《格致余论·阳有余阴不足论》中有"主闭藏者肾也，司疏泄者肝也"，朱丹溪将肝肾对举，成为肝疏泄生殖之精的理论基石。此后，肝主疏泄的对象从最开始的水谷，不断扩展到肾精、二便、水液、情志等，主疏泄成为肝的主要功能。后世医家用描述土木关系的"疏泄"一词概述肝脏的特性，将"肝主疏泄"的内涵进行了扩充，进而形成现今的"肝主疏泄"指肝气具有条达之性，可以疏通调节全身气机的生理功能。

3. 木家族成员的相似性联系和类比推理

青色为木之色，酸是木果之味，这是由经验总结的，具直观性和可感性的对应关系；春季、东方与木同具生发之性，而风的升散、规律性与木的生发、周期性相契合。中医学家通过观察、实践和推理，将肝脏归属于五行木，从而将木的生发条达、风的动象等木家族的特征赋予了肝，将其作为肝的属性来探讨人体的生理、病理变化。肝喜条达而恶抑郁是对其生理特性的进一步概括，以指导肝脏的辨证论治；将人出现眩晕、颤动，甚至昏仆等如风动之象定义为外风所动或肝风内动；"肝藏血"则可能是古人解剖人或动物的尸体时看到肝脏内存储有大量血液而形成的认识。由此可知，青色、酸味、东方、风、肝彼此间或许没有直接的相似性，是因与木的关联而同属于一个范畴，进而形成木家族。

（二）火家族

《素问·阴阳应象大论》云："南方生热，热生火，火生苦，苦生心，心生血，血生脾，心主舌。其在天为热，在地为火，在体为脉，在脏为心，在色为赤，在音为徵，在声为笑，在变动为忧，在窍为舌，在味为苦，在志为喜。"此论概述了五行火家族的组成成员。

1. 火家族重要成员的特征分析

（1）火

古人通过具身经验提炼出"火"的特点有：明耀、温热、向上、化物。

甲骨文中的"火"，作 ，《说文解字·火部》释火为"火……象形"，可知火的本义为物体燃烧时产生的火焰。《尚书·洪范》以颜色释火："火者，赤色也。"汉末刘熙《释名·释采帛》对赤色做了说明："赤，赫也，太阳之色也。"又《小尔雅·广诂》提及："赫，明也。"《说文解字》载："赫，火赤貌。"这说明火像太阳那般明耀，这是基于古人对太阳和火焰的观察。因此，将火象"明耀"作为火的第一个特点。

无论春夏秋冬，当人们接触火的时候，可以感知到温度的变化，火性温热能令周围环境的温度升高。《左传·召公二十九年》述："火正曰祝融。"《晋书》也提及："融融者皆趣热之士，其得炉冶之门者，惟夹炭之子。""融"字显示了温热力量。因此，将火性"温热"作为火的第二个特点。

《尚书·洪范》说："火曰炎上。"炎的本义是指双重火，火光上腾。《白虎通疏证·卷四》则言："火者，阳也，尊，故上；水者，阴也，卑，故下。"火之光熊熊、气势向上与水的卑趋向下形成一种对比关系。因此，将火势"向上"作为火的第三个特点。

火的第四个特点是"化物"，这其中包括生物和毁物。《玉篇》云："火者，化也，随也，阳气用事万物变随也。"《素问·阴阳应象大论》云："壮火散气，少火生气。"张景岳《类经》注："阳和之火则生物，亢烈之火反害物，故火太过则气反衰。"上论均揭示了在正常状况下，火具生物之德，即是说火可以产生阳气使万物化生。《说文解字》云："火，毁也。"《释名·释天》云："火，言毁也，物入中皆毁坏也。"这些论述表明火势亢进，高温条件之下可以焚烧毁物。《尚书·盘庚上》载："若火之燎于原，不可向迩，其犹可扑灭？"此论说明古人对火的初始认识可能源于森林燃烧引发的灾害。因此，将火能"化物"作为火的第四个特点。

（2）南方

中国古人生活的中原地区，太阳始终从东升，经南面至西而落，南面日照更为充足。且相对中原北方，南方草木生长旺盛，枝叶繁茂。故《说文解字》云："南，草木至南方，有枝任也。"《白虎通》云："南者，任也。言阳气尚有任生荠麦也。"古人认为，草木旺盛之原因在于南方天气较为温暖，阳光普照，而这既与太阳相关，又与火的明耀、温热、化物相关。正如《白虎通疏证·卷四》所云："火在南方，南方者，阳在上，万物垂枝。火之为言委随也，言万物布施；火之为言化也，阳气用事，万物变化也。"

（3）夏季

夏与火的相关性同南方类似。中原地区，春分之后，太阳直射点逐渐向北移动，白昼逐渐延长，气温逐渐升高，立夏标志着夏季的到来。夏季昼长夜短，天气炎热，万物繁茂，与火明耀、温热、化物的属性相似，故《白虎通疏证·卷二·五祀》有"夏亦火王，长养万物"的说法。夏至为一年中白昼时间最长的一天，这也体现出"明耀"的特性。

（4）赤色

《尚书·洪范》云："火者，赤色也。"由焰色反应可知，不同的可燃物在各种气体中燃烧，会发出不同颜色的火焰。但古代人们主要以树枝、秸秆、枯草等为燃料，产生的火焰多为红色或黄色。火星掉在易燃的引火物（如木屑）上会生出微弱的红色火焰。这是因为木屑的着火温度所显现的初始光正是红色。《五行大义·卷第三·十四论配五色》言："南方火为赤色，以象盛阳，炎焰之状也。"这说明了赤色是火的特点之一。

（5）苦味

《鹖冠子·泰录》云："味者，气之父母也。"味的基本词义是舌头尝东西或鼻子闻东西所得到的感觉。《尚书·洪范》云："火曰炎上……炎上作苦。""炎上作苦"应是火燃烧物体产生的。又有唐代孔颖达《疏》述："火性炎上，焚物则焦，焦是苦气。"这揭示了当物体烧成焦炭时，会产生一种苦涩的味道。然而，我们没办法尝火的滋味，所以苦应当是指火燃烧时鼻嗅到的焦气，焦气之味即食物在火烤过程中烤焦了，吃起来便会有苦味。

（6）心

无论是《礼记·月令》还是《吕氏春秋》，均是以季夏配心、土和中央。究其原因，应是古代祭礼中动物内脏的排列方位对应五方与五行。考周代祭祀，所献牺牲头朝南方，腹朝下。按肺在上、肾在下、脾在左、肝在右、心在中央之五脏布列，五脏排列方位恰与五方、五行有如上对应。故东汉郑玄曰："《月令》祭四时之位，乃其五脏之上下次之耳。冬位在后，而肾在下；夏位在前，而肺在上；春位小前，故祭先脾；秋位小却，故祭先肝。肾也，脾也，俱在膈下；肺也，心也，肝也，俱在膈上。祭者必三，故有先后焉，不得同五行之义。"唐代孔颖达亦注释云："所以春位当脾者，牲立南首，肺祭在前而当夏，肾最在后而当冬也。从冬稍前而当春，从肾稍前而当脾，故春位当脾；从肺稍却而当心，故中央主心；从心稍却而当肝，故秋位主肝。此等直据牲之五脏所在而当春、夏、秋、冬之位耳。"

西汉末年，刘歆创五行相生之五德终始说，为王莽受禅称帝制造舆论基础。虽然新莽政权存时较短，但是该说却产生广泛影响。东汉建立者刘秀，就重新定义汉为火德。如此，东、西汉便有了不同的承天之德。汉代五德的改变，对心的五行配属产生了巨大的影响。《礼记·月令》与《吕氏春秋》中，心属土。西汉时，恰以土为德，于五行五方之中，以中央土为尊。然而王莽受禅称帝及东汉，又以火为德，故于五行之中，火代土为独尊，故将处于人体中央的心又归属于火。这一配法显然更为符合东汉人以火为德、以心为君的观念，因此，医家通过火的种种特点及引申义来构建心的属性。

《素问·灵兰秘典论》中的"心者，君主之官也，神明出焉"及"主不明则十二官危"，寓意心乃五脏六腑的大主，在生命活动中具有重要意义。《中西汇通医经精义·五脏所属》则论："心为火脏，火气宣明，则能化生血液，流畅筋脉，血脉流行，则其志常喜。"这提示心具有"火力"，如此才能主血脉以濡养、温煦周身。《白虎通疏证·卷四》中的"心之为言任也，任于恩也……耳为之候何？耳能遍内外，别音语，火照有似于礼，上下分明"，提示耳可作为心之候。耳能辨别声音、语言的作用如同火焰生辉、明耀以助辨别事物，说明心似火之"明耀"，具有明辨的功用，体现出心"藏神"的功能。

此外，由于心与火相配，苦味就被赋予了心，形成了"心欲苦""苦入心"的观点。如《素问·五脏生成》中的"多食苦，则皮槁而毛拔"，可从五行生克的角度进行阐释。由于火克金，故补养心火的苦味便可克制肺气，进而导致皮毛枯燥。

2. 火家族成员的相似性联系和类比推理

火家族的成员是透过成员之间的相似性联系起来的。如赤色为火的代表色，而夏季与南方的气候炎热、万物生长茂盛等现象密不可分，通过前文分析，不难发现这些成员是基于火本身的特征而归属为火家族。受五行相生之五德终始说的影响，东汉以火为德，而心位于身体中央；且心藏神，感知辨明事物如火之照明，故古人将心归属于火，从而将火家族"炎上作苦"等特征赋予心。火具生物之德，于是心派生出"化水谷为赤"的生血功能。这些隐喻指派在中医临床上被灵活地用于阐发心的生理功能、病因病机及治疗方法等。

（三）土家族

《素问·阴阳应象大论》云："中央生湿，湿生土，土生甘，甘生脾，脾生肉，肉生肺，脾主口。其在天为湿，在地为土，在体为肉，在藏为脾，在色为黄，在音为宫，在声为歌，在变动为哕，在窍为口，在味为甘，在志为思。"此论概述了五行土家族的组成成员。

1. 土家族重要成员的特征分析

（1）土

土作为构成世界的基本物质之一，是人们定居与耕作之所。我国古人在农业生产实践中开始识土、用土，并逐渐积累土壤知识，提炼出"土"具有受承并化生万物、输送水分、调节水体等特征。土是人类赖以生存、不可或缺的物质。

古人观察到土壤能承载受纳万物，又能生长出各种植物。如《管子·水地》云："地者，万物之本原，诸生之根菀也。"《诗经·周颂·良耜》云："荼蓼朽止，黍稷茂止。"《齐民要术·耕田第一》言："土相亲，苗独生，草秽烂，皆成良田。"可以看出，古人已观察到杂草埋进土里可以被土腐化为肥沃自身的养料。由此，我们可以得到这样的推论："土"最重要的属性就是可以受纳、化生万物。

此外，古人早已认识到水的滋润对土壤保持肥沃的重要作用，如商代的伊尹教民负水浇稼以成良田。《吕氏春秋·任地》提出从灌水和保水两方面来设法让土壤保持合适的湿润度，表明当时的古人已经认识到土壤具有蓄水的作用，且土壤肥力的发挥很可能是通过输送水分而将养分供给植物。

在唐尧时代有九年之水，洪水泛滥，妨碍农业生产，至禹修改河道，平水土，方恢复生产。这说明早在上古时期，人们就已经开始通过修筑堤坝以治理水害。《管子·水地》云："水者，地之血气，如筋脉之通流者也。"江、河、湖、渠的堤坝对水的分流、固定作用体现了土对地表水体的调节功能。

（2）中央

古人认为中国是由四方（海洋、山脉、沙漠、草原）围成的一个天然封闭圈。中国人大都束缚在中央这片土地上，从事着农业生产。这种相对封闭的地理环境滋生了中国文化中强烈的"中央观念"。早在殷商时代，先民们就已经按东、南、西、北、中五方划分空间和方位，将中央归属于土。《春秋繁露·五行之义》云："土居中央，为之天润……金木水火虽各职，不因土，方不立。"其实，五方原本只是四方，即东、南、西、北四方，之所以四方变为五方，是因为四方观中已经蕴涵了五方观，因为要确定四方，必须首先确定中央，因此四方即意味着五方。由此，我们可以推论，无中央则四方不在，中央对空间方向的确立与土对万物的化生具有同样的关键性、主导性作用。

（3）甘味

《尚书·洪范》云："土爱稼穑……稼穑作甘。""稼穑"泛指农业生产劳动。人们通过春种秋收，从土壤中获得了甘甜的五谷与各种果实。同时，植物衰老脱落的枝叶在自然状态下，经过长时间的腐烂发酵，又可变成肥料，使贫瘠、松散不收的土壤变得肥沃。由此，古人形成了甘有滋补和中作用的推论。在中药里，一般滋补的、调和药性的药物大多是甘味。

（4）季夏

古人用春分、秋分两个节气来确定东、西两个方向；用立表测影确定冬至、夏至。这说明东、南、西、北四方与春、夏、秋、冬四时的关系密切。古人称"四季"为"四时"，时含孟、仲、季三月，季是指"时"的末月。邹衍把夏季的末月抽出来拼成季夏，以五时凑五行之数。季夏正好是一年四个季节的中央位置，通过时空的相应，将季夏归为"土行"。

（5）黄色

五德始终说中，黄帝所处的虞朝，尊土德，色尚黄。《周礼》载"地谓之黄"，《易·坤》曰"天玄而地黄"，《说文解字》云"黄，地之色也"，可见黄色为土常见的颜色。《诗经·周颂》中还有以黄色的牛祭土神的记载。

（6）脾

在"人体是天地"的根隐喻认知背景下，脾的功能是在与土家族的相似性类比基础上构建而来的。将脾归属于土，一方面源于五德终始说的影响，另一方面则源于人体的生理结构。人类通过对自身生理活动的体验，如受纳饮食水谷，与自然中土壤受承万物相类比；在生产活动中，通过观察土地对植物的影响，如腐熟作肥以滋养农作物，与人类进食水谷以营养周身相类比。可以观察到，饮食物进入胃中被腐熟，而"脾与胃以膜相连"，《素问·灵兰秘典论》中的"脾胃者，仓廪之官，五味出焉"以及《素问·阴阳应象大论》中的"脾生肉"，概括了脾胃贮藏水谷、化生精微以营养周身的生理功能。《素问·玉机真脏论》中的"脾脉者，土也，孤脏，以灌四旁者也"，指出脾为五脏之本，化生气血、长养五脏及机体各部。这与土受纳化生万物的功能是相似的，故而将脾与土相配。在尚无自然科学证据的时代，人们与自然环境的互动密切，通过隐喻类比的原始认知思维，不难形成"脾胃是土"的隐喻。

在这样的隐喻结构下，脾的功能不断地派生。如由观察到土壤可以输送水分给植物，派生出"脾气散精""脾主运化水湿"的功能。《素问·经脉别论》中的"饮入于胃，游溢精气，上输于脾，脾气散精，上归于肺……水精四布，五经并行"，描述了脾输布水谷精气的过程，说明脾具有升清的生理功能。观察到土壤可以用来修堤筑坝以治水害，派生出"脾主统血"，即固摄血液运行脉中的隐喻功能。

2. 土家族成员的相似性联系和类比推理

古人认为自己所处的大地是居中的，即将中央与土相联系，归属于土家族。将季夏归为土家族，既可能源于季夏处于四季之中，与中央相应，还可能源于季夏时期，万物生长最繁茂，古人或可推导出此时土的生长滋养能力最强。土生物为甘可能使甘味被划分到土家族。土色为黄，因此将黄色归为土家族。脾胃腐熟水谷滋养人体与土地长养万物相似而归属于"土"。由土输送水分和建筑堤坝以治水的作用衍生出脾运化水湿和固摄血液等功能，并由这些生理功能扩展到脾胃病机及治疗方法。

（四）金家族

《素问·阴阳应象大论》云："西方生燥，燥生金，金生辛，辛生肺，肺生皮毛，皮毛生肾，肺主鼻。其在天为燥，在地为金，在体为皮毛，在脏为肺，在色为白，在音为商，在声为哭，在变动为咳，在窍为鼻，在味为辛，在志为忧。"此论概述了五行金家族的组成成员。

1. 金家族重要成员的特征分析

（1）金

古人通过具身体验归纳得出金的主要特性为变革、沉降、肃杀。

《尚书·洪范》曰："金曰从革。"《说文解字》言："革，兽皮治去其毛，革更之。象古文革之形。凡革之属皆从革。""革"本义指加工去毛的兽皮，后延伸为更新、变革之意。《白虎通义·卷上·五行》亦曰："金者，少阴，有中和之性，故可曲可直，从革。"可曲可直，即强调金的变革之性。《五行大义·卷第一·释名》曰："金曰从革。从革者，革，更也，从范而更，形革成器也。""形革成器"指金属的形状可以通过锻造改变，成为各种器具。综上，金可以延展收敛，具有变革的特性。

《尔雅·释地》云："西南之美者，有华山之金石焉。"许慎在《说文解字》中曰："金，五色金也。黄为之长。久埋不生衣，百炼不轻，从革不违。西方之行。生于土，从土。左右注，象金在土中形。"古人在采矿的过程中，发现金属矿产埋藏在土中，潜藏于地下，体现出金具有沉降的特性。

《素问·五运行大论》云："西方生燥，燥生金，金生辛，辛生肺，肺生皮毛……其政为劲，其令雾露，其变肃杀，其眚苍落，其味为辛，其志为忧。"张介宾在《类经·藏象类·五气之合人万物之生化》中释"其变肃杀"为："凋残肃杀，金之变也。"肃，衰败、萎缩之意。杀，杀伐、消灭之意。金属坚韧，可以铸造为锋利的兵器用以杀敌，也可打造成各种刀具用以宰杀动物，还可制成各种器具用以清除杂物、砍伐植物等，所以金具有肃杀之性。

（2）秋季

《素问·脉解》曰："秋气始至，微霜始下，而方杀万物。"《素问·五常政大论》云："秋气劲切，甚则肃杀，清气大至，草木凋零。"现代研究表明，中原地区霜降时地表温度骤降至0℃以下，农作物细胞之间的水分会结冰，植物细胞内部的水分则被吸收而造成细胞脱水，导致农作物枯萎或死亡。可见秋和金都具有肃杀之性，此即两者的相似之处。

再者，《墨子·三辩》曰："农夫春耕夏耘，秋敛冬藏，息于聆缶之乐。"《管子·四时》亦曰："西方曰辰，其时曰秋……其事：号令毋使民淫暴，顺旅聚收，量民资以畜聚。赏彼群干，聚彼群材，百物乃收，使民毋怠。"秋季是收获的季节，耕种者将成熟的农作物收藏于仓库中，将砍伐的木材收集储存以备冬用，这些现象亦与金的收敛之性相似。

（3）西方

《庄子·让王》云："日出而作，日入而息，逍遥于天地之间而心意自得。"《击壤歌》也云："日出而作，日入而息。凿井而饮，耕田而食。"在科学技术不发达的古代，人们过着最原始的生活，劳作顺应天时，通常于日出后外出劳作、活动，日落后即停止劳作、回家休息。对于"西"的解释，《说文解字》曰"西，鸟在巢上。象形。日在西方而鸟栖，故因以为东西之西"，表明古人在日常生活中通过仔细观察，发现当日落于西方时鸟类即归巢栖息。日落于西方时古人回家休息、鸟类归巢的现象与秋季农作物、木材被收藏的现象及金的收敛之性具有相似性，所以可进行类比。

（4）白色

金属矿产种类丰富，颜色众多，白色为何能成为五行金家族中的成员？《释名·释彩帛》中有："白，启也，如冰启时色也。"西方多高山，山上冰雪覆盖，冰雪为白色，故白对应西。《周礼·冬官考工记》亦云："西方谓之白。"金属制成兵器和工具后，其锋刃在阳光下泛白，所以金对应白。此外，《五行大义·卷第三·论数》云："西方金色白，秋为杀气，白露为霜。白者，丧之象也。"霜多出现于晚秋时节，颜色为白色，白霜导致秋季草木枯竭甚至死亡，所以白和秋、西亦可联系起来。综上，白和金家族中的成员存在着错综复杂的相似性，白被归入金家族是古人对周围事物和自然界中各种现象仔细观察的结果。

（5）辛味

《尚书·洪范》曰："从革作辛。"又《十三经注疏·尚书正义》曰："金之在火，别有腥气，非苦非酸，其味近辛，故辛为金之气味。"《说文解字》亦曰："金刚，味辛，辛痛即泣出。"金属在冶炼的过程中可改变形状，同时会散发出强烈的刺激性腥味，古人发现此刺激性腥味和辛味类似，所以称辛为金之气味。

（6）肺

将肺归属于金，同样是受到五德终始说的影响。古人在解剖时发现，肺在人体脏器中居于最高位，且与鼻相通，是气体交换的场所。《灵枢·决气》中的"上焦开发，宣五谷味，熏肤、充身、泽毛，若雾露之溉，是谓气"，指出肺主宣发，肺为五脏六腑之华盖，向下输布清气与津液，蕴含着肺气具清肃下降的特点。由此可知，肺与金都具有沉降之性，可以类比。

《素问·经脉别论》中的"饮入于胃，游溢精气，上输于脾；脾气散精，上归于肺；通调水道，下输膀胱"，揭示了肺主通调水道的功能。《周礼·冬官考工记》曰："匠人为沟洫，耜广五寸……九夫为井，井间广四尺，深四尺，谓之沟。方十里为成，成间广八尺，深八尺，谓之洫。"沟洫，指田间水道。古人在耕种农田的过程中，为防止庄稼被洪水、雨涝等自然灾害侵袭，会使用金属类工具对水沟进行疏通，清除水沟中的污垢泥沙等杂物，使水流顺畅，所以归纳出金具有疏通水道的功用。肺通调水道的功能可能部分由金疏通水道的功用类比而来。

《素问·痿论》云："肺主身之皮毛。"古人将肺和皮毛联系起来，两者亦存在着可类比性。《说文解字》曰："皮，剥取兽革者谓之皮。""毛，眉发之属及兽毛也。"《诗经·豳风·七月》述："一之日于貉，取彼狐狸，为公子裘。"古人捕杀猎物后会剥取动物的皮毛，用兽皮制成皮衣等抵御寒冷。兽皮质感较硬，但经过鞣制、烟熏、风干等步骤后，会变得柔软。未经加工的干硬兽皮和金的坚硬之性相似，所以皮毛和金可以类比。肺属金，所以肺主皮毛。正如《类经·藏象类·五脏所合所荣所主五味所宜所伤之病》言："肺属金，皮得金之坚，故合于皮。毛得皮之养，故荣于毛。五脏之应天者肺，故肺主皮毛。凡万物之体，其表必坚，正合干金之象，所谓物物一太极也。"可见，肺主皮毛是由皮毛和金均具坚硬之性且肺属金推导而来的，换言之，是通过金家族成员之间的特性类比得到的。

2. 金家族成员的相似性联系和类比推理

成为金家族成员主要有三个途径。第一，不同事物本身的特性存在较为明显的相似。如金、秋均具有肃杀的特性，所以秋和金可进行类比；霜色白、多见于秋季，且易致草木枯萎，和秋的肃杀之性相似，所以白和秋可以联系起来；金和肺均具有沉降之性，所以肺和金可进行类比。第二，运用取象比类的思维方式，通过联想在不同事物之间寻找、发现、构建相似性。如日落于西方时鸟类归巢、秋季农作物及木材被收藏的现象均与金的收敛之性相似。第三，通过对自然界、周围事物及人体本身细致入微地观察，发现一些现象共同出现或相伴发生。如西方高山白雪覆盖，所以西与白相对应；冶炼金属过程中产生的腥味类似于辛味，所以金和辛相对应。在中医五行理论体系中，金家族综合了该家族所有成员的特性，并将其中某些特性赋予了肺，所以中医学之肺拥有一些解剖学之肺不具备的生理功能。

（五）水家族

《素问·阴阳应象大论》云："北方生寒，寒生水，水生咸，咸生肾，肾生骨髓，髓生肝，肾主耳。其在天为寒，在地为水，在体为骨，在脏为肾，在色为黑，在音为羽，在声为呻，在变动为栗，在窍为耳，在味为咸，在志为恐。"此论概述了五行水家族的组成成员。

1. 水家族重要成员的特征分析

（1）水

古人根据水的功用、特征提炼出水的属性主要有如下五个特点：寒凉、滋润、居下、平准、养物。

人们接触水时最先有的感觉应该是寒凉，由于水的比热容较大，在同样受热的情况下，水的温度变化会小一些，会让人感觉到水的温度低于周围的物质。因此，将"寒凉"作为水的第一个特点。

《尚书·洪范》言："水曰润下。"润的本义是雨水下流，滋润万物。水的滋润作用可以使空气湿润，草木光滑润泽。因此，将"滋润"作为水的第二个特点。

《白虎通疏证·卷四》曰"水者阴也，卑，故下"，《道德经》亦曰"水善利万物而不争，处众人之所恶"，皆指出水具有趋下性，这是重力的作用。对于古人而言，流动的河水都是向低处去的，且水通常于低洼处停滞。因此，将"居下"作为水的第三个特点。

《白虎通疏证·卷四》又云："水之为言准也，养物平均，有准则也。"其蕴涵的意义应该包括两个方面。第一，水面通常是平的。《说文解字·卷十一》曰："水，准也，北方之行，象众水并流，中有微阳之气也。""准，平也。"我们很容易就可以观察到湖面是平的，盛于器皿中的水面也是平的，水的特性表现为平，并延伸为标准、准则，日常生活中所说的水准就来源于此。第二，水可养物。水源周围的植被茂盛，虫、鱼、鸟、兽在其中栖息，水一视同仁地养育了万物。因此，水具有"平准""养物"的特点。

（2）北方

《白虎通疏证·卷四》云："水位在北方，北方者阴气，在黄泉之下，任养万物。""北方者，伏方也，万物伏藏也。"从此可以看出两点。第一，北方属阴。从温度来看，北方是寒冷的，寒冷属阴。第二，北的位置在"黄泉之下"。《白虎通疏证》中的黄泉不是指人死后所去的阴间，而是与《孟子·滕文公下》一文中"夫蚓，上食槁壤，下饮黄泉"中的"黄泉"含义相同，指地下的泉水。《列子·黄帝》云："夫至人者，上窥青天，下潜黄泉，挥斥八极，神气不变。"这里的"黄泉"与"青天"相对，黄泉处于下，说明北方也与下有关。

（3）咸味

对于水的味道，《尚书·洪范》描述有"水曰润下……润下作咸"。《说文解字》中的"鹹，北方味，从卤，咸声"，提示了咸味与北方有关。咸味多来自盐，而盐与水一样是人类生存不可或缺之物。食物若用盐腌渍，由于渗透压之故，一段时间后便会渗出水液来。《素问·宝命全形论》中的"夫盐之味咸者，其气令器津泄"，指出了盐味咸，当盐贮藏在器具中时，器具的表面会出现水珠，这是盐气外泄的原因。王冰进一步解释说："夫咸为苦，而生咸从水而有，水也润下而苦泄，故能令器中水津液润渗泄焉。"可知，古人认为咸味可以生出水来，且具润物的特征。

此外，《周礼·天官冢宰》云"以咸养脉"，《素问·五脏生成》也论"多食咸，则脉凝泣而变色"。这可以从五行生克的角度进行阐释。心属火，主血脉，故补养肾水的咸味可以克制心火，导致血脉的变化。不过后世医家少有从咸与血脉的关系来论述咸味的药物作用，而是更重视咸味对肾的作用，形成了"肾欲咸""咸入肾"的理论。

（4）黑色

由于水对光的吸收、折射、散射等作用，无色透明的水在一定条件下呈现出黑色。《五行大义·卷第三·十四论配五色》云："北方水，色黑，远望黯然，阴暗之象也。溟海森邈，元暗无穷，水为太阴之物，故阴暗也。"从远处观望湖水、海水，或者在井边观望井水时，我们会发现水的颜色是黑色的，黑色属阴，水也是太阴之物，故黑色与水具有相似性。

（5）冬季

《白虎通疏证·卷二·五祀》载："冬祭井。井者，水之生藏任地中，冬亦水王，万物伏藏。"这提示了四季之中，冬季最寒冷。冬季夜长昼短，在季节中属至阴，水由于其性寒冷，在五行中也属于至阴，因此，冬与水具备相似点。

（6）肾

基于水与肾的相似性，中医学家将肾归属于五行中的水。古人解剖时会发现正常人体的肾和膀胱处于躯干的下部，这与水居下的特性相似；同时，还会发现膀胱通过输尿管与肾相连并可储存尿液，这些都和水相关。此外，《白虎通疏证·卷四》云："肾之为言写也，以窍写也……窍为之候何？窍能泻水，亦能流濡。"泻指水液的排出，窍的作用是使水液排出体外。古人通过对日常生活中排尿、排便的观察，发现大小便均可排出人体内的水分，进而将肾、膀胱以及前后二阴一并归于水家族。

肾的功能同样是在相似性的基础上构建出来的。其主要的生理机能是：主水，主纳气，主藏精，主骨生髓。

肾主水，属于肾的生理功能。肾主纳气，可能与肾位于腹腔，深呼吸时腹部膨隆变化有关，也可能是水的居下之性赋予肾封藏之功，使其能纳气及藏精。西医学研究表明，肾与精液的生成或储存并不存在生理学的相关性，事实上，肾藏精的功能可能同肾与外生殖器解剖结构的密切联系有关，也可能是水家族之滋润、伏藏、寒冷等特性赋予肾的，进而古代医家才将藏精作为肾的功能来探讨人体的生理、病理变化。《素问·六节藏象论》指出肾为"封藏之本"，主要体现肾的藏精作用。"肾藏精"的含义有二：一是藏后天之精，即五脏六腑水谷之精气，是维持生命、滋养人体组织器官并促进机体生长发育的基本物质；二是藏先天之精，即生殖之精，是生育繁殖的最基本物质。古人论述生殖之精更多是从男性的角度进行阐释，因为男性之精更为明显。成年之后，男性的精液即可被观察到，从同一孔窍排出的精液较尿液黏稠，如膏。精液与尿液均是液体，属于水的范畴，尿液可以储存于膀胱，待膀胱充盈后从尿道排出，精液也可以储存于人体之内，在精气充盈或男女交合的情况下通过尿道排出体外。基于这样的相似性，古人很容易认为尿液与精液均来源于肾。肾所藏的后天之精则是通过肾藏先天之精推理而来。人生长发育到一定阶段后，便具有繁殖能力，中医认为这与肾密切相关。《素问·上古天真论》言："二八，肾气盛，天癸至，精气溢泻，阴阳和，故能有子。"肾气充盛能使男子精气溢泻，这是"有子"的重要前提。精液作为人体的精微物质，应当是由维持正常生理活动的水谷转化而来，也就是说，脾运化的水谷精微可由肾所藏。

肾能生髓，亦可以从相似性的角度进行探讨。《说文解字》云："髓，骨中脂也。"古人在制造骨质器皿或工具时会发现骨中间存在着如膏如脂的液体（髓），这样的液体与人体的精液最为相似。骨髓藏于骨中，精液藏于肾中，都是藏于人体内的精微物质，因此，《灵枢·五癃津液别》认为"五谷之津液，和合而为膏者，内渗入于骨空，补益脑髓，而下流于阴股。阴阳不和，则使液溢而下流于阴，髓液皆减而下"。骨髓和精液一样，都是由水谷精微所化生，精液的减少亦可以导致骨髓液的减少。

肾主骨，是现今中医学界的共识，但在一些古籍中还存在脾主骨和肝主骨两种认识。《五行大义·卷第三·第四论配脏腑》有脾生骨的记载："元命苞云：脾，土也，土能生木，骨是身之本，如木立于地上，能成屋室，故脾生之。"土能生木，骨与木类似，骨对于人体与木对于房屋都具有支撑作用，因此，骨由脾所生。《胎产书》中对胎儿发育有"七月而木受之，乃使成骨"的论述。由于古人不能找到确切可靠的证据来证明骨与肾、脾、肝的联系，因此，只要存在可类比性，就在病因、病机以及治法上进行推理。由于中医理论认为肾生髓，而"骨者髓之府"，将髓归为肾，骨自然也为肾所主。此外，或许可以进行这样的推理：古人对肾主骨的论述，所侧重的是肾对骨的滋养作用如同水对木的滋养作用。

2. 水家族成员的相似性联系和类比推理

成为水家族成员的途径主要有两个：一是与水本身所具有的特性相似；二是与通过水纳入的成员之间存在相似点，进而将更多不同事物联系起来。水具有与北方寒冷、居下等相似的特点，水与肾之间存在着处下、泻水等相似点。北与冬具有寒冷、昼短夜长、万物伏藏的共同属性，北属于空间概念，冬属于时间概念，空间与时间是人类认识世界的基本形式，将北与冬进行联系也体现出古人原始的天文观念。咸与北有联系，且咸能生水，也能润物，自然被归于水家族。黑色也因水吸收、折射光而常呈现该颜色成为水家族的一员。另外，精、髓类水的特征使得古代医家将"藏精""生髓"的功能指派给肾，导致中医学之肾具备了许多解剖学之肾不具备的功能。由此可知，古人在五材之水的基础上，逐渐形成五行之水这样的上位范畴，并将其所涵盖的所有成员的性质归纳到水家族之中，这些性质都可隐喻地派生出肾脏的生理功能与治疗措施。

（六）小结

杜威曾说：经验是机体与它的物理和社会环境相互作用的事件。我们对五行各家族的解读一定会涉及木、火、土、金、水五材的物理特性，人的生活环境以及思维方法等。中医理论的认知研究，所要做的是"知道如何知道""认识如何认识"。从家族相似性角度对五行各家族成员进行类比分析，能让我们对五行各家族中成员的性质及成员之间的关系有更加清晰的认识。沃尔德伦说："范畴化就是对相似性和连续性的记录。"他提醒人们客观实体的相似性和连续性并不会因为人类的范畴化而消失，而是都保持在各自的概念或语义范畴中，并且这些范畴化是建立在日常生活经验的基础之上，而不是建立在严格的逻辑关系之上，因此，它们的边界模糊。五行各家族正是这样的类属划分，核心成员和各成员之间具有一定的隶属性，并通过识别与概括范畴成员之间相互交叉的家族相似性而建立。其意义是综合所有成员的特征，进而指派给中医学的五脏，使中医五脏超越了解剖学的器官角色，也使这些类比认知理论可用于指导临床。

第三节 阴阳概念隐喻认知系统

《素问·著至教论》以"著至教"为题，强调了医道传授最高深的道理，其言"上知天文，下知地理，中知人事，可以长久"，其中天文、地理、人事属于隐喻认知学中的始源域，从侧面反映出"天文－地理－人事"是古人认识疾病或医道发展的重要模式。作为中医学最重要的理论之一，阴阳学说的形成发展也离不开此种模式，以下将按照"天－地－人"的具身隐喻认知模式对阴阳学说的形成进行还原与追溯。

一、天文隐喻

中国是最早进入农耕文明的国家之一，而农耕活动往往需要历法与四时节气的指导，因此，古代天文知识的普及度远远超过现代，如明末学者顾炎武所说"三代以上，人人皆知天文，七月流火，农夫之辞也……"天文隐喻指古人将阴阳作为天上的物体及其运行的伴随现象来认识，其中最凸显的就是日月与四季。

（一）阴阳与日月

中国古代历法主要有 3 种，分别是太阳历、太阴历、阴阳和历（夏历），这样的称谓反映了日月与阴阳的关系。较早的文字记述见于《周易·系辞上》之"阴阳之义配日月"。医学中引入"阴阳是日月"最早见于《灵枢·阴阳系日月》，虽然章节名如此，但在正文中并未见具体内容的描述。不过，按照最佳说明推理原则，"阳生阴长，阳杀阴藏"应当是"阴阳是日月"这一隐喻的直接产物。"阳生阴长，阳杀阴藏"背后隐含的是太阳对月亮的影响，这种认识在西汉时期便已有文字记载。从反证的角度，并未有其他概念能如此圆融地解释这一阴阳关系，所以可以认为"阳生阴长，阳杀阴藏"是"阴阳是日月"的产物。

（二）阴阳是四时

阴阳是四时的隐喻大体有两种描述形式。其一为阴阳四时连用。如《素问·四气调神大论》所言"夫四时阴阳者，万物之根本也……故阴阳四时者，万物之终始也"，"四时""阴阳"连用，可理解为"阴阳是四时"之意。其二

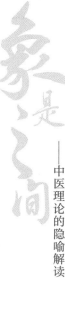

为阴阳寒暑连用。《灵枢·刺节真邪》中还有"阴阳者，寒暑也"的说法，同样可表述为"阴阳是寒暑"，只不过用寒暑来代替四时，这在语言学上属于转喻的用法。依据《周易·系辞下》中的"寒往则暑来，暑往则寒来，寒暑相推而岁成焉"，可知寒暑与四时在时间上是相同的，二者同属季节概念，可以认为寒暑与四时两个概念在部分情境中是一致的。

当阴阳被当作四时，会给阴阳学说带来新的内容。四时划分最主要的依据是温度，也就是寒热。下文将提到把阴阳视作水火也可带来阴阳相克与阴阳相济等认识，不同的是四时之寒热变化是连续的，既可看作寒热之间的相克，也可看作寒热之间的转换——寒极生热、热极生寒，体现在四时则为冬变春，夏变秋。又因"阴阳是四时"的隐喻，所以产生了阳极生阴、阴极生阳的观念，如《灵枢·论疾诊尺》所云"四时之变，寒暑之胜，重阴必阳，重阳必阴"。如果将四时的寒热按照程度进一步划分，就产生了阴阳的二分模式，即阴阳的太少。

二、地理隐喻

中医学中的地理隐喻包括山河湖海等地表原生的地形地貌，中医阴阳学说的构建与地面之水、火、山最为相关，其中，将火划分到地理是因古人多称火为"地火"。

（一）阴阳是水火

水与火在人类文明进程中起到了至关重要的作用，现存的风俗与神话中仍旧存在着大量水崇拜与火崇拜。虽然尚未发现古代以"水火"来指称的理论，但有观点认为"水火"才是中华文化的轴心。中医理论中也存在"阴阳是水火"的隐喻，如《素问·阴阳应象大论》所言"水火者，阴阳之征兆也"，又如《血证论·阴阳水火气血论》中的"而阴阳二字，即是水火。水火二字，即是气血"。阴阳学说中具体有哪些内容由何种水火隐喻而来，下文将结合实例进行说明。

1. 阴阳与水火升降

升降又可称为交感，是阴阳学说较为重要的方面。一般认为"阳升阴降"，进而产生了"阳者主上""阴者主下"的理论。如果将此种理论认为是基于水火的隐喻而来，便与"水曰润下""火曰炎上"一致。通过本章第一节对阴阳原型的研究可知，明暗亦与升降相关。因太阳升则天明，太阳降则天暗，所以古人可以产生"升为阳""降为阴"的认识，只不过这种认识基于"阴阳是太阳升降产生的明暗"这一隐喻。《素问·阴阳应象大论》开篇即云:"阴阳者,天地之道也,万物之纲纪,变化之父母,生杀之本始,神明之府也。治病必求于本。"这里提出阴阳具有可以概括万物的广泛性,而水火对于人类来说恰恰是最重要也是最为常用的物质,或可认为,"阴阳是水火"的隐喻是阴阳可概括万物的因素之一。

阴阳升降理论的主体内容为"阳升阴降",但后世却逐渐发展出"阴升阳降"理论,如朱丹溪在《格致余论·饮食箴》中所言"气为阳宜降,血为阴宜升,一升一降无有偏胜,是谓平人"。这一变化源于始源域的改变,如《素问·阴阳应象大论》中的"故清阳为天,浊阴为地。地气上为云,天气下为雨;雨出地气,云出天气",此处明确提出阳为天,阴为地,而地气上升,天气下降,故推导出"阳降阴升"的结论。改变始源域最重要的原因,很可能是基于水火隐喻的阴阳学说已经不能满足解释的需要。比如心肾相交,心为阳属火,肾为阴属水,现一般解释为心火下交于肾,使肾水不寒,肾水上交于心,使心火不亢。然而现实中火一般是炎上的,水一般是润下的,所以这种解释是为了解释的需要而"歪曲"了一般常识。但如果引入"阴阳是天地"的隐喻,则可以很好地解释阴阳升降、相交相感等问题。如果仅从水火隐喻来解释,尚需引入"二元"的概念,如《周慎斋遗书·阴阳脏腑》所云"心肾相交,全凭升降……肾属水,水性润下,如何能升? 盖因水中有真阳,故水亦随阳而升至心,则生心中之火。心属火,火性炎上,如何而降? 盖因火中有真阴,故火亦随真阴而降至于肾,则生肾中之水。升降者水火,其所以使之升降者,水火中真阴真阳也"。这样解释心肾相交,阴阳是水火的升降属性没变,也符合水火的现实特点,即阴还是下降的,阳还是上升的。心之所以能下降是因为阳中有阴,肾之所以能上升是因为阴中有阳。这也在一定程度上说明,有些中医理论出于解释力的需要是由不同的始源域共同构建的。

2. 阴阳与水火离合

水火离合指水火互相制约与互济的两种状态,与阴阳的对立制约、互根互用相关。如王冰注解《素问·至真要大论》提出:"壮水之主,以制阳光。益火之源,以消阴翳。"《周慎斋遗书·阴阳脏腑》云:"先哲有扶阳之义,桂附干姜,在所当用,扶阳正所以济阴也。盖火烈则水干,水盛则火灭,两相需而不得偏轻偏重者也。"王冰以水火相克言阴阳对立制约,周慎斋以水火相济言阴阳互根互用,这应该属于《素问·阴阳应象大论》所言"水火者,阴阳之征兆也"的范畴。自然界的"水火不容",水多能灭火,火过旺则能烤干水,那水火相济是如何得出的呢？高成鸢认为，烹饪方式的改变是"水火相济"出现的原因。中国的蒸煮均以水火互用为前提，水火相济也因此从一种经验逐渐发展为一种认知模式，从具身认知的角度看，这样的论证是可行的。

后世所谓调阴阳具体到医学实践中更多指调寒热，而寒热恰恰是水火的本性。烹饪过程中对水火的调和使用与中医调阴阳存在较多的相似性，姑且将这一假设命名为"治病如烹饪"。如果一个好的食物需要水分与火候的调和，那么对应到人体就是阴阳的调和。食物火候不够对应人体为阳虚，则需要补火助阳；火候太大对应人体为阳亢，则需清热泻火；水分太多对应人体为阴胜，则需制阴助阳；水分太少对应人体为阴虚，则需滋阴增液。这是基于"阴阳是水火"的隐喻对阴阳对立制约与互根互用理论的刻画。虽然这些内容在"阴阳是人"的隐喻中有所体现，但"阴阳是水火"的隐喻引入了后世中医阴阳学说中应用最多的寒热概念。

（二）阴阳是山北山南

山在"阴""阳"含义的表述中有着重要地位。如《左传》所述"山南为阳"，又如《元和郡县志》中的"山南曰阳，山北曰阴"，便都是以山为对象指称阴阳。《素问·生气通天论》云："阴平阳秘，精神乃治；阴阳离决，精气乃绝。""阴平阳秘"现被认为是强调阴阳的不可分割，但解读者大部分是从"阴阳离合"的反向解释出发，很少有从正面解释者。这段文字与同篇的"凡阴阳之要，阳密乃固"应为同义，但表述上有"秘""密"之不同。《字书》云："秘，密也。"秘最早见于小篆，作秘，左边为示，右边勺子里有水洒出，整个字表现一种祭祀行为；密字最早见于金文，作密，上面表安定之义，下面为山，意为山间之空隙可以安居。可以安居之处必定为山间空隙狭小之处，综合来看，作密字解更有助于行文的理解。"阴平阳密""阴阳离合"相对仗，"阴平阳秘"可理解为"阴阳平密"。密与平实指不同的地域，平类似空旷的平原，密则指较狭小的空间，两者相互对应。离合与平密在意象层面基本一致，平旷则容易离开，间密则容易聚合，由此形成了"平－离""密－合"的关系，此处又作偏义复词，"阴平阳密"取"密－合"之意。如此便可认为，"阴平阳密"的关系是基于山的概念得出，"凡阴阳之要，阳密乃固"则可看作"山之南北"的阴阳原始含义之演化，只不过原来是用山之明暗程度表示阴阳，此处借用山之空间特点说明阴阳的关系。

三、人事隐喻

人事隐喻指借助与人相关的内容来认识世界的方法，与《周易·系辞》所说的"近取诸身"一致。人事应当理解为自然人与人的实践两个方面，在中医阴阳学说中，男女、贼寇、守使等自然人的概念与建筑、容器等人的实践产物对阴阳学说的形成都具有重要影响。

（一）阴阳是男女

《素问·阴阳应象大论》云："阴阳者，天地之道也，万物之纲纪，变化之父母。"将阴阳称为"变化之父母"是一种隐喻性的描写，但这种隐喻性描写在中医学的其他论述中并不常见。更常见的基本隐喻为"阴阳是男女"，如《格致余论·受胎论》中所言"男女，阴阳之仪象也"与《春秋繁露》中所言"天地之阴阳当男女，人之男女当阴阳，阴阳亦可以谓男女，男女亦可以谓阴阳"，或因男女相对于父母是人更基础的属性。同篇中又有"阴阳者，血气之男女"，但这种叙述方式与下文"左右者，阴阳之道路""水火者，阴阳之征兆"有所不同，按照《札迻》的观点，应改为"血气者，阴阳之男女"，即阴阳男女属性的区分是气血，这便可以看作"阴阳是男女"这一隐喻内容的扩充。

"阴阳是男女"这一隐喻对于阴阳学说的内容与地位有着较为重要的影响。《素问·上古天真论》有云："阴阳和，故能有子。"此句一般有两种含义，一指男女的交合，一指阴阳气血的调和。两种解释均可，但前者应为"阴阳合"的本意。张景岳《类经·藏象类》所言"阴阳交媾，胎孕乃凝"的隐喻则明确指男女的交合。《周易·系辞下》云："天地氤氲，万物化醇；男女构精，万物化生。"此论将人之男女构精与万物化生相并列，认为男女构精与天地万物化生具有同等重要的地位，这很可能是古人生殖崇拜思想的反映。在中医学"阴阳是男女"的隐喻中，可以认为男女之交合借用阴阳来表达，进而成为阴阳互根互用理论的源头之一。如后世《寓意草·论金道宾真阳上脱之症》中的"人身之阴阳相抱而不脱，是以百年有常，故阳欲上脱，阴下吸之不能脱也；阴欲下脱，阳上吸之不能脱也，盖阴阳互为其根"，以抱字为喻，暗指阴阳为男女。又如《修真九要》中的"孤阴不生，独阳不长，阴阳相合，方能生育"，或许更可以说明阴阳的互根互用理论与强调阴阳相合的思想源于人类的生殖文化。阴阳学说在传统文化中的重要地位可能也与这种具身的隐喻认知有着密切的联系。

（二）阴阳是守使

《素问·阴阳应象大论》有云："阴在内，阳之守也；阳在外，阴之使也。"这里的守与使为经典的官职隐喻。此种隐喻也是中医理论的重要隐喻之一，如《素问·灵兰秘典论》以官职来隐喻十二脏腑的功能。

据《中国官制大辞典》所述，守乃"战国始置，尊称太守，为一郡最高行政长官。秦汉沿置"；"使，为使者统称……秦汉以降，大率交聘敌国、通接殊域、劳问远方、安辑新附、慰抚兵役"。守与使反映了阴阳相互守护的关系，实际属于阴阳互根互用的范畴。具体而言，两国相争，需派遣使者进行交涉，他的谈判可以保护国家，这就是"阳在外，阴之使也"；而从国内来说，太守可以在后方为使者提供便利与威慑，这就是"阴在内，阳之守也"。

虽然字面意义上是相互守护的关系，但是守与使之间是否存在贵贱关系，或者说这种贵贱关系是古人有意言说还是无心插柳，是值得探讨的问题。如果从《素问·灵兰秘典论》开篇的"愿闻十二脏之相使，贵贱何如"与脏腑功能的官职隐喻来看，阴阳的"守使隐喻"很可能存在着贵贱的划分意图，比如将地位最高的君主与脏腑中最重要的心相配。主使之间还可存在着"中心－边缘"的意象图式，这种意象图式一般都包含重视中心的原则，阴为守，那么此隐喻便蕴含着"重阴思想"。《灵枢·本神》云："五脏主藏精者也，不可伤，伤则失守而阴虚，阴虚则无气，无气则死矣。"此句可看作是"阴在内，阳之守也；阳在外，阴之使也"的扩展，"守"为关键用词，且二者所言相似。如果"气"可指代阳，那么由"阴阳是守使"这一隐喻和"中心－边缘"意象图式推出的"重阴思想"则可以在一定程度上得到佐证。

（三）阴阳的竞争

在人的社会活动中，除有正常的协作与配合外，少不了竞争或纠纷。前文之男女与守使为阴阳之间正常关系的内容来源，阴阳对立制约的内容，便很可能是基于人与人之间的竞争，比如"阳胜则阴病，阴胜则阳病"中的胜字，作动词时有胜任或胜利之意，胜字产生的场景源于战争或比赛的竞争对抗活动。所以可以认为，古人将人体失调的原因归于阴阳不协调，而这一过程则类似于人之对抗活动，进而产生了"阳胜则阴病，阴胜则阳病"的理论观点。

以上结果为一种推测，但阴阳对立制约内容的本质是斗争，其也可源于其他的生活场景，但仅凭借现有资料很难对其追溯，只能借后世之分析进行参考。如《景岳全书·痢疾》载："夫阴阳之用，欲其相济，不欲其相贼……盖阴阳之性，阴常喜静而恶动，阳喜暖而畏寒。及其相贼，则阴畏阳之亢，所以

阴遇阳邪，非枯则槁；阳畏阴之毒，所以阳逢阴寇，不走即飞。此阴阳相妒之
机。"其从人性的转变角度对阴阳的矛盾关系进行了诠释。正常情况下，阴阳
之间如人们在社会中一样相互帮助，而阴阳失调的状态犹如有人因为某种原因
变为贼寇，所以会出现"阴遇阳邪，非枯则槁""阳逢阴寇，不走即飞"。"非
枯则槁"源于阴主静的特点，始源域为那些遇到贼寇只会缴械投降之人；"不走
即飞"源于阳主动的特点，始源域为那些遇到贼寇会逃跑之人。"此阴阳相妒
之机"可以概括为"阴阳相妒"，现实中盗贼的动机往往是嫉妒别人有而自己
没有的物品，阴阳不和则可理解为阴无阳而妒阳，阳无阴而妒阴。虽然此种表
述出现在明清时期，但其从人性的角度对阴阳的矛盾理论进行还原，而人性较
之一些成熟的社会活动更加根本，所以其可能是此理论较早的哲学体验。

目前，三阴三阳的起源大致可以归为天文与哲学两大类，其论述可以说明
三阴三阳产生的原因。至于三阴三阳之间的关系内涵，则是基于古代门的结构
来认识的。这与起源的体验有着根本的不同。阴阳学说在古代建筑领域应用广
泛，而基于门对三阴三阳学说的扩充或许可看作建筑学对阴阳学说的"反哺"。

（四）阴阳是容器

"阴阳是容器"属容器隐喻的范畴，其基本形式为将某一物体、事件或行
为当作某种有边界的容器或范围。这些划分皆为人类认识的结果，所以此类隐
喻属人事隐喻的范畴。

《素问·天元纪大论》云："故阳中有阴，阴中有阳。""中"甲骨文作 ，
表示迎风飘扬的旗帜插在圆圈中间，象征某种范围的圈定。"故阳中有阴，阴
中有阳"可理解为阴的范围中有阳，阳的范围中有阴。不仅阴阳的范围可以相
互包含，阴阳内还可含气血，如《素问·血气形志》所云"太阳常多血少气，
少阳常少血多气，阳明常多气多血，少阴常少血多气，厥阴常多血少气，太阴
常多气少血。此天之常数"。可知三阳被当作一种容器，血气被认为是容器内
的实体物质，三阴三阳的区别之一则为所含气血的多少。

《伤寒杂病论》言："病有发热恶寒者，发于阳也；无热恶寒者，发于阴
也。""于"甲骨文作 ，其可解为干旁用以行走的道路，引申为范围。上句便
可解为阳中热的含量比较多，阴中寒的含量比较多，而寒热被认为是阴阳范围
内的有形之物。从语法上看，"于""中"皆是介词形式的隐喻，此外也存在
"受""入"等动词形式的隐喻。如《素问·太阴阳明论》中的"阳受风气，阴
受湿气"，"受"字甲骨文作 ，表示将盘子之类的物品从一个人的手中交到
另一个人手中，同理，外邪侵犯人体阴阳就如物体从一个范围转移到另一个范

围。又如《灵枢·邪客》中的"离而入阴，别而入阳"；《素问·宣明五气》所云"邪入于阳则狂，邪入于阴则痹，搏阳则为巅疾，搏阴则为喑，阳入之阴则静，阴出之阳则怒，是谓五乱"；《素问·腹中论》所言"夫阳入于阴，故病在头与腹，乃䐜胀而头痛也"等。"入"在小篆中作入，现在多将其解释为一种类似楔形的物体，如尖刺或刀锋，因此种物体非常容易透破或刺入他物，后来引申出进入之意。无论是阴阳之入还是邪气之入，背后所表达的容器这一意象图式都基本一致。

（五）小结

阴阳经历过几种层次的转变后渐渐从具象概念转变为抽象的范畴概念，现在谈及阴阳的内涵或属性时常基于范畴属性得出，时有无水之源、无本之木之感。通过前文的刻画，可基本说明阴阳学说的形成与发展是"天–地–人"隐喻认知模式的产物，此种认知模式可对阴阳学说的内容有如下的新认识。

阴阳学说的某一内容很可能受多种始源域的共同影响而形成，隐喻学上称之为博喻。如阴阳互根互用可由水火、容器、男女等隐喻多方面体现，这种认知起点的差异很可能是由不同文化圈的具身认知经验的不同所导致。阴阳为万物之本的属性与男女、四时、水火有关。在原始时期，人们生命的意义就是繁衍生息，生殖与孕育因此成为当时人们较为推崇的自然属性，而自然之四时与人之男女则成为最直接的载体，所以才会有四时为万物之本或生长之门、男女构精万物化生之说。这些概念被用以构建中医阴阳学说时，其万物之本的属性也被嫁接到阴阳之中，随着阴阳学说的兴盛，慢慢形成了阴阳为万物之根本的说法。

此外，阴阳学说中的矛盾也与始源域的混用有关，如前文提到的阴阳升降与重阳重阴思想。阳升阴降源于"阴阳是水火"，阴升阳降源于"阴阳是天地"。"阴阳是日月"，日在日月关系的主导地位与重阳思想有关，"阴阳是守使"，守使关系又可推导出重阴思想。推而广之，中医学中的矛盾也是不可避免的，因为中医语言是一种基于隐喻认知的语言。

第四节　五行概念隐喻认知系统

古代中医学者将五行学说作为说理工具，说明脏腑的各种生理功能及相互关系，形成了与五行相配的脏腑学说。我们的祖先是如何认识人类自身的？为什么将这样简单的五行与许多相差甚远的概念联系起来？中医学者又为什么将各个脏腑配属于五行？缘于技术条件的限制，古人探索物质内部结构的奥秘只能靠思考、想象和推测。在"人与天地相参也，与日月相应也"（《灵枢·岁露论》）这一认知背景下，《周易·系辞下》所言"仰则观象于天，俯则观法于地，观鸟兽之文与地之宜，近取诸身，远取诸物"成了认识世界与自身的重要手段与方法。也就是说古人在认识和描述一个未知的事物时，必须依赖已经知道和理解的概念及其语言表达式，由此及彼，由表及里，由具体到抽象，有时还需要发挥惊人的联想及创造力。对于具体的、结构清晰的概念，人们容易掌握；对于抽象的、结构复杂且不熟悉的概念，人们往往通过具体事物来类比认知其抽象意义，以获得新知识。基于古人的这种思维方式，我们来分析一下中医学中的五行概念隐喻是如何形成的。

中医学中与五行相配的脏腑学说实际上是一个理论建构型的概念隐喻。隐喻结构理论认为，隐喻的话语须是两个来自不同但具有类比关系的概念域的概念组合在一起，一个域中的概念由另一个域的概念进行定义。一般这个过程包括三个阶段：①访问。②映射。③迁移。类比访问阶段是给定一个目标域（target domain，T），利用类比访问逻辑产生与 T 具有关系结构且概念较为熟悉的候选始源域（source domain，S），此访问需要合情推理。类比映射发生于访问之后，旨在获取最大对称结构的推理，在给定一对描述（S，T）后，产生一个从 S 到 T 的类比映射函项 fM，S 在 fM 作用下的函项就是 T 中与 S 所相同的结构。而类比迁移则是把始源域描述的知识迁移到目标域里，主要是一种复制和替换操作，即把始源域里的命题作为模板来构建目标域里的新命题，新命题结合了始源和目标两域的概念，具有隐喻性。这种跨域映射的机制即在始源域与目标域的概念之间建立一一对应。分析刻画这一以五行为始源域的中医概念隐喻系统，简单地说，就是以五行的相关知识来说明和认识人体，前者是始源域，后者是目标域，利用始源域来帮助理解目标域。

一、以木为始源域的中医认知系统

《孟子·尽心上》中的"舜之居深山之中，与木石居，与鹿豕游"，说明在古人的生活中，木是常见之物。木，泛指一切植物。《说文解字》云："木，冒也。冒地而生，东方之行，从草，下象其根，凡木之属皆从木。"这体现出古人对木的深入观察与深刻理解。《素问·离合真邪论》中的"夫圣人之起度数，必应于天地",揭示出中国之"天人相应"观,由此,在中医理论中可发现一个以"自然之木"为始源域来诠释人体之生理、病理与治疗的概念隐喻认知系统。

(一)从自然之木到中医之木的类推

植物是人类生产生活的重要物质基础,也是自然环境的重要组成部分,古人对自然之木的体察丰富、细致、深刻,从而无意识地将对自然之木的认识用于认识人体,其映射的目标域是体质分类中的木形之人及脏腑学说中的肝胆。

1. 木曰曲直——木形之人

古人通过五行学说认识宇宙万物,同样以此来认识人之体态,如《灵枢·阴阳二十五人》曰"天地之间,六合之内,不离于五,人亦应之"。此篇还推究了造成人不同体态的主要原因是人体内气血的多少,提示一旦掌握了二十五种形态的特点,就能由人的外在体象来推测其脏腑状态,其云"二十五人之形,血气之所生,别而以候,从外知内"。为了描述、介绍各类人的特征,古人以生活实践中认识到的五材特性进行类比、隐喻。《灵枢·阴阳二十五人》中对木形之人的描绘即是源自对自然界木的认识:"木形之人,比于上角,似于苍帝。其为人苍色,小头长面,大肩背,直身,小手足,有才,好劳心,少力,多忧劳于事。能春夏不能秋冬,秋冬感而病生,足厥阴佗佗然。"张景岳在《类经·阴阳二十五人》中还原了以木为始源域的隐喻概念,阐明了人与木两个概念场间的类比推理。为了更清楚地展示两个概念场间的类比关系,将张景岳的文字陈述转化为表1的形式呈现。

表1 《类经》木形之人主要特征的2个概念域描述

始源域(S)	目标域(T)
木形之人:言禀木气之全者也,属于木音之上角,而象类东方之苍帝	
▪以木之体象而言:	
S1:木之巅也	T1:苍色小头
S2:木形长也	T2:长面
S3:木身大也	T3:大肩背
S4:木体直也	T4:直身
S5:木枝细也	T5:小手足
▪木之用而言:	
S6:随斫成材	T6:好有才

始源域（S）	目标域（T）
▪ 木之化而言：	
S7：发生无穷	T7：劳心
▪ 木之性而言：	
S8：木性柔也	T8：少力
S9：木不能静也	T9：多忧劳于事
S10：木得阳而生长，得阴而凋落	T10：能春夏不能秋冬，感而病生
▪ 肝木而言：	
S11：肝木之经也	T11：足厥阴
S12：筋柔迟重之貌	T12：佗佗然

　　《类经·阴阳二十五人》云"足厥阴为木之脏，足少阳为木之腑"，《灵枢·阴阳二十五人》认为如果足少阳之上血气旺盛则通髯美长，足少阳之下血气饱满则胫毛美长及外踝肥，据此木形之人可以依少阳胆经之左右、上下再进行分类，形成另四种偏形，分别归属于木音之大角、左角、钛角、判角等四个调式"大角之人，比于左足少阳，少阳之上遗遗然。左角之人，比于右足少阳，少阳之下随随然。钛角之人，比于右足少阳，少阳之上推推然。判角之人，比于左足少阳，少阳之下栝栝然"。张志聪所著《黄帝内经集注》运用了五种不同的木之形态来阐释这五种木形之人的体态："足厥阴风木主气，佗佗，美也，如木之美材也……足少阳之上，血气盛泽通髯美长也。遗遗，谦下之态，如树叶之下垂也；推推，上进之态，如树叶之上达也……足少阳之下，血气盛则胫毛美长，外踝肥也。随随，从顺之态，如木体之委曲也；栝栝，正直之态，如木体之挺直也。"为清楚说明张志聪所运用的类比映射，故以表2呈现。

表 2　《黄帝内经集注》5 种木形之人主要特征的概念类比

始源域（S）	目标域（T）
S1：木之美材	T1：主要木形之人：佗佗然
▪ 足少阳之上：须髯的长短、多寡	
S2：枝叶之下垂	T2：木形人之偏形 -- 大角之人：遗遗然（左）
S3：枝叶之上达	T3：木形人之偏形 -- 钛角之人：推推然（右）

始源域（S）	目标域（T）
▪ 足少阳之下：胫毛之状态与外踝皮肉的厚薄	
S4：木体之委曲	T4：木形人之偏形 -- 左角之人：随随然（右）
S5：木体之挺直	T5：木形人之偏形 -- 判角之人：栝栝然（左）

由此可知，不论是《灵枢·阴阳二十五人》，还是《类经》《黄帝内经集注》都是通过对自然木的观察认识，类比描摹木形之人的体形特征；尤其是通过《类经》和《黄帝内经集注》所运用的细致类比，可看到古人的取象比类并没有粗糙化中医学理论，而是能直白地展现其所体会、领悟到的系统认识。

2. 木的自然特性——肝胆的生理特性

《难经·三十三难》述及肝体色苍时言"肝青象木"，说明古人将肝与木配属，也提示可透过木的特性来认识脏腑中肝的生理特性。由《尚书·洪范》所云"木曰曲直"，可知木具有向上生长、向外拓展、枝繁叶茂等特征，可类比于肝多动少静的生理特性。《素问·五运行大论》中的"东方生风，风生木……在脏为肝……其用为动"，指出肝的生理特性如木般活动摇曳。《难经·四十一难》述及肝的生理特性宛如春天般生机盎然，"肝者，东方木也。木者，春也。万物始生"。故《素问·六节藏象论》谓"肝者，罢极之本"，认为人体耐受疲劳的能力与肝有关。再者，《格致余论·阳有余阴不足论》用"疏泄"二字贴切地形容肝具有生发的生理特征，"司疏泄者肝也"。《冯氏锦囊秘录·改正内景图》中的"肝者，干也，其性多动而少静，好干犯他脏者也"，揭示肝的生理运作密切影响他脏的司职。另外，《医学见能·六腑》中的"胆者，肝之腑，属木，主升清降浊，疏利中土"，指出胆也属木，胆的生理功能也与木的特性相类。

对于树木的养护，《冯氏锦囊秘录·五行论》中的"栽培树木者，雨以润之，风以散之，日以暄之，使得遂其发生长养之天耳"，提示木的生发需要水的灌溉、合宜的气候、适量的养分供给。《临证指南医案·肝风》除论及肝体主升主动的特性外，还强调肝体需要肾水及血液的涵养："故肝为风木之脏，因有相火内寄，体阴用阳，其性刚，主动主升，全赖肾水以涵之，血液以濡之。"这显然是源于生活中木需要施水、浇肥的映射。

3. 木之于人类——肝胆之于人体

木对人类的贡献颇多，除了生产可食的果实或种子，用来制造家具、工具或设备外，木还具有防风、遮阳、净化空气、调节环境的温度与湿度等功能。由《杂病源流犀烛·肝病源流》中的"肝和则生气，发育万物，为诸脏之生化"和《脾胃论·脾胃虚实传变论》中的"胆者，少阳春升之气，春气升则万化安"，可知古人对肝胆在人体的定位源于自然界木的启发，认为肝胆的生理功能宛若春升之气使万物复苏、生机盎然。

古人对于看不到的人体生理功能，只能通过生活中的观察与经验来类推。如观察到草木吸收阳光、养分与水，从而生根发芽、茁壮生长，于是认为人体也是这样运作，即体内有脏腑负责转输养分。《素问·经脉别论》中的"食气入胃，散精于肝，淫气于筋"，说明肝具疏泄精微之功，可濡养筋膜。《医旨绪余·难经肺金肝木浮沉说》也指出肝的生理功能与濡养身体之血液有关："肝……以体而言，木也；以用而言，血也。"《血证论·脏腑病机》进一步说明肝与血的关系："肝主藏血，血生于心，下行胞中，是为血海，凡周身之血，总视血海为治乱，血海不扰，则周身之血，无不随之而安……木气冲和条达，不致遏郁，则血脉得畅。"《素问·五脏生成》则举例解说肝血的疏泄涵养了人体，以保证其生理机能的正常运转，"故人卧血归于肝，肝受血而能视，足受血而能步，掌受血而能握，指受血而能摄"。

《中西汇通医经精义·五脏所藏》指出肝因主血而主魂："肝主血，而内含阳气，是之谓魂……昼则魂游于目而为视，夜则魂归于肝而为寐。"《灵枢·本神》提示魂与神的关系密切，"随神往来者谓之魂"，意谓魂与神明并行。《素问·灵兰秘典论》认为神志清明才能脏腑运作正常，机体康健，"心者，君主之官也，神明出焉……故主明则下安"。由此，《灵枢·师传》才会提出主魂之肝捍卫了人体的健康："肝者主为将，使之候外。"《医旨绪余·问十二经脏腑命名之义》也概括了肝的地位犹如将官："肝者，干也，属木，象木枝干也。为将军之官，谋虑出焉，所以干事也。"

此外，木的根系可涵养水土及坚固土石，加上树冠层能缓解雨水对土壤的直接冲刷，减轻洪涝灾害的破坏，具有重要的水土保持作用。早在远古时期，古人便已理解植被对生态的重要性。如《管子·度地》云："岁埤增之，树以荆棘，以固其地，杂之以柏杨，以备决水。"通过对自然界植被的观察，古人形成了肝气为诸脏运作之基的认识，肝气虚衰意味着他脏之气也将逐渐衰弱。如《灵枢·天年》述："五十岁，肝气始衰，肝叶始薄，胆汁始减，目始不明。六十岁，心气始衰，苦忧悲，血气懈惰，故好卧。七十岁，脾气虚，皮肤枯。八十岁，肺气衰，魄离，故言善误。九十岁，肾气焦，四脏经脉空虚。百岁，五脏皆虚，神气皆去，形骸独居而终矣。"古人认为，人体内的脏腑气血如同自然界之木、水、土一样，是相互涵养的。如《医宗必读·乙癸同源论》云："又言补肝者，肝气不可犯，肝血自当养也，血不足者濡之，水之属也，壮水之主，木赖以荣……气有余者伐之，木之属也，伐木之干，水赖以安。"此论从水、木的关系论述肝血与肝气相生互用。《内经博义·五脏五主论》也道："然土泽而滞，每有水火二窒，水湿则土泥而不生，火燥则土坚而不荣，唯有厥阴之气，以疏通之，而达其升德，则水不为濡，火不为燥，而后能奔走诸经，以行津液，是脾不可一日不主肝也。"此论从水、火如何影响土的性状论述肝对脾的重要性。

4. 木的修剪有益生长——肺脏的制约维持肝胆的正常功能

林木在生长过程中也需适当的修剪，这样反而能生长得更好，如改善造型结构、去除有病害或枯萎的树枝，等等。古人也由此得到了启发，认为肝血的畅达也需制约。如《中西汇通医经精义·五脏所主》中的"肝主血，主清阳之气，必得肺金制之，木不郁而为火，则清气得升，血脉和畅；如金不能平木，则肝火上升"，主张肝需要肺气敛肃才能够正常疏泄，使气血运行和畅。古人同时也意识到适度克制，即不过度制约，对于修养林木的重要性，如《孟子·梁惠王上》谓"斧斤以时入山林，林木不可胜用也"。同时，古人也认识到五行、五脏之间相互制约的重要性，如《素问·六微旨大论》所言的"亢则害，承乃制，制则生化"及《内经博义·五脏五主论》所言的"盖五行之妙，每以相制为生"。

（二）木之荣槁与肝胆之病机

自然之木所处的环境对其生长有关键性影响，环境包括是否具有营养物质、天候及栽种者的养护等，不当的环境可能造成植物成长偏态或死亡。人体之肝胆的病态变化可以与自然之木的损伤相类比。

1. 自然之木的偏态或死亡——中医肝胆之病理现象

任何生命的生长环境都讲求适度，树木也不例外。《素问·四气调神大论》述："恶气不发，风雨不节，白露不下，则菀槁不荣。"树木虽可消减风力，但也不堪强风的长期吹袭，强风会使树木折枝掉叶、树体歪斜，甚者连根倒塌。基于对自然界木的观察，古人认为邪风也会影响肝的生理运作。如《中西医汇通医经·五脏所恶》中的"肝木主风而即恶风，盖血得和气则流畅，血得邪风则消灼凝结"，提示不当的生理环境会影响肝气条达，阻碍其正常的生理运作。《医旨绪余·论五郁》亦曰："木性上升，怫逆不遂，则郁。"《丹溪心法·六郁》

则指出怫郁对人体的影响："一有怫郁，诸病生焉。"关于肝郁的病理症状，《医旨绪余·论五郁》描述如下："故凡胁痛耳鸣，眩运暴仆，目不认人，皆木郁症也。"《血证论·脏腑病机》指出肝郁可化火，并补充其症状："设木郁为火，则血不和，火发为怒，则血横决，吐血、错经、血痛诸证作焉……目赤头痛……口燥泄痢，饥不能食，回食逆满……又主藏魂，血不养肝，火扰其魂，则梦遗不寐，肝又主筋，瘘疭囊缩……凡季胁少腹疝痛，皆责于肝，其经名为厥阴，谓阴之尽也……厥深热亦深，厥微热亦微，血分不和，尤多寒热并见。"再者，中医理论认为人体之肝和自然界之木一样，水的涵养不及和过度都会造成损害，如《慎柔五书·师训》所谓"盖肾水枯则肝木不荣"。显然，中医之"水不涵木"的理论源于对自然界的观察。反之，若水分太过，超过木的吸收量时，则会使木浸渍于水中，可类比于《金匮要略·水气病脉证并治》中的"肝水"之说。

木吸取大地的养料而生长，并且可制成耒耜来深翻泥土，改善地力。这体现了自然界木对土的制衡。但若种植作物太多或太频繁则会使地力贫瘠，木制建筑物下的土地也难以生长植物，这是木对土的过度克制。以此映射于人体，正如《辨证录·五郁门》所论"人身后天以脾胃为主，木克脾土，则脾不能化矣；木克胃土，则胃不能受矣。脾胃空虚，则津液枯槁，何能分布于五脏七腑哉"，提示若肝乘脾胃，则脾胃运化失健，诸脏缺乏濡养。另外，《杂病源流犀烛·脏腑门·肝病源流》指出肝气过亢则易怒："其气偏于急而激暴易怒，故其为病也多逆。"这也是通过观察植木过度生发，繁殖过快影响生态环境等现象获得的启发。

2. 自然之木不合时栽种而歉收——中医之肝胆因未与四时相应而伤

《礼记·月令》言："是月也，以立春……某日立春，盛德在木。"古人认为，四时各有盛气，春天最适合种植，事实上，自然界之木各有自己适合栽种、生长与采收的时节，如菊花适合春天栽种、芍药适合秋季种植，配合时令的植栽可获得更佳的品质和更多的产量。古人由此认为各脏腑的保健也需配合时节。如《素问·四气调神大论》中的"春三月，此谓发陈，天地俱生，万物以荣，夜卧早起，广步于庭，被发缓形，以使志生，生而勿杀，予而勿夺，赏而勿罚，此春气之应，养生之道也。逆之则伤肝，夏为寒变，奉长者少……逆春气，则少阳不生，肝气内变"，指出春天为养肝之时，生活步调应与春气相应，违之则损伤肝胆。《素问·玉机真脏论》也提及春天的脉气如同万物始生，来时轻柔而滑，端直而长，主应肝脏，若有异于这些表现则为病脉，"春脉者肝也，东方木也，万物之所以始生也，故其气来软弱轻虚而滑，端直以长，故曰弦，反此者病"。

（三）从自然之木的栽培到肝胆治则治法

《素问·五常政大论》描绘了万物生发之象："发生之纪，是谓启陈，土疏泄，苍气达，阳和布化，阴气乃随，生气淳化，万物以荣。"《慎柔五书·亢则害承乃制论》指出水与土是木的生长要素，"水为木之母，克水者土，则土为木之父，水土相兼，则少阳木生"，意谓滋水以涵木、培土以荣木。《医贯·五行论》也持相同观点："及其发达既久，生意已竭，又当敛其生气，而归于水土之中，以为来春发生之本。"此外，《难经·七十五难》提示木的正常发展必须有金之制衡，"木欲实，金当平之"，即佐金以平木。《素问·示从容论》则言"夫圣人之治病，循法守度，援物比类，化之冥冥，循上及下，何必守经"，提示古代中医之治病法则多源于对自然界各种现象的类比推理。

1. 滋水涵木——滋养肝肾

水是自然界生物生存的基本条件之一，水为自然之木生长所必不可少的一种物质。古人将以水滋养木的生活经验投射于人体，故在肝阴不足时，滋养肾阴以滋补肝阴；肝阳偏亢、肝阴亏虚时，抑制肝阳以救肝阴。正如《医贯·滋阴降火论》所述："火旺则阴愈消……故宜常补其阴，使阴与阳齐，则水能制火，而水升火降，斯无病矣。"《难经集注·七十五难》则从五行生克方面思考："补水养木，御火火不平金，养木木亦安复。"补北方水，泻南方火，火气不行则金气盛，金气盛则制肝亢，肝亢被制则肝自愈，此补肾水治肝实之要妙也。《杂病源流犀烛·肝病源流》提出肝火旺时的用药原则："肝火之时，因肝血虚，然既虚，则不得废滋养，经故曰：以酸收之，以甘缓之也。"《慎柔五书·师训》中的"木枯则耗水"，揭示肝肾生理上相互影响，故临床治疗可参考《医宗必读·乙癸同源论》所言的"肾肝同治"。

2. 培土荣木——健脾舒肝

培土荣木法即健脾舒肝。《灵枢·决气》云："中焦受气取汁，变化而赤，是谓血。"《难经·二十二难》曰："血主濡之。"上论揭示了培脾土则能养肝。又有《素问·经脉别论》言："脾气散精，上归于肺；通调水道，下输膀胱。水精四布，五经并行。"土地可以为植物生长提供养料，又可疏散水分，显然脾气散精是由观察自然界所形成的隐喻映射。《素问·脏气法时论》中的"肝主春，足厥阴少阳主治，其日甲乙，肝苦急，急食甘以缓之"，便是以脾土缓解肝之苦急，亦即《金匮要略浅注·脏腑经络先后病脉证》所释"益稼穑作甘，则用培土升木之法"。

此外,《慎斋遗书·亢害承制》中的"水者所以生木也,水泛则木浮,必得土克水而后能生木",说明灌溉木之水过多时,则由土来司水液之疏泄,揭示木与土的密切关系。古人还将木与土的关系隐喻类比为人类的夫妻关系,如《医理真传·五行本体受病相传为病》所言"有妻病而乘于夫者,如土病而传于肝是也;有夫病而及于妻者,如肝病而传于土是也"。《难经集注·七十五难》也指出较为常见的木乘土的情形,"木有余,则土乃畏木";之于人体,就如《杂病源流犀烛·肝病源流》所言"(肝)其郁与胜,必侵及脾"。无怪《金匮要略·脏腑经络先后病脉证》谆谆告诫:"夫治未病者,见肝之病,知肝传脾,当先实脾。"

对于木之郁与胜的治疗,除健脾外,也可舒肝,如《素问·六元正纪大论》所言"木郁达之……然调其气,过者折之,以其畏也,所谓泻之"。这犹如自然之木的养护,除了改善土质外,改善木自身的状态也是一法。《医旨绪余·气郁胁痛论》对"达"进行了说明,"达,是通达之达,非独止于吐也。木郁于下,以柴胡、川芎之类升而发之,以顺其挺然之性,正所谓因曲而为之直,又谓从其性而升之,皆达之之义也"。又《辨证录·五郁门》中的"其木郁则五郁皆郁,舒肝胆之郁,而五郁尽舒",说明治疗其他脏腑疾患无效时,可考虑通过疏肝来改善,亦即《丹溪心法·六郁》所述的"气血冲和,百病不生"。

3. 佐金平木——清肺抑肝

自然之木主升、主动,需要通过制衡,才能使其更好地生长或维持生态稳定性。古人通过类比推理得出人体内肝的生理运作也应如此。《医旨绪余·〈难经〉七十五难金不得平木"不"字辩》指出在正常状况下,肝气的疏泄需要肺气的收敛才不会太过"木实本以金平之";该书又言"然亦其(肝)气正强而横,金平之,则两不相伏而战,战则实者亦伤,虚者亦败",提示肝气过盛时,应佐金以平木,非攻伐肝气,而应清肺抑肝,透过清肃肺气来抑制肝气上逆,肝气便会随之条达疏畅。亦如《杂病源流犀烛·肝病源流》所云:"夫肝气之逆,因肝志之郁,然虽郁,不可用攻伐,故经曰以辛散之,以辛补之也。"

二、以火为始源域的中医认知系统

火是自然界最普遍的现象之一,是影响人类生产生活的重要因素之一。火在东西方文明及文化系统中均具有突出的符号特征,同时也是中医学的重要概念。中医学对人体之火的认知，正是基于对自然之火的体验，实质上就是从自然之火的始源域向人体之火的目标域进行思维映射的隐喻认知过程。《素问·五常政大论》指出火有三种态势，平和之火曰升明，不及之火曰伏明，太过之火曰赫曦。我们可以建立一系列从自然之火到人体之火的概念隐喻映射。如自然之火平和则温润和煦，不及则万物冻结，太过则焦土伤木；人体之火平和则生理正常，不及则气血凝涩，太过则津液耗损。

（一）从自然之火的用途到人体之火的功能

我们首先考察自然之火的理化特性。现代科学告诉我们，火是可燃物与氧化剂发生化学反应过程中的一种能量释放方式，表现为光和热。光可照明，热可温煦、化物、推动他物等。这些性质的组合就是关于始源域自然之火性质的概念类聚，把这个概念类聚脱离自然之火的原始具象而独立存在，抽象地放在人体，便可得到目标域人体之火的概念类聚。中医学对人体之火的认知，正是基于对自然之火的体验。

1. 火之光明——心之神明

《农书·制造》云："人之寝处，非火不明。"《左传·昭公二十八年》云："照临四方曰明。"光可区分昼夜，驱除黑暗，也照亮了人类的文明。古代医家将对"心之神明"的认识比之于"火之光明"，如《素问·灵兰秘典论》云"心者，君主之官也，神明出焉"，《素问·解精微论》云"火之精为神"。唐容川《血证论·脏腑病机论》中的"盖心为火脏，烛照事物，故司神明，神有名而无物，即心中之火气也"，形象具体地以"烛照万物"来比拟"心司神明"。清代罗美在《内经博议·君相二火论》中的"人之君火，亦非以火用，特以建极广明，故主十二官而临照之"，可以认为是对《素问·灵兰秘典论》所云之"主明则下安"及"主不明则十二官危"的注解，说明了中医学中心神的指引作用，即如火光的照明作用一样。

2. 火性温暖——人体之火有温煦作用

《左传·召公二十九年》载"火正曰祝融"，"融"字显示出火的温热力量。《庄子·盗跖》载："古者民不知衣服，夏多积薪，冬则炀之，故命之曰'知生之民'。"《素问·五运行大论》云："火以温之。"人的生命活动与火的温煦作用息息相关。人类依赖于火的温热来取暖及维持体温的恒定。《周易·说卦传》指出生命离不开太阳的温煦作用，"日以暄之"。明代李中梓在《内经知要·阴阳》中进一步说明："火者阳气也。天非此火不能发育万物，人非此火不能生养命根，是以物生必本于阳。"将"生养命根"和"发育万物"类比，表明人体之火有类似太阳的温煦作用，维持人体气的运行和血液的流动；反之，若人体之火不足，阳气虚衰，则会受阴邪侵犯或者感受外界寒邪，需借助药物、针灸等的温煦作用来补充阳气，如《金匮要略·痰饮咳嗽病脉证并治》指出的"病痰饮者，当以温药和之"及《灵枢·五邪》提到的"补三里以温胃中"。这是以始源域"火性温暖"来隐喻认知"人体之火的温煦作用"与"人体之火可生养命根"，强调人体之火的重要性。

3. 火可烹调、转化——人体之火可腐熟、化物

《农书·制造》强调火结束了远古人类茹毛饮血的历史："人之饮食，非火不成。"《韩非子·五蠹》记载远古时代"民食果蓏蚌蛤，腥臊恶臭而伤害腹胃，民多疾病"，然后人类"钻燧取火，以化腥臊"，使饮食结构得以改善，"炮生为熟，令人无腹疾，有异于禽兽"。火的加热作用改变了食物的理化性质，同时也使味道更鲜美，促进了脾胃的消化吸收。在人体，脾胃的腐熟转化功能，正如同火的作用。何柏斋在《医述·水火》中指出："脾胃能化物与否，实由于水火二气，非脾胃之能也。"《医贯·后天要论·补中益气汤论》进行了更为形象的解释："饮食入胃，犹水谷在釜中，非火不熟，脾能化食，全借少阳相火之无形者。"可知古代医家对脾胃的腐熟运化功能需要火之参与的认知，来自生活中用火烹煮食物使其变性从而易于吸收这一过程的观察。

4. 火为动力之源——人体之火有推动作用

朱丹溪在《格致余论·相火论》中提出生命动力与火的关系，"天恒动，人生亦恒动，皆火之为也"。《医贯·后天要论·相火论》中将其具体论述为"火旺则动速，火微则动缓，火熄则寂然不动"。方以智在《物理小识·卷一》中借助中医学气的概念指出："日、火皆气也。"火和气的本质联系就在于运动，人体气血的流动要依赖于火的推动。《灵枢·刺节真邪》中古人以"熨"法来"调和其经"使得"火气已通，血脉乃行"。由上可知，自然之火的推动作用是人体之火推动作用的始源域。

（二）从自然失御之火到中医病理之火

火势变化多端，难以预料和控制，如《后汉书·五行志》言："谓火失其性而为灾也。"汉语中也常以十万火急、火烧眉毛等词语形容事态紧迫。因此，古代医家认为由自然之火隐喻映射而来的人体之火邪、火证往往也发展迅速，治疗不当则变证多出。火是人们生产生活中必不可少的，但使用不当，常常具有破坏性，古今皆然。病理之火虽危害剧烈，但生理之火仍不可或缺，火气太过或火力不够均会导致人体出现病理状态，这同样与自然界的现象相类。

1. 火质无形——火证普遍存在

《医旨绪余·药性裁成章》云:"五脏皆有火,平则治,病则乱。"火无质无形,无拘无束,普遍存在。人体之火太过,在中医学中称为火邪,火邪所引起的生理功能失调叫作火证。

2. 火性炎上——火伤阳位

空气流动引起火焰向上,故《尚书·洪范》曰:"火曰炎上。"《说文解字》亦曰:"炎,火光上也。"古代医家认为,火邪升腾上燔,故而易伤人体上部,如《素问·至真要大论》云"诸逆冲上,皆属于火",又述及火性炎上,易伤肺脏,"热气大来,火之胜也,金燥受邪,肺病生焉"。清代吴谦在《医宗金鉴》中将肺痈之证也归因于五脏邪火之上炎:"肺痈由五脏蕴崇之火,与胃中停蓄之热,上乘乎肺,肺受火热熏灼,血为之凝,痰为之裹,遂成小痈。"

3. 火焰为动态——火扰心神

火是一种释放光和热的氧化反应,火焰周围的气流受各种因素影响,总会出现紊乱,从而使火焰在空气中摇曳不停,映射到中医学中,火邪干扰人的神志也有类似的表现,称为火扰心神。《素问·至真要大论》指出"诸躁狂越,皆属于火""诸热瞀瘛,皆属于火"等火邪所致之神志变化皆具类似火焰的动态特征。《素问玄机原病式·六气为病·火类》中的"瞀瘛。瞀,昏也,如酒醉而心火热甚,则神浊昧而瞀昏也;瘛,动也,惕跳动瘛,火之体也",提示中医学家正是通过对自然界火的观察从而得出神志出现"躁狂""瞀瘛"症状的原因皆与火相类。

4. 火性迅烈——火邪致病多变

火势若炽烈迅猛,则难以控制,危害巨大。《说文解字》指出"火,燬也","燬"为毁之意。《伤寒论》第115条论述了温病误治的后果,即火邪之危害:"火气虽微,内攻有力,焦骨伤筋,血难复也。"此外,火可因于风、木而邪势纵横,如《百战奇法·火战》所载"天时燥旱,因风纵火以焚之"及《白虎通》所云"木性温暖,火伏其中,钻灼而出,故木生火"。清代费伯雄在《医醇賸义·火》中具体讲述了人体火证发展之迅猛,且易兼夹他邪而多变:"人身之火……一经激发,则金销、水涸、木毁、土焦,而百病丛生矣。其因于风者,为风火。因于湿者,为湿火。因于痰者,为痰火。阳亢者,为实火。劳伤者,为虚火。血虚者,为燥火。遏抑者,为郁火。酒色受伤者,为邪火。疮疡蕴结者,为毒火。又有一种无名之火,不归经络,不主病症,暴猝举发,莫能自制,则气血偏胜所致。"此亦体现了自然之火的特点。

5. 火性干燥——耗气伤津

日常生活中，可以观察到水在火的加热作用下沸腾，转化为水蒸气，随着不断地气化蒸发，水被烧干；酷日曝晒之下，若无雨水滋润，则大地干裂，植物枯焦。以上现象皆可使古人认识到火过则干。如《后汉书·章帝纪》述："今时复旱，如炎如焚。"又有《说文解字》曰："燥，干也。"《释名》曰："燥，焦也。"火能使水消耗减少的现象，被隐喻地用于解释中医临床中燥热兼之气耗津伤的现象。如《灵枢·举痛论》曰："炅则腠理开，荣卫通，汗大泄，故气泄。"又如《素问·至真要大论》云"火淫所胜，则温气流行，金政不平。民病头痛，发热恶寒而疟，热上皮肤痛，色变黄赤……疮疡，咳唾血，烦心胸中热"，张志聪认为其是"肺受火热而津液不生也"。内在的发热、皮肤痛、烦心胸中热已能反映出津液的缺失，"肺受火热而津液不生"更一语道明火耗气伤津的致病特性。

6. 水火共济——阳不足则病水

《素问·阴阳应象大论》曰："水火者，阴阳之征兆也。"人体之水与火是相互制约的关系。水火共济，则人体处于阴阳平和的状态。若阳气虚衰，推动无力则容易出现水病，如《淮南子·天文训》指出"阴气盛则为水"。再者，人体的气血流动若少了阳气的推动，运行迟缓，鼓动脉管乏力，便会表现为沉伏之脉象，如《金匮要略·水气病脉症并治》所言的"寸口脉沉而迟，沉则为水，迟则为寒，寒水相搏，趺阳脉伏，水谷不化，脾气衰则鹜溏，胃气衰则身肿"。脉"沉则为水，迟则为寒"形象地说明了阳气虚衰，人体之血液因寒而凝涩之象，由此可见，阳虚则水病的认识是源于古人对自然界天气寒冷则河流冻结现象的体察。

（三）从火灾处置到火热证治法治则

古代医家通过自然之火认识人体之火，人体之火证的治法治则同样源于防治自然之火的方法。对于火灾，治以灭火。《说文解字》言："灭，尽也。"楷书中的"灭"字，从"一"从"火"，"一"在火上，表示覆压、隔绝之意，体现出治火之法。现代依燃料类型把火分为六类：燃烧固体燃料的火、燃烧液体或液化燃料的火、燃烧气体燃料的火、燃烧可燃烧金属的火、发生在带电体旁边的火及燃烧烹调用油脂的火。燃料性质不同，对应的灭火方式也不同，可分为降温法、减少燃料法、隔绝空气法等。《景岳全书·杂症谟·火证》概述了不同"火证"的治法："实火宜泻，虚火宜补，固其法也。然虚中有实者，治宜以补为主，而不得不兼乎清。若实中有虚者，治宜以清为主，而酌兼乎补。"这里提示中医学针对实火、阴虚之火、与他邪兼夹之火、虚火有以水灭火、釜底抽薪、补土伏火、引火归原等不同的治疗方法。这些治法治则与自然之火的灭火方法遥相呼应。

1. 降温法——以水灭火

水能灭火，主要是因为水能快速降温，使火熄灭。《素问·至真要大论》中的"诸寒之而热者取之阴，诸热之而寒者取之阳"，提出了阴虚发热的治疗大法——滋阴降火。借鉴王冰对此之注解"壮水之主以制阳光"，我们可将其理解为补水灭火。以水灭火，亦可见于《备急千金要方·伤寒上》"水导散"一方注解："热在身中，既不时治，治之又不用苦酢之药，如救火不以水，必不可得脱免也。"《医学心悟·复论阳明本证用药法》提及火若在气分，为"散漫之热，可清而不可下"。《伤寒论·辨阳明病脉症并治》中的"渴欲饮水，口干舌燥者，白虎加人参汤主之"，《伤寒论·辨阴阳易差后劳复病脉证并治》中的"伤寒解后，虚羸少气，气逆欲吐，竹叶石膏汤主之"，均借石膏以清热，石膏又名寒水石，色白性寒，乃以水灭火之意也。

2. 减少燃料法——釜底抽薪

釜底抽薪的典故出自《吕氏春秋·尽数》，"夫以汤止沸，沸愈不止，去其火则止矣"，去薪则火熄、热止。人体火热之邪常与他邪相兼为病，单纯的泻火法等于扬汤止沸，即如《医学心悟·复论阳明本证用药法》所言"结聚之热，徒清无益也"。张仲景格外注意这个问题。如《伤寒论·辨太阳病脉症并治下》云："太阳病，重发汗而复下之，不大便五六日，舌上燥而渴，日晡所小有潮热，从心下至少腹硬满而痛，不可近者，大陷胸汤主之。"又如《伤寒论·辨阳明病脉证并治》述："阳明病，发热汗多者，急下之，宜大承气汤。""阳明病，发热汗出者，此为热越，不能发黄也。但头汗出，身无汗，剂颈而还，小便不利，渴引水浆者，此为瘀热在里，身必发黄，茵陈蒿汤主之。"上几条分别阐述了火邪兼夹水邪、燥屎、湿邪等病邪时，单纯的清热泻火无济于事，必兼用逐水、通便、祛湿等法，方有釜底抽薪之效，达到熄灭人体火邪的目的。

3. 隔绝空气法——补土伏火

油类物质的燃烧应采用隔绝空气法以灭火。如火势不大，可用土覆盖使燃烧物与空气隔绝。《医学心悟·论清法》指出："外感之火，以凉为清；内伤之火，以补为清。""以补为清"，不仅有滋阴法，还有补土伏火法。如《金匮要略·血痹虚劳病脉证并治》中的"虚劳里急，悸，衄，腹中痛，梦失精，四肢酸疼，手足烦热，咽干口燥，小建中汤主之"，论述的就是内伤虚劳产生的虚火，应以建中焦脾胃之法治之。后世李杲称此火为阴火，建立补脾胃以"甘温除大热"之法，用补中益气汤以温中焦脾土，土气厚则使浮散之虚火伏藏。以土灭火是隔绝空气，补脾胃以降虚火，土厚则虚火不生，二者同理。

4. 以火治火——引火归原

《尚书·盘庚上》有："若火之燎于原，不可向迩，其犹可扑灭？"《诗经·小雅·正月》亦有："燎之方扬，宁或灭之？"有经验的草原人知道在遇到草原着火时，可据不同情况采用火烧法以形成防火隔离带，以火灭火；雷电之火更是在浓阴骤雨时，火焰越炽，烧屋毁林，必待天晴日朗，阳气上升，则火自消灭。中医学家在治疗人体阳气虚衰而虚火上浮的病证时亦借鉴了自然界的现象。如《素问·至真要大论》曰："微者逆之，甚者从之。""微者逆之"意为邪气轻微时反其性而为之，"甚者从之"则指邪气极为严重时顺其性而为之。王冰在《重广补注黄帝内经素问》中释"甚者从之"的制方大法时借用了自然界雷电之火的性质："病之大甚者，犹龙火也，得湿而焰，遇水而燔。不知其性，以水湿折之，适足以光焰诣天，物穷方止矣；识其性者，反常之理，以火逐之，则燔灼自消，焰火扑灭。"《医方集解·桂附八味丸》亦云："同气相求，火必下降矣。"

三、以土为始源域的中医认知系统

中原地区是中国古代文明起源的重要地区之一，土是中国人生存的自然根基，所以在中国的文化构架中，土是核心与基础。《国语·越语》云："唯地能包万物以为一，其事不失，生万物，容畜禽兽，然后受其名而兼其利。"《管子·水地》云："地者，万物之本原，诸生之根菀也。"《春秋繁露·五行之义》也指出："土，五行之中也，此其天次之序也。"即所谓"土生万物""土养万物""万物出于土而归于土"。《黄帝内经》在论述土时也有"土主中央""土主季末""土主长夏""土为运气之首"等观点。中医学者将脾胃配属于土，蕴含着深层的隐喻认知基础与逻辑依据，故可以以自然之土为始源域，以人体之土——脾胃系统为目标域，运用类比推理的方法，构建一个以土为始源域的中医概念隐喻认知系统。

（一）从自然之土到人体之脾胃

土壤是人类赖以生存的物质基础，人类的衣食住行都离不开土壤，所以对土壤的体察是不可或缺的，亦是全面、细致、深刻的。5000 年前，我国劳动人民便开始在农业生产实践中识土、用土，并逐渐积累土壤知识，形成了由自然之土到人体之脾胃的隐喻认知。

1. 土生万物——脾胃化生气血

在古人的认知中，土壤能生产出东西。《说文解字》曰："土，地之吐生万物者也。二象地之下，地之中；丨，物出形也。凡地之属皆从土。"《周礼注疏》中的"以万物自生焉则言土，土犹吐也"，说明那时的劳动人民认为万物生长有赖于土，有土的地方就有物生长，并且从物的生长来认识土。

《素问·灵兰秘典论》中的"脾胃者，仓廪之官，五味出焉"，高度概括了脾胃贮藏水谷、化生精微的生理功能。这一认识与土能生长万物的观察非常相似。《灵枢·胀论》中的"胃者，太仓也"，将胃隐喻为存储粮食的仓库，说明古代医家认为胃有受纳水谷的功能。土地在古人心中是承载万物的基础物质，根据隐喻映射机制，古代医家将土类比于脾胃，将植物等类比于饮食水谷。又如《素问·痿论》言："脾主身之肌肉。"土地肥沃能长养万物，故脾胃健运则肌肉丰腴，四肢健壮。另外，《灵枢·营卫生会》中的"中焦亦并胃中，出上焦之后，此所受气者，泌糟粕，蒸津液，化其精微，上注于肺脉，乃化而为血，以奉生身，莫贵于此，故独得行于经隧，命曰营气"，说明古代医家认为生成血液的营气和津液皆由脾所化生而来；而《灵枢·邪客》中的"五谷入于胃也，其糟粕、津液、宗气分为三隧，故宗气积于胸中，出于喉咙，以贯心脉，而行呼吸焉。营气者，泌其津液，注之于脉，化以为血，以荣四末，内注五脏六腑……卫气者，出其悍气之慓疾，而先行于四末分肉皮肤之间而不休者也"，指出脾为生气之源，只有脾气健运，才能保证气在推动血液运行时，还能调节和控制血液，使其行于脉中。这个认识则很可能源自土输送养分以供养植物的体察。由此可知，土能承载万物并滋养生长万物的这一功能，通过类比推理，被古代医家隐喻地用来解释脾胃能受纳水谷，化生气血以出五味而滋养周身的功能。

2. 土化万物——脾胃化水谷

《说文解字》曰："壤，柔土也，无块曰壤。""壤"是松软的土。《周礼注疏·卷十》中的"壤亦土也，变言耳……以人所耕而树艺焉则言壤"，说明土能通过人的精耕细作熟化而成"壤"，即《吕氏春秋·任地》中"地可使肥，又可使棘"之意。《诗经·周颂·良耜》中的"荼蓼朽止，黍稷茂止"指出"地可使肥"的方法，即将杂草埋进土里，使其腐烂熟化成为肥料。又如《齐民要术·种榆白杨第四十六》中的"榆生、共草俱长，未须料理。明年正月，附地艾杀，放火烧之"及《齐民要术·杂说》中的"凡田地中有良有薄者，即须加粪粪之"，均揭示焚烧植被和填埋粪便也可使地肥。

可以看出，古人很早便意识到土壤肥力形成的根本动力源于土壤自身就有的化物能力。古人发现土壤不是静态的，而是自然界能量和物质交换变化的场所。土壤不断进行新陈代谢，生长其上的植物与及其内部自身的生理机能，诸如有机质的形成和分解，相反相成。植物通过土壤获取养分，土壤通过植物腐熟积蓄肥力，正如《白虎通·天地》所说"地，是易也，能生长万物，怀妊交换变化也"。《古今医统大全·泻泄门·病机》中的"夫脾胃同湿土之化，主腐熟水谷"，提示古人将脾胃类比于土壤，认为脾胃共有腐熟水谷的功能，其腐熟过程很可能便是取土腐化杂草、粪便之象而成。通过隐喻的思维过程，古人逐渐形成了脾胃之于人体就如土壤之于万物的认识。土壤可以化物以成肥力，脾胃也能化水谷而生气血精微；土壤是肥力形成的物质基础，脾胃则是气血津液生成的源头。

3. 土输养分——脾运水湿散精微

《氾胜之书》有云"汤有旱灾，伊尹作区田，教民粪种，负水浇稼，区田粪气为美，非必良田也"，可知古人已认识到土壤的肥力离不开水体的滋润。《吕氏春秋·任地》一语道破土壤干旱的危害："子能藏其恶而揖之以阴乎？"对于如何保持土壤湿润，《齐民要术·种葵第十七》指出"四月以前，虽旱亦不须浇，地实保泽，雪势未尽故也"，即冬雪可增加土壤湿度。《齐民要术·耕田第一》又载："凡秋耕欲深，春夏欲浅，犁欲廉，劳欲再。犁廉拼细，牛复不疲；再劳地熟，旱亦保泽也。"现代科学的解释是保持土壤松细均匀，将土壤毛细管切断使其表面疏松，减少其蒸发量，可以缓和干旱。以上记载均可表明古人已经认识到土壤具有蓄水并将水分供给植物的能力，而土壤肥力的发挥即是通过输送水分将养分供给植物。

《素问·经脉别论》中的"饮入于胃，游溢精气，上输于脾；脾气散精，上归于肺……水精四布，五经并行"，描述了脾主升散精微，将气血津液上注于心肺之功能。而《灵枢·本神》云"脾藏营"，则说明脾能藏纳营血，血为液态物质，属阴而类水，其性趋下，必须要有脾气的升举，血液运行才能升降有序，循环不休。可以发现，脾主升这一功能的发现很可能与古人对土壤输送养分的体察关系密切。

4. 土调节水体——脾统摄血液

在唐尧时代，洪水泛滥，妨碍农业生产，至禹修改河道，平水土，方恢复生产。这说明上古时期，人们就已经开始修筑堤坝以治理水害，因此也就发现了土对地表水体的调节功能。这一功能的发现很可能是"脾统血"——统摄血液在脉道中流动的体验性依据。如《管子·水地》云："水者，地之血气，如筋脉之通流者也。"也就是说，江、河、湖、渠的堤坝调节水体的作用可通过类比、隐喻映射于脾统摄血液，使血在经脉中流行而不逸出脉外。

（二）从土壤问题到中医脾胃之病机

在正常生理情况下，脾胃纳运相宜，升降有序，润燥得当，一旦失常，则各种脾胃病证相继而至。

1. 土壤贫瘠不用——脾胃虚弱

我国是历史悠久的农业国家，古代劳动人民和农学家、思想家都十分重视肥料的作用。古代文献中称肥料为粪，甲骨文中的粪字是 𦥑，呈双手壅土状，可以看出古人视粪（肥料）为土地增产的重要条件。《论衡·率性》主张："深耕，细锄，厚加粪壤。"《齐民要术》序中引仲长统语曰"观草木，而肥硗之势可知"，指出了观察草木的生长情况即可知土地之肥瘠。从以上文献可知古人对土壤肥力十分重视，土壤肥沃有利于作物的生长发育，土壤贫瘠不用则稻、黍、麦等农作物生长不利，颗粒稀疏，枝叶萎蔫。

《素问·太阴阳明论》中的"四肢不得禀水谷气，气日以衰，脉道不利，筋骨肌肉皆无气以生，故不用焉"以及《素问·玉机真脏论》中的"其不及，则令人九窍不通"，均指出脾病则四肢不用，九窍不通。土输送养分，精微得运，植物苗壮生长，映射至人体则表现为营卫气血津液敷布以温煦滋养四肢肌肉；土壤贫瘠，植物萎蔫不长，映射至人体则表现为脾虚升清无力，水谷精微不能上及头面，致使诸窍失养，头目昏沉。正如《素问·平人气象论》所云："人以水谷为本，故人绝水谷则死。"综上，人体离不开脾胃化生之水谷精微的滋养的认识很可能导源于对植物缺乏土壤养分而枯萎的观察。

2. 土壤壅滞——胃强脾弱

《九章算术·商功》将土分为壤土和坚土。坚土，即夯实了的土，养分不平衡，作物生长会受影响，需要深耕使其疏松以便农耕之用，如《吕氏春秋·士容论》谓"凡耕之大方，力者欲柔"。

《素问·太阴阳明论》言："太阴阳明为表里，脾胃脉也，生病而异者何也……故阳道实，阴道虚。故犯贼风虚邪者，阳受之；食饮不节，起居不时者，阴受之。阳受之则入六腑，阴受之则入五脏。入六腑则身热不时卧，上为喘呼；入五脏则膜满闭塞，下为飧泄，久为肠澼。"其中"阳"指阳明胃腑，

"阴"指太阴脾脏,"阳道实,阴道虚"即指胃病多实、脾病多虚的病机。土壤承载受纳万物的能力与胃腑受纳水谷的功能颇为相似,故有胃主降浊,推陈致新,胃病则腑气不通、浊气不降、糟粕不行,导致如"腹胀、经溲不利"等病证。又阳明之病多从燥化、热化,这可能导源于古人对土地耕作不利则易板结坚硬的体察。土壤化物以输送养分至作物的能力与脾运化水谷、升散精微的功能颇为相似,故有脾病则输送功能减弱,四肢不用。后世将脾胃病证总结为"实则阳明,虚则太阴"。

3. 土受水害——湿困脾胃

在农业生产中,保持土壤的水分适量至关重要,即不过湿也不过干,才能保证作物正常生长发育。《齐民要术·耕田第一》记载了古人对土壤宁燥不湿的主张,"凡耕高下田,不问春秋,必须燥湿得所为佳,若水旱不调,宁燥不湿",意思是燥耕时土虽然是干块,但遇雨就会散开,湿耕则土壤一经日晒就结为硬块,破坏土壤结构。这一特点引申至对脾胃的认识,即"脾喜燥而恶湿",湿盛则影响脾的运化功能,造成"湿困脾",就如水淹土而困土一般。脾气具有散精、调节水液代谢的功能。若湿邪困脾,使脾运化无权,升清无力,无法输送津液精微到脏腑经脉,从而水气结聚为病,故有《素问·至真要大论》所云的"诸湿肿满,皆属于脾",《素问·阴阳应象大论》所言的"湿胜则濡泻"等病理认识。可以看出,水湿困脾、脾失健运致肿满、腹泻等证的认识来源于土壤受水害、失于输运致水淹作物的生活现象。

(三)土壤治理到脾胃病之治则

《吕氏春秋·任地》中对土壤的利用管理提出了5条原则:①力者欲柔,柔者欲力:指土壤过于黏重时应使其疏松,而过沙的土壤应增加其黏着性。②息者欲劳,劳者欲息:指土壤要养用结合。③棘者欲肥,肥者欲棘:指瘦田应多施肥,肥田则应少施或不施肥。④急者欲缓,缓者欲急:指对土壤热量的调节必须根据不同土的特性来采取不同的耕作措施。⑤湿者欲燥,燥者欲湿:指潮湿渍水的土壤应当促进排水,而干旱的土壤应当加强灌水。从土地治理中,我们能得出中医治疗脾病的重要治则,可大致归纳为如下几种:补虚、升阳、和降、化湿、节食。

1. 土壤施肥灌水——补养脾胃气阴

《吕氏春秋·任地》提出"地可使肥""棘者欲肥",认为贫瘠的土壤不能长好庄稼,必须通过人为的培肥措施来提高土壤肥力,促进作物生长。《吕氏春秋·士容论》又提出"燥者欲湿",认为土壤水分条件差,作物易受旱灾而不生长，必须通过灌水和保水以保持土壤的湿润度。由此可知，我国古代劳动人民通过施肥、灌水以确保土地的生产力。

对于人体，中医认为脾胃乃"生化之源""后天之本"。《素问·玉机真脏论》云"五脏者，皆禀气于胃"，《素问·痿论》言"脾主为胃行其津液也"，均提示如果胃气虚弱，则脾无所禀受，运化不利，五脏四肢百骸不得濡养。另外，《血证论·脏腑病机论》中的"脾称湿土，土湿则滋生万物，脾润则长养脏腑""脾阴不足水谷乃不化也""阴虚又不能滋生血脉"，说明古代医家认为补养脾胃之气阴可使脾胃运化、受纳水谷，纳化相宜则生精微以濡养周身。古代医家正是将土地贫瘠当施肥、灌水以保作物生长，映射至脾胃不足则应益气养阴以化生精微，滋养周身。由此可见，补养脾胃气阴这一治则的隐喻性依据可能是对土壤施肥、灌水的改土、治土方法。

2. 天阳升腾土气——升发脾阳

《吕氏春秋·孟春纪》中的"是月也，天气下降，地气上腾，天地合同，草木繁动"，揭示了气的运动与作物的生长有着密切关系。早在周代，古人就提出了土气的概念，以土气震发提示农耕开始，如《国语·周语上》言"土气震发，农正呈祥"。《氾胜之书·耕田》中的"夏至，天气始暑，阳气始盛，土复解，夏至后九十日，昼夜分，天土气和，以此时耕田，一而当五，名曰膏泽"，说明了阳气始盛是耕作土地的关键时机，只有阳气盛、土气上腾才能供给植物养分以助其生长。

《临证指南医案》中的"太阴湿土得阳始运安""脾宜升则健"，《素问·太阴阳明论》中的"四肢皆禀气于胃，而不得至经，必因于脾，乃得禀也"，均指出脾阳升发才能运化水谷精微，濡养四肢经脉，反之则"四肢不得禀水谷气，气日以衰，脉道不利，筋骨肌肉皆无气以生，故不用焉"。李东垣在《脾胃论》中也强调要升发脾阳，以补充元气而生阴血，倡导温补脾胃、升举清阳的治则。古人对土气得天阳相济升腾以滋作物的认识，在隐喻思维的作用下被中医学家用于解释升散脾阳可输布水谷精微的治脾之法。

3. 疏松土壤——和降胃气

《素问·六微旨大论》云："非出入则无以生长壮老已；非升降则无以生长化收藏。是以升降出入，无器不有。"降是下行、通降之意。古人认为万物均有升降出入之运动，土也不例外，土气既然能上腾与天气合而同滋万物，就必有下降之功用。《齐民要术·耕田第一》曰："草秽烂，皆成良田。"《齐民要术·杂说》载："凡田地中有良有薄者，即须加粪粪之。"杂草、粪便等不能直接被植物利用，必须将它们埋进土里、翻入地下才能使其腐化为肥料从而被植物吸收，这可以看作是一个通过翻挖疏通土壤使物质沉降下行再转化的过程。土的受纳功能减弱或消失，则不利于物质沉降，导致肥力降低，进而影响作物生长，甚至土气郁滞不疏发为沼气。因此，要对土地进行精耕细锄以疏松土壤，提高土壤受纳并使万物沉降的能力。

《灵枢·营卫生会》曰："中焦如沤。""沤"在现代汉语词典中被解释为水泡。"如沤"形容食物进入胃后转化为食糜的状态，后世医家由此总结出胃具有受纳腐熟水谷的功能。再者，《灵枢·五味》中的"水谷皆入于胃……谷气津液已行，营卫大通，乃化糟粕，以次传下"，说明胃气下降能够排泄体内饮食糟粕等代谢产物，故而后世总结胃的另一个生理功能是"胃主降浊"。胃之降浊是腐熟受纳的具体体现之一。胃降不畅则胃腑不能正常受纳降浊，易成积滞，会使浊汁不能及时下传肠腑而变生他病，临床多见脘腹胀闷、食纳不佳、呕恶嗳气等。正如《临证指南医案》言："纳食主胃，运化主脾。脾宜升则健，胃宜降则和。"和降胃气这一治则的发现很可能导源于精耕细锄的治土方法可以更好地使土受纳万物，进而使万物沉降并腐化为肥力以滋养植物的现象。

4. 排除田间积水——渗利脾胃之湿

《吕氏春秋·任地》中"子能以窒为突乎"，提出了避免水害的问题，并倡导"湿者欲燥"的土壤利用和改良措施。由此看出，古人注重保持土壤的水分适量，既不过湿也不过干，作物根系得以深入土中，免受水害。《素问·脏气法时论》云"脾苦湿"，《素问·阴阳应象大论》曰"湿胜则濡泻"，说明脾喜燥而恶湿，水湿停留不化，则易影响脾的运化功能而导致泄泻。"湿困脾"就如土壤为积水所困一样。可见，化脾胃之湿的治则可形象地类比于排出土壤之积水的治土方法。

5. 休耕及去除土壤杂草——"损谷则愈"

《吕氏春秋·任地》针对土壤的治理提出"劳者欲息"，意思是土壤经过频频耕种、不断生长作物后，必须采取恢复肥力的措施，才能使土壤保持良好的生产能力。文中还提出两年一耕、三年一耕的用地养地方法。书中提出的"子能使藋荑毋淫乎"则说明古人认识到土壤杂草丛生会影响土壤肥力，危害庄稼，所以除去杂草以维持土壤肥力是用地和养地的一项必要措施。由此可见，古人知道杂草的过度生长和土地的频繁耕种，会使土壤腐熟化物的能力变弱，肥力也会逐渐减低，最终影响作物生长。

《金匮要略》首篇即提出"食伤脾胃"的告诫，与《黄帝内经》"饮食有节""饮食自倍，肠胃乃伤"的观点一脉相承，强调饮食水谷虽能化生为气血，但过量也易伤脾胃。《金匮要略·中风历节病脉证并治》曰："味酸则伤筋，筋伤则缓，名曰泄。咸则伤骨，骨伤则痿，名曰枯……便为历节也。"《金匮要略·血痹虚劳病脉证并治》曰："五劳虚极羸瘦，腹满不能饮食，食伤……内有干血，肌肤甲错。"《金匮要略·痰饮咳嗽病脉证并治》曰："夫病人饮水多，必暴喘满。凡食少饮多，水停心下，甚者则悸，微者短气。"以上论述均提示饮食不节可直接损伤脾胃导致疾病的发生，并提出人体养慎之法，饮食需"节其冷热苦酸辛甘"，为"不遗形体有衰"的重要措施之一。《伤寒论·辨阴阳易差后劳复病脉证论治》亦提出："以病新差，人强与谷，脾胃气尚弱，不能消谷，故令微烦，损谷则愈。"这提示当脾胃之气尚虚时，若不慎饮食或勉强进谷食则导致食物难以消化而积滞胃肠，有时治疗这类病证无须药物，只要节制饮食即可自愈。由此可知，中医在治疗脾胃时所用的"损谷则愈"法类似于在恢复土壤肥力时所用的休耕法和除草法。

四、以金为始源域的中医认知系统

金（金属）是古人日常生活中广泛使用的主要物质之一，从农业生产（如农具）到护卫国家（如兵器）都需要金属。《考工记》中的"粤之无镈也，非无镈也，夫人而能为镈也"，指出粤地之所以没有制镈的工匠，并不是说那里没有会制镈的人，而是人人都能够制镈。古人对"金"字的认识，不是源于某一种金属，而是当时广泛使用的各种金属，如铜、铁、银、金、锡等。古人使用金属的经验丰富，中医学者则将肺脏配属于金，构建了一个以金为始源域的概念隐喻认知系统。

（一）从金属的性质与用途到肺的生理功能

中医先哲以自然之金为始源域，把对金属的认识隐喻映射至中医肺脏，借由概念较为清晰的金来认知概念相对模糊的人体之肺。

1. 金能变更（改原更新）——肺能进行气体交换（吐故纳新）

《管子·轻重乙》云："衡谓寡人曰一农之事，必有一耜、一铫、一镰、一耨、一椎、一铚，然后成为农；一车必有一斤、一锯、一釭、一钻、一凿、一𬭼、一轲，然后成为车；一女必有一刀、一锥、一箴、一铢，然后成为女。"古人通过各种方式，把金属制成日常生活中需要用到的东西，如农具、猎具、车具、刑具、乐器、兵器等，故而《素问·天元纪大论》云"然天地者，万物之上下也……金木者，生成之终始"。就人体而言，生存成长、保持健康所需的精微物质皆仰赖肺脏的运作。如《素问·六节藏象论》中的"天食人以五气，地食人以五味。五气入鼻，藏于心肺，上使五色修明，音声能彰"，揭示了天供给人五气，经鼻腔而贮藏于心肺，在心肺的作用下，使面色明润、声音洪亮。又如《灵枢·营卫生会》云："人受气于谷，谷入于胃，以传与肺，五脏六腑，皆以受气，其清者为营，浊者为卫，营在脉中，卫在脉外，营周不休……中焦亦并胃中，出上焦之后，此所受气者，泌糟粕，蒸津液，化其精微，上注于肺脏，乃化而为血，以奉生身，莫贵于此，故独得行于经隧，命曰营气。"此论说明营卫的循环，除了需要脾胃化生气血精微外，还要经过肺才能分别营卫而各行其功，正如《庄子·刻意》所言"吹呴呼吸，吐故纳新"。由此可知，古人认为人体生命活动得以维持需要肺正常行使呼吸功能，吸纳自然界之清气，呼出人体内之浊气。

2. 金的延展性——肺的宣发

《说文解字·金部》展现出古人对金属的认识。如鋈，"铁之软也"，提示"鋈"是软铁，具有延展性。延指物体在外力作用下能延伸成长条而不断裂的性质，展指经外力锤击或滚轧作用能被碾成薄片而不破裂的性质。古人已发现金属的延展性，在敲打、铸造过程中金属可呈现出外展、变薄的现象。映射至人体，演变为由于肺的宣发，气才能发挥温煦皮肤、充实形体、滋润毛发的作用。《灵枢·决气》曰："上焦开发，宣五谷味，熏肤、充身、泽毛，若雾露之溉，是谓气。"《灵枢·营气》亦言："营气之道，内谷为宝。谷入于胃，气传之肺，流溢于中，布散于外……终而复始，是谓天地之纪。"以上论述均表明因为肺的宣发与布散作用，水谷精微才能实现由胃到全身的输布。

《吕氏春秋·别类》云："金柔锡柔，合两柔则为刚，燔之则为淖。"这里的"金"指铜，意为铜和锡都存在"柔"性，即延展性，但两者熔合后变硬，用火焚烧又变成液态，可用来制造各种用品。这犹如肺吸入之清气和脾运化之水谷精气结合而成宗气，其走息道而司呼吸，贯心脉而行气血，人的呼吸、声音、语言之强弱及气血的运行都与宗气的盛衰有关。正如《灵枢·邪客》云："故宗气积于胸中，出于喉咙，以贯心脉，而行呼吸焉。"由于肺的宣发是古人肉眼看不见的生理机制，其很可能是古人体察金属的延展性和合金被制备为成品的过程而形成的类比式隐喻。

3. 金的熔化（熔注）——肺的肃降（下注）

熔化是通过加热，使物质从固态变成液态的一种变化，即"燔之则为淖"（《吕氏春秋·似顺论》）。在从矿石中提取金属、重制金属制品的过程中，人们

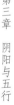

都需要熔化金属。古人铸造器具时，主要利用了金属可熔化的性质。古人常常用"精"字来描述纯度高的液态物质，如《后汉书·张衡传》所云"精铜铸成"。古人铸铁的模型为"镶"，《说文解字》释"作型，中肠也"，《正字通》对"镶"有更形象的描述"凡作型，先以绳为坏胎，型固，则从窍留绳绪端，绳穷则型存，有类于肠也"。《说文系传》清楚地描述了将熔化之铜液注入以土所作之模型的过程："铸铜镶属内空者，于其中更作土模，所以后却流铜也。又若果实之穰。"通过把熔化的金属液倒入模型的过程，古人认识到铸金的过程是趋下、向内的。《灵枢·阴阳清浊》云："肺之浊气，下注于经，内积于海。"古代医家提出肺里的浊气凭借肺的肃降之功，向下输注到经脉之中，并积聚在胸中而成为气海。这一过程同样是趋下、向内的。又有《素问·经脉别论》云："饮入于胃，游溢精气，上输于脾；脾气散精，上归于肺；通调水道，下输膀胱。"饮食经胃的腐熟后布散精气至脾，脾运化转输精微物质上至肺，水精之浊气通过肺的肃降之功，下输并集聚在膀胱，这一生理过程是通过肺的肃降来实现的。中医学认为人体中不管什么物质下输，都需要借助肺的肃降之功，这一观点或源自铸造金属制品均需将熔化的金属液下注入模型的现象。

4. 金的通水沟洫之用——肺的通调水道

《盐铁论·复古》言："铁器者，农夫之死生也。"《盐铁论·水旱》云："铁器，民之大用也。器用便利，则用力少而得作多，农夫乐事勤工。用不具则田畴荒、谷不殖，用力鲜，功自半。"这说明古人已认识到使用金属农具的便利。此外，农耕栽作中，善治水土也十分重要，如《论语·泰伯》描绘大禹治水土"尽力乎沟洫"，指出禹常挖制沟洫治水。《周礼·冬官考工记·匠人》云："匠人为沟洫。耜广五寸，二耜为耦。一耦之伐，广尺、深尺，谓之𤰜……成间广八尺，深八尺，谓之洫。"《周礼注疏·四十二卷》曰："古者人耕，皆甽上种谷。甽、遂、沟、洫之间通水，故知通利田间水道。"反观人体之水液代谢，肺为水之上源，水道之通调主要由肺司职，即通过肺气之宣发与肃降，疏通和调节体内水液的输布、运行和排泄。这显然是古代中医学家将古人用金属农具以通利沟洫的农业活动隐喻映射至肺宣肃而通调水道的生理功能。

（二）从金之冶炼铸造不当到肺的病理表现

古人使用的金属兵器、农具、刑具、乐器、日用器具等都要经过锻铸与精炼才能得到合格的成品。《荀子·强国》中的"刑范正，金锡美，工冶巧，火齐得，剖刑而莫邪已"，指出模型制作规范、铜锡配比适当、工匠心灵手巧、浇铸火候掌握得当是制出优质铸件的四个要素，强调了材料与火候的重要性，一旦出现差错，则会制成劣品，可知肺的生理功能一旦失常，则会出现各种病理现象。

1. 金属材料不当——肺脾不足

最早广泛应用的金属是铜，随着其他金属的发现，古人逐渐学会使用不同特性的金属制出不同的工具。如《国语·齐语》载："美金以铸剑戟，试诸狗马；恶金以铸锄夷斤斸，试诸壤土。"这里的美金指青铜，恶金指铁，大意是用青铜制兵器，用铁做农具。当时冶铁的技术还未纯熟，青铜的刚度比铁好，而战争关乎国家存亡，所以要用较好的金属材料来制作兵器。应用类比推理思维，从石（土）而来的金属材质或合金配比不佳，所制金属用具的品质较差，如同饮食不洁或不节会引起消化不良，进而影响水谷精微上输于肺。如《灵枢·小针解》言："浊气在中者，言水谷皆入于胃，其精气上注于肺，浊溜于肠胃，言寒温不适，饮食不节，而病生于肠胃，故命曰浊气在中也"。《灵枢·营卫生会》亦载："老者之气血衰，其肌肉枯，气道涩，五脏之气相搏，其营气衰少而卫气内伐，故昼不精，夜不暝。"这说明老者气血衰弱，肌肉、气道枯涩，五脏不能调和，营卫衰败，导致白天困倦、夜间失眠，其理可与金属原料粗劣或合金配比不宜，无法制出良品的道理相类比。

2. 金属器具制备不良——肺宣发不利

《诗经·周颂·良耜》言"畟畟良耜"，形容金属所制耜刃锐利，说明农具锋利有利于农业生产。《管子·七法》亦道"论百工之锐器，春秋角试，以炼精锐为右"，指出古人制造锐利的金属器具，以便于农事或战争。若将身体调理与之类比，可以说养生如同农事或战争前先备好的锐利工具。《素问·四气调神大论》便做了类似的譬喻："是故圣人不治已病治未病，不治已乱治未乱，此之谓也。夫病已成而后药之，乱已成而后治之，譬犹渴而穿井，斗而铸锥，不亦晚乎！"人体的卫气护卫肌表、调控腠理、温养肌肤、开阖汗孔，相当于人体的军队、兵器。外邪来犯，卫气则与之相搏，故《素问·疟论》言"疟气随经络沉以内薄，故卫气应乃作"。中医学对于外邪在表的治疗策略是发汗祛之，《素问·阴阳应象大论》云"其有邪者，渍形以为汗；其在皮者，汗而发之"。虽说邪随汗出是由卫气调控腠理、开阖汗孔实现，但亦需通过肺宣发输布卫气于肌表。因此，是否备好锋利的金属器具关系到农业生产的顺利与否及战争的胜败，类比映射至人体，当肺的宣发之功被阻遏时，人体固护肌表、代谢水液的功能将会失常。

3. 炉况失控——肺之肃降功能失控

《周礼·冬官考工记》云："凡铸金之状，金与锡，黑浊之气竭，黄白次之；黄白之气竭，青白次之；青白之气竭，青气次之，然后可铸也。"古人描述了金属（铜、锡）的熔化铸造过程中周围气体的颜色变化。炼化金属最重要的是对炉况的控制。如《汉书·五行志上》言"沛郡铁官铸铁，铁不下，隆隆如雷声，又如鼓音，工十三人惊走。音止，还视地，地陷数尺，炉分为十一，炉中消铁，散如流星，皆上去"，指出炉况若失控，则金属无法充分熔化，渣铁分离欠佳，甚至"铁不下"而发生爆炸。

《素问·刺热》云："热争则喘咳，痛走胸膺背，不得大息，头痛不堪，汗出而寒。""热争则喘咳"是肺清肃下降功能失常的主要病理表现，呼吸运动受限而出现"不得大息"的症状。《素问·玉机真脏论》中的"（秋脉）太过则令人逆气而背痛，愠愠然；其不及则令人喘，呼吸少气而咳，上气见血，下闻病音"，指出秋脉太过或不及都意味着肺的肃降失常，可导致逆气、喘气、咳嗽等症状，甚至会出现咯血等肺部血脉受损的表现。由此可知，古人认为人出现咳嗽、喘逆、咯血等病理表现是由人体之肺的肃降功能失常所引起，这可能是受到冶炼金属时炉况失控现象的启发。

4. 火气不齐、金不审平——燥寒伤肺

金属加工强调火候调控的重要性，《荀子·强国》谓"工冶巧，火齐得"。《论衡·物势》中的"今夫陶冶者初埏埴作器……燃炭生火，必调和炉灶，故为之也"，指出制陶和冶炼时，一定要掌握好火候，提示金属制作过程是否"炉火纯青"能够决定精炼、冶炼的成败。人体也需要火气温煦周身，推动气血运行，但体内火气偏大，反会出现火过克金的"折收"（《素问·五常政大论》）现象，如《素问·举痛论》中描述热气于肺则气消"悲则心系急，肺布叶举，而上焦不通，荣卫不散，热气在中，故气消矣"，亦如《素问·至真要大论》言"热气大来，火之胜也，金燥受邪，肺病生焉"。火气过大，类似于冶炼金属时的温度过高，无疑会影响金属的品质，映射至人体便表现为火气大则伤肺。《素问·至真要大论》举出了一些火热伤肺的具体症状："火淫所胜，则温气流行，金政不平。民病头痛，发热恶寒而疟，热上皮肤痛，色变黄赤，传而为水，身面胕肿，腹满仰息，泄注赤白，疮疡，咳唾血，烦心胸中热，甚则鼽衄，病本于肺。"反之，冶炼过程中若温度突然降低，金属则无法熔化或熔化不全，未浇铸前或浇铸一半就变硬而无法制为成品。因此，若肺不得阳气温煦或寒邪袭肺，皆会引发肺系疾病。《金匮要略·肺痿肺痈咳嗽上气病脉证

治》云："肺痿吐涎沫而不咳者，其人不渴，必遗尿，小便数。所以然者，以上虚不能制下故也。此为肺中冷，必眩，多涎唾。"《灵枢·邪气脏腑病形》亦曰："形寒寒饮则伤肺，以其两寒相感，中外皆伤，故气逆而上行。"由此可知，古人对肺金得以正常运作的认识应该是从冶炼金属过程中调控火候得到的启发。

（三）从金的锻造到肺的调理方法

1. 泥型铸造——补脾养肺（培土生金）

从金之古字 金 形状来看，土字下半左右两笔，像金属块状物在土中的样子，意谓金是覆盖在土下的矿物，体现出古人对金来源于土，即土生金的认识。再者，《礼记·礼运》中的"范金合土，以为台榭宫室户牖"，提示古人认识到铸金与合土之间有着紧密的关系。铸造金属，最关键的是要有足够高的温度和持续供应足够浓度的还原性气体，而这些需求只有在泥型制陶中才能实现。商朝时的泥型是将天然泥沙用水调和后铸型，待泥沙硬化后即可浇注金属液，如《天工开物·冶铸》云"夫金之生也，以土为母，及其成形而效用于世也，母模子肖，亦犹是焉"。如发现有浇注未到或存在气孔、砂眼等缺陷，可在熔液尚未冷却时将泥型打碎取出铸件，赶快浇注金属液进行填补，此即《天工开物·冶铸》所云"此时釜身尚通红未黑，有不到处即浇少许于上补完，打湿草片按平，若无痕迹"。

古人在金属工具的制作过程中依靠泥沙进行的这种补修法，与中医藏象理论中肺与脾生理功能的密切关系相似。不论是水谷精微的生成和布散，还是卫气、营气、宗气等的生成和运行，都需要肺脾二脏的协调合作。此外，脾与肺有相生关系，如《脾胃论·脾胃盛衰论》谓"肺金受邪，由脾胃虚弱，不能生肺，乃所生受病也"。中医在肺的治疗上有时可从二者的关系入手，如《理虚元鉴·心肾不交与劳嗽总论》所言"培土调中，以奠生金之母"，即是"培土生金"的原理。那么，也可以看出，人们对土和金二者关系的认知，可能源于金属铸造过程中的经验体会。

2. 淬火炼金——清凉肃肺

淬火，是将金属工具加热到某一适当温度并保持一段时间，随即浸入低温的介质（如盐水、水、矿物油、空气等）中快速冷却的处理技术。《天工开物·锤锻》载："凡熟铁、钢铁已经炉锤，水火未济，其质未坚。乘其出火时，入清水淬之，名曰健钢、健铁。"古人通过实践认识到金属在固体状态下经加热–保温–冷却的过程，可有效改变金属制品的机械性能和物理性能。从现代科学角度来说，高热后的迅速冷却可以提高金属元素之间的紧密度。古人在淬火处理的过程中，认识到温度的急变会使金属器具的韧性和锋利增加。因此，古代医家在面对发热、烦躁、咳嗽、咽痛等肺热病症时，便类比运用清热肃肺之剂祛除热邪以调整气机，从而恢复人体正常的生理活动，也就是《医门法律·肺痈肺痿门》所谓"肺气清肃，则周身之气莫不服从而顺利"。

3. 锻件回火——温肺宣发

回火是指将经过淬火后的钢材重新加热到低于临界的温度，保温一段时间后冷却以增加材料韧性的一种处理方法。金属器具通过回火，可以变得强韧又具弹性，如《墨子·节用中》言"为刺则入，击则断，旁击而不折"，《梦溪笔谈·异事异疾附》述"关中种谔亦畜一剑，可以屈置盒中，纵之复直"。古人通过回火提高金属强度，锤锻金属使其延展的方法，映射至中医学中，形成以辛温药及汗法医治风寒表证的治法，使肺之功用恢复正常，即《素问·脏气法时论》所谓"辛以润之，开腠理，致津液，通气也"。《伤寒论》中的桂枝汤类方、麻黄汤类方，同样是以辛温汗法散风寒、降体热以恢复肺的宣发之功，进而达到祛邪外泄、调和营卫的目的。

4. 镀金护器——滋阴敛肺

《诗经·秦风·小戎》曰："小戎俴收，五楘梁辀。游环胁驱，阴靷鋈续。""鋈"为白色金属，应指锡。此处之"鋈"应是镀锡。法国考古学家卫松在化验周代青铜戈等兵器时说："中国古代，已有外镀，殊可钦异。且其外镀，不仅为美观避锈起见，又有保护兵器本身之功能。"由此可知，古人很早就掌握了美化和保护金属器具的镀锡技术。另外，古人镀金时常用"汞齐（剂）"作配料。方法是把金制成箔后剪碎，在坩埚中加热到400℃左右，再把汞倒入金液中，形成糊膏状金汞剂，再将铜银器胚胎用砂磨光后酸洗，然后涂上金汞，涂好后放到炭火上烘烤"开金"——使汞蒸发，金则附着在器物上。对照《温病条辨·上焦·暑温》所言"手太阴暑温，但咳无痰，咳声清高者，清络饮加甘草、桔梗、甜杏仁、麦冬、知母主之"，可知用甘寒合辛凉之剂滋阴救燥以防治或治疗暑热伤肺、肺阴耗伤的方法类似于给金属器物镀锡、镀金以增加美观性及预防锈蚀。

五、以水为始源域的中医认知系统

水是生命之源，植物需要雨露的滋润，人与动物均需要饮水解渴；植物折断处有浆液溢出，人与动物的伤口有体液渗出或血液流出。这些是日常生活中极易见及的景象，所以古人易形成如下的认识：水无处不在，万物之中皆有水，水滋养万物使万物充满生机。《灵枢·平人绝谷》云："故平人不食饮七日而死者，水谷精气津液皆尽故也。"水作为构成世界和维持生命活动的基本物质之一，在东西文明中皆扮演了重要角色，西方的四元素说、佛教的四大说、中国的五行说无一没有"水"。古人"近取诸身，远取诸物"以认识万物，从中医经典著作中可梳理出一个以水为始源域的中医概念隐喻认知系统。

（一）从自然之水的属性到人体之水的性质

人们在实践中逐渐积累的水知识，奠定了中医学家由自然之水到人体之水的隐喻认知基础。

1. 自然与人体之水的流动性

水是液体，具有流动性，重力作用使水的流动呈现出趋下的现象。《素问·逆调论》曰："夫水者循津液而流也。肾者水脏，主津液。"水在大地上呈现江、河、湖、海，那人体内的水应该是什么状态？《灵枢·经水》曾有如下之类比："经脉十二者，外合于十二经水，而内属于五脏六腑。夫十二经水者，其有大小、深浅、广狭、远近各不同，五脏六腑之高下、大小、受谷之多少亦不等，相应奈何？夫经水者……足太阳外合于清水，内属膀胱，而通水道焉。足少阳外合于渭水，内属于胆。足阳明外合于海水，内属于胃。足太阴外合于湖水，内属于脾。足少阴外合于汝水，内属于肾……凡此五脏六腑十二经水者，外有源泉，而内有所禀，此皆内外相贯，如环无端，人经亦然。"古代医家正是通过对自然界水的状态来认识人体之水的状态，它源于这样一个隐喻——"经脉是河流"，意谓河流中的水呈现出何种状态，经脉中的水亦呈现出何种状态。该篇中"此人之所以参天地而应阴阳也，不可不察"一语道出了形成该认识的原因所在。那么由外进入人体的水如何在人体内循行流动？它是否应受到某种束缚？《灵枢·五癃津液别》言："水谷皆入于口，其味有五，各注其海，津液各走其道。故上焦出气，以温肌肉，充皮肤，为津；其流而不行者，为液。天暑衣厚则腠理开，故汗出；寒留于分肉之间，聚沫则为痛。天寒则腠理闭，气涩不行，水下留于膀胱，则为溺与气。"《吕氏春秋·尽数》尝言："流水不腐，户枢不蠹，动也。""流水不腐，户枢不蠹"，体现出人们认为水应该流动，自然之水若失其流动性，易腐坏变质。人体之水同样可因失于输布而停滞为患，故《素问·水热穴》言："肾者胃之关也，关门不利，故聚水而从其类也。上下溢于皮肤，故为胕肿。胕肿者，聚水而生病也。"

2. 自然与人体之水的润湿性

水是液体，具有润湿性。人们可见干燥的土地因雨雪覆其上而变得湿润。自然界的水能够湿润万物，古代医家由此认为人体之水同样能够润泽脏腑经络与肢体关节。《灵枢·决气》言："谷入气满，淖泽注于骨，骨属屈伸，泄泽，补益脑髓，皮肤润泽，是谓液。"此论简要概括了"液"的功能。花草树木会因干旱而枯萎，干旱导致气候炎热，气候炎热复加重干旱；人体之内则可因津液亏虚而生热，热邪复损伤阴液，脏腑失养更甚，因之痿废不用。《金匮要略·肺痿肺痈咳嗽上气病脉证治》云："热在上焦者，因咳为肺痿。肺痿之病何从得之？师曰：或从汗出，或从呕吐，或从消渴，小便利数，或从便难，又被快药下利，重亡津液，故得之。"很显然，中医对肺痿成因的认识导源于对自然界草木枯萎的观察。《伤寒论》第 181 条言："问曰：何缘得阳明病？答曰：太阳病，若发汗，若下，若利小便，此亡津液，胃中干燥，因转属阳明。不更衣，内实，大便难者，此名阳明也。"我们可以清晰地看出古代医家认为"津液亡失，肠道失润"是阳明病的成因，这无疑是基于水具有润湿性的解释。再者，《伤寒论》第 203 条言："阳明病，本自汗出，医更重发汗，病已差，尚微烦不了了者，此大便必硬故也。以亡津液，胃中干燥，故令大便硬。当问其小便日几行。若本小便日三四行，今日再行，故知大便不久出。今为小便数少，以津液当还入胃中，故知不久必大便也。"这说明当津液还入胃肠中会使失润的肠道重获滋润，大便因润而得下。

3. 自然与人体之水的溶解性

现代化学的研究成果已告诉我们：水是一种溶剂。溶剂是一种可以溶化固体、液体或气体溶质的液体，继而成为溶液。一种物质（溶质）分散于另一种物质（溶剂）中成为溶液的过程称为溶解。水是日常生活中最普遍的溶剂，如食盐或蔗糖溶解于水而成水溶液。自然界之水是一种混合物，而非纯水。我们以土壤中滋养植物的水为例进行说明。当水进入土壤后，即和土壤的某些组成物质发生作用，一些可溶性物质和空气都将溶解在水里，形成土壤溶液。土壤溶液包括水分，溶解在水中的盐类、有机化合物、无机化合物以及最细小的胶体物质。作物生长发育过程中所需要的营养物质，几乎都是从土壤溶液中获得的。土壤中的水和无机盐通过植物根尖的根毛运输到根内的导管，然后通过茎、叶、花的导管，最后到达组织。

由水的溶解性，古人引发出"水性荡涤"的认识，也就是说水有洗涤污垢的功用，因污垢可溶解于水，随着水流运动被带走。《素问·汤液醪醴论》

云："开鬼门，洁净府，精以时服，五阳已布，疏涤五脏，故精自生，形自盛，骨肉相保，巨气乃平。"本条论述的是通过发汗或利小便的方法祛邪而出以治疗水肿病。文中"疏涤五脏"岂非是对"水性荡涤"认识的引申。《汤液本草·东垣用药心法》中的"汤者，荡也，去大病用之"，无疑也是源于水性荡涤的认识。此外，我们再以天水散来说明。此方剂之所以用"水"命名，吴谦《删补名医方论·卷三·天水散》引了柯韵伯之语："滑石禀土中冲和之气，行西方清肃之令，秉秋金坚重之形，寒能胜热，甘不伤脾，含天乙之精而具流走之性，异于石膏之凝滞，能上清水原，下通水道，荡涤六腑之邪热从小便而泄。"

4. 自然与人体之水可灭火

在没有灭火器材的古代，以水来灭火是再普遍不过的现象。今天，我们知道水可灭火是由水的物理和化学性质所决定。水是不可燃物质，其化学性质稳定，与火接触后转化为水蒸气，能大量吸收火中的热量，使燃烧物质的温度降到燃点以下而熄灭。古人把水能灭火这一现象引申到中医理论之中，用于说明人体的生理病理变化。如《素问·宝命全形论》曰："木得金而伐，火得水而灭，土得木而达，金得火而缺，水得土而绝，万物尽然，不可胜竭。"其中"火得水而灭"很显然是来源于古人对自然界的观察，而"万物尽然，不可胜竭"强调了不仅自然界如此，在人体也是这般。我们可以将其看作是一个映射，也可以将其看成一个类推。另外，《素问·逆调论》对四肢热这一现象原因的分析有"少水不能灭盛火"一语，这与成语"杯水车薪"的意味十分相近，是基于水能制火这一自然现象做出的解释。很显然，这仍然是由自然界向人体的映射。唐代王冰对《素问·至真要大论》中"诸寒之而热者取之阴，热之而寒者取之阳"的注语——"壮水之主以制阳光，益火之源以消阴翳"无疑也是源自对"水可灭火"这一自然现象的观察。

5. 自然与人体之水可载物

水能载物是水的用途之一。水之所以能够承载或运输物质或物体概源于水的流动性、溶解性以及浮力。水的流动性、溶解性前已言及。浮力是指浸在液体或气体里的物体受到液体或气体竖直向上托的力，产生的原因是浸在液体或气体里的物体上、下表面受到的压力存在差异。在古代医家的认知中，人体之水亦可载物。如《素问·太阴阳明论》言："今脾病不能为胃行其津液，四肢不得禀水谷气，气日以衰，脉道不利，筋骨肌肉皆无气以生，故不用焉。"从这条中，我们可以明确地看出津液中含有水谷之气，水谷之气能够在津液之中无疑是源于水的溶解性；能够由胃到达四肢无疑是源于水的流动性；若无浮力作用，水谷之精微恐将沉积于脉道。由此，人体津液能够载物运物的功能亦可略见一斑。

（二）从自然之水匮乏、阻滞、泛滥到中医之痰饮、瘀血

如果将人体内的血、津、液认为是水的家族，恐怕不会有太多人提出异议。血、津、液与水的相似性主要体现在"流动性""润湿性""趋下性"上。可以说中医学对血、津、液生理与病理的认识是以人们对水的认识为导源的，也就是说以一种基于对水的认知来隐喻地认识血、津、液，就像《管子·水地》运用了一个由人体向自然界映射的例子："水者，地之血气，如筋脉之通流者也。"其大意是说大地之水犹如人体中的血气。大地之水可能出现匮乏、阻滞、污染等问题，同样，人体的血、津、液也可能发生匮乏、阻滞、变质等现象而出现病理表现。

1. 津、液、血的病理现象——匮乏、阻滞

水进入人体后并不能直接利用，而是通过体内的运化转化为可供人体利用的津、液、血，成为维持生命活动的物质基础。《素问·经脉别论》简要概括了津液的生成、输布、排泄的代谢全过程："饮入于胃，游溢精气，上输于脾；脾气散精，上归于肺；通调水道，下输膀胱。水精四布，五经并行，合于四时五脏阴阳，揆度以为常也。"而《灵枢·决气》简要概括了津液滋养皮肤、关节的作用；《灵枢·决气》《灵枢·邪客》《灵枢·营卫生会》诸篇对血液的生成有经典的陈述；《难经·二十二难》则以"血主濡之"一语道出了血的营养滋润作用，即血受气的推动而运行全身，营养脏腑，维持各组织器官的正常功能活动，正如《素问·五脏生成》所言"肝受血而能视，足受血而能步，掌受血而能握，指受血而能摄"。缘于维持人体生命活动的物质基础——津、液与血，是已经转化了的水液，临床所呈现出的证候多以不足为主，而少见其过盛，言其病理时多以津液匮乏、血虚失养，或津液阻滞、瘀血内停等。

2. 水代谢过程中的病理产物——痰、饮、湿

痰既指排出体外的痰液，还包括瘰疬、痰核等痰凝之征象，临床上以其所表现的证候来推断。《景岳全书·杂证谟·非风》论述了痰的生成："夫痰即水也，其本在肾，其标在脾。在肾者，以水不归原，水泛为痰也；在脾者，以食饮不化，土不制水也……凡经络之痰，盖即津血之所化也。使果营卫和调，则津自津，血自血，何痰之有？惟是元阳亏损，神机耗败，则水中无气，而津凝血败，皆化为痰耳。"由此可以看出，痰源于水，"水不归原""土不制水"是

痰产生的原因。现行的观点是：痰是由肺、脾、肾各脏气化功能失常所致。肺主治节，若肺失宣肃，津液不化，则可凝聚成痰；脾主运化，脾胃受伤，运化无权，水湿内停，则可凝聚成痰；肾司开阖，肾阳不足，开阖不利，水湿上泛，亦可聚而为痰。

饮是由于脏腑功能失调而停聚或流注于体内某些部位的病理性水液，因其停聚与侵袭的部位不同，能引发不同的病证。我们可以见及自然界水的流动性，同时也可以想见自然界之水停滞的情景。在自然界，水不能流动最常见者莫过于水结成冰，而水结成冰是因为气候严寒；那么人体之水会因何凝聚，其解释只能是"阳气虚衰"，因阳气者若天与日。《金匮要略·痰饮咳嗽病脉证并治》载："问曰：四饮何以为异？师曰：其人素盛今瘦，水走肠间，沥沥有声，谓之痰饮；饮后水流在胁下，咳唾引痛，谓之悬饮；饮水流行，归于四肢，当汗出而不汗出，身体疼重，谓之溢饮；咳逆倚息，短气不得卧，其形如肿，谓之支饮。"可以看出，饮停胃肠者为痰饮，水流胁下者为悬饮，淫溢肢体者为溢饮，侵犯胸肺者为支饮。我们可以将自然界水停的现象映射到人体。饮的形成，多由脾肾阳气素虚，复加外感寒湿、饮食劳欲之伤，以致脏腑功能失调，水液在体内不得输化所致。

湿本指自然界多雨或潮湿的气候或环境状态，说到底也就是水分过大。而湿与土好像关系更密切。《说文解字》曰："覆土而有水，故湿也。"《素问·五常政大论》言："大雨时行，湿气乃用。"这些都提示自然界雨水过多则成涝灾，植物不能生长，如此的气候或环境状态也会使正气虚弱或体质湿盛的人发生疾病。如《素问·痿论》云："有渐于湿，以水为事，若有所留，居处相湿，肌肉濡渍，痹而不仁，发为肉痿。"《素问·五常政大论》也论述了外在湿邪引发的病证："感于寒湿，则民病身重胕肿，胸腹满。"又有《素问·太阴阳明论》云："伤于湿者，下先受之。"其所描述的湿邪致病特点很显然导源于"水性润下"。《素问·阴阳应象大论》中的"湿胜则濡泻"，论述的湿邪致病特点也可归结于水的润湿性。

（三）自然界之水与人体之水的映射

自然界之河流可因水之多少，出现涸流与泛滥，水可有太过与不及，平气之水名曰"静顺"，不及之水名曰"涸流"，太过之水名曰"流衍"。从有关水的成语中，我们亦可看出古人对水三种态势的描写："一江春水""碧水微澜""碧波荡漾"很显然是对平和之水的描述；而"白浪滔天""汹涌澎湃""排山倒海"则在形容水势的凶猛；以"涓涓细流""潺潺流水"来描述水，虽带有诗情画意，但水量之少之意已跃然纸上，而"牛蹄之涔"显系水量之微，"蝉喘雷干"则意指干旱了。自然界之水如此，人体之水亦当如是。若水平和之时，人体平和，过则为水肿，少则为燥病。

《素问·离合真邪论》曰："夫圣人之起度数，必应于天地，故天有宿度，地有经水，人有经脉。天地温和，则经水安静；天寒地冻，则经水凝泣；天暑地热，则经水沸溢；卒风暴起，则经水波涌而陇起。夫邪之入于脉也，寒则血凝泣，暑则气淖泽，虚邪因而入客，亦如经水之得风也。"文中一语道破邪气伤人引发气血津液的变化就像自然界之水遭受寒冻、暑热、风吹一样。人体是一个小天地，中医学的很多理论都是建筑在"人体是天地"这一概念隐喻基础之上的。"人体之水是自然之水"是在"人体是天地"这一根隐喻之下的一个隐喻，它们的真实性可以说主要在于结构的对应，其主要形式为：X 是 Y 当且仅当情景 T 中的 X 是情景 S 中 Y 的配对物。

（四）从自然之水的治理类比推理到人体之水的治则

自然界中，河流的水量太少会出现涸流，太多则会引发泛滥，都非自然平和的状态。《史记·八书·河渠书》述："西门豹引漳水溉邺，以富魏之河内……而道河北行二渠，复禹旧迹，而梁、楚之地复宁，无水灾。"自然之水太少时要引水而入，自然之水过量时则要加高堤坝、疏导或泄洪，以防涝灾。古人由自然界的经验，类推到人体之水，提出人体之水匮乏时要补液生津，避免燥害；太过时则要除湿、利水，方式可为补土制水、发汗或利小便。

1. 水乏引水——补液生津

水能滋润和濡养万物，是生命生存的重要物质。对于缺水之居处，古人会想办法引水而入。《史记·夏本纪》载及禹疏导九川，将弱水下流引入沙漠："道九川：弱水至于合黎，余波入于流沙。"面对人体之水的缺乏时，古人自然也采用"引水而入"的处理方法——补液生津。治病首先求本。《素问玄机原病式·六气为病》谓："诸涩枯涸，干劲皴揭，皆属于燥。"《苍天司命·卷二·燥证》则阐述了燥的形成原因："惟夫北方之水既亏，则南方之火自旺，火能克金，金不清肃，此一义也。又或胃气下陷，莫能输脾，脾气懦弱，莫能输肺，是母不养子，子无化生，此又一义也。"对于燥的治法，《证治准绳·杂病·诸伤门》建议："当以甘寒滋润之剂，甘能生血，寒能胜热，阴得滋而火杀，液得润而燥除，源泉下降，精血上荣。"《证治汇补·卷之一》则提醒："至于苦寒辛凉，亦逐末而忘本。世多此弊，其燥愈增。"该文还提出虚燥宜补之言："若病后曾服汗下药，及吐后产后，老年瘦羸人，见诸燥症，脉细涩或洪数者，俱属血液不足，当濡润之。纵欲人发燥者，多肾虚。"

此外，自然界有时缺水，系因水道受阻，除去障碍物则水自来。如《后汉书·王景传》述：王景于是测量地形，打通山陵，清除水中沙石，直接切断大沟深涧，在要害之处筑起堤坝，又疏通引导阻塞积聚的水流。治理自然界水道的经验显然也被中医学者应用于人体之水病的治疗，如《血证论·阴阳气血论》言："气化于下，则水道通而为溺，是气行水亦行。"对于水家族中的血液，也同样适用，即《血证论·瘀血》云："瘀血不去，新血且无生机。"

2. 整治水涝——健脾祛水

自然界之水若成涝，则为灾，古人多以建堤坝、疏导或泄洪之法整治。如《管子·立证》载："决水潦，通沟渎，修障防，安水藏，使时水虽过度，无害于五谷。"人体积水浮肿时，《素问·六元正纪大论》提出治则"水郁折之"。《素问·汤液醪醴论》则列举具体的祛水方式："平治于权衡，去宛陈莝，微动四极，温衣，缪刺其处，以复其形。开鬼门，洁净府，精以时服，五阳已布，疏涤五脏。"此论提示可用活动四肢、穿衣等法温阳，或是运用针刺肿处、发汗、利小便等法祛水。这显然源自以导、泄洪涝水患的治理过程。《金匮要略·水气病脉证并治》进一步指出治水应因势利导引邪外出："诸有水者，腰以下肿，当利小便；腰以上肿，当发汗乃愈。"对于水代谢异常的病理产物痰饮，《金匮要略·痰饮咳嗽病脉证并治》则建议以温药医治："病痰饮者，当以温药和之。"显然，这是观察水之特性后的应用。

《素问·至真要大论》云："诸湿肿满，皆属于脾。"《医理真传·认病捷要总诀》亦言："脾无湿不生痰，水道清则饮不作。"这些都提示治理人体之水病需从脾论治。《素问·宝命全形论》曰："水得土而绝。"这应该是由筑坝治水映射而来的治法，恰巧与治脾相呼应。此外，《素问·水热穴论》中的"肾者，至阴也，至阴者盛水也，肺者太阴也，少阴者冬脉也，故其本在肾，其末在肺，皆积水也"，及《素问·灵兰秘典论》中的"三焦者，决渎之官，水道出焉"，说明与人体水代谢有关之脏腑尚有肾、肺及三焦，施治之时都应列入考量。

（五）小结

上文引用人们熟知的日常现象及常识，目的有二。其一，旨在说明中医理论不是凭空的想象，而是基于人类对自然界细致入微的观察。古代中医学家将自然界五材的客观及延伸特性用于隐喻说明人体的生理、病理与疾病治疗，其对人体之木、火、土、金、水的认识是一种隐喻的真。其二，旨在明辨中医理论是如何形成的，中医凭借什么说出这些理论。我们所要做的是"知道如何知道""认识如何认识"的中医理论认知研究。认知不是表征而是具身的活动，即我们所认识的世界是通过我们结构耦合的历史而生成。简要地说：中医传统理论是一种依赖于人体自身经验的理论，其真实与否可验之于人自身所能感受到的经验。以往这方面的研究多是在既已形成的理论上进行循环论证，致使中医理论愈发繁琐难懂，欠缺对基础理论进行分析溯源的过程。我们所做的就是凸显这个体验性的过程，使它明晰地呈现在世人眼前，从而揭开其被赋予的重重缠绕着的神秘面纱，先化繁为简，才能执简驭繁。

第四章　隐喻的藏象

第一节　脏腑与官职

中医学对脏腑的认识，往往是从功能角度展开的。心为君主，其余脏腑就像朝廷中的大臣一样各司其职，分别管理人体的各个部分。《黄帝内经》就基于"脏腑为官员"的隐喻为我们介绍了每一个脏腑的职能。以"君臣"论脏腑，同中国古代的社会制度和传统观念密切相关。《论语·季氏》中的"天下有道，则礼乐征伐至天子出；天下无道，则礼乐征伐自诸侯出"，主张认识事物和自身行为的准则均须按"礼"进行。这一认识在某种程度上也影响了古人对人体自身的认知。

一、脏腑对应官职梳理

藏象隐喻最典型者莫过于脏腑官职隐喻。脏腑官职隐喻的论述见于《素问·灵兰秘典论》及《黄帝内经素问遗篇》。此外，敦煌出土的《张仲景五脏论》《明堂五脏论》，以及《中藏经》《备急千金要方》《外台秘要》等医籍中亦有关于脏腑与官职对应的记载。以下是对上述文献所载脏腑与官职的映射进行的分类梳理。

（一）《素问·灵兰秘典论》《黄帝内经素问遗篇》中的脏腑对应官职

关于《黄帝内经》成书年代的研究众多，学者对其成书年代的看法多集中于战国至东汉之间，有战国成书说、战国至秦汉初年成书说、西汉成书说和东汉成书说等。《黄帝内经素问遗篇》乃宋代刘温舒补入，其所载"谏议之官"亦见于《中藏经》《备急千金要方》《外台秘要》等。《素问·灵兰秘典论》与《黄帝内经素问遗篇》所载脏腑与官职的对应关系如表 3 所示。

表3 《素问·灵兰秘典论》与《黄帝内经素问遗篇》中脏腑与官职的对应关系

	始源域	目标域	功能
《素问》	君主之官	心	神明
	相傅之官	肺	治节
	将军之官	肝	谋略
	中正之官	胆	决断
	臣使之官	膻中	喜乐
	仓廪之官	脾胃	五味
	受盛之官	小肠	化物
	传道之官	大肠	变化
	作强之官	肾	技巧
	决渎之官	三焦	水道
	州都之官	膀胱	津液
《黄帝内经素问遗篇》	谏议之官	脾	知周

　　"君主""相傅""将军""中正""州都""谏议"都曾是历史中真实存在的官职。"君主"也称作"君王""帝王"。《韩非子·爱臣》记载："是故诸侯之博大，天子之害也；群臣之太富，君主之败也。"我国古代实行中央集权的君主专制制度，强调"君王"的至上权威，"君主"是国家的最高统治者，也是权力的中心。"相"与"傅"均为辅佐之意。早在西周时期就有"相"的官职，那时的"相"为临时辅导天子礼仪的官员。"相"发展到战国时期，演变为丞相与相国，作为最高的行政长官而存在。"将军"是军队统帅、高级将领的专有名词。《墨子·非攻》记载："昔者晋有六将军。"《墨子间诂》云："六将军，即六卿为军将者也。春秋时通称军将为将军。"自战国时期起，"将军"便被作为武将名使用，如汉代有"大将军""车骑将军"等官职，他们保卫国家疆土，维护君主政权。"中正"之称始于三国时期，魏国立中正，晋南北朝沿用，到唐代废除。秦末陈胜自立为楚王时也设立中正，用于纠察群臣的过失。《史记·陈涉世家》记载："陈王以朱房为中正，胡武为司过，主司群臣。"《晋书·刘毅传》也有载："愚臣以为宜罢中正，除九品，弃魏氏之弊法，立一代之美制。""州都"一词出现于隋代。三国时，魏曹丕时行九品中正制，郡置中正，州置大中正，掌管地方选拔官吏事宜。隋时避讳，改大中正为州都，直到

隋代实行科举制度，才废除州都之称。《晋书·刘毅传》记载："置州都者，取州里清议，咸所归服，将以镇异同，一言议。"《宋书·恩幸传序》也有载："州都郡正，以才品人。""谏议大夫"作为官职，早在秦代就已确立。汉代，汉武帝善纳谏言，谏议制度得到进一步发展，并在唐代达到鼎盛。"谏议大夫"主要行监督朝野、体察民情、谏诤君主之事，《通典·卷二十一》有载"谏议大夫，秦置，掌论议"。

"臣使""仓廪""受盛""传道""作强""决渎"等并不是实际存在的官职，但我们可以通过字词含义体悟这些官职的权力与职能。"臣使"即以臣使之，指派出使臣交流谈判，以达到不费兵卒实现和平统治的目的。如《荀子·王霸》记载："臣使诸侯，一天下，是又人情之所同欲也。"又如《汉书·西南夷传》记载："南粤以财物役属夜郎，西至桐师，然亦不能臣使也。""臣使之官"不言而喻就是类似使臣的官职。"仓廪"即贮藏米谷的仓库。《礼记·月令》记载"季春之月……命有司发仓廪，赐贫穷，振乏绝"，孔颖达疏引蔡邕曰"谷藏曰仓，米藏曰廪"，因此"仓廪之官"可以理解为掌管物资储备的官职。"受"即接受，"盛"即容纳，"受盛"可以理解为接受并容纳物资之处。"受盛之官"即管理这种场所的官职。"传道"可见于《三国志·武帝纪》中所载曹操之言论："孤谓之言：顾我万年之后，汝曹皆当出嫁，欲令传道我心，使他人皆知之。""道"通"导"，"传道"即传导，为传递、输送、传达的意思。"传道之官"可以理解为负责输送物资或者传达信息的官职。"作"即产生，"强"即强大、强劲之意。王冰曰："强于作用，故曰作强。""作强"即产生强劲之力，可将"作强之官"理解为掌管国运命脉，负责使国家富强的机关。也有学者认为"强"应当是"彊"的误传，"作彊"指掌管弓箭制作的官员，与肾主骨生髓有直接关系。"决渎"亦作"决窦"，即疏浚水道的意思。《韩非子·五蠹》记载："天下大水，而鲧禹决渎。"《史记·太史公自序》记载："维禹浚川，九州攸宁；爰及宣防，决渎通沟。"《春秋繁露·求雨》亦有记载："通道桥之雍塞，不行者决渎之。"可知"决渎之官"应为掌管水道疏通的官职。

（二）《备急千金要方》中的脏腑对应官职

《备急千金要方》成书于唐代，是唐及以前医学成就集大成者，保留了大量汉及魏晋南北朝的医学资料。需要注意的是，《备急千金要方》中的六腑官只对应五腑，将军与决曹吏都与胆腑相对应，三焦并未被纳入六腑官的体系中。《外台秘要》只记载了五脏官与六腑官的官职，并未与脏腑进行一一对应，也未见其他相关论述，且其所载与《备急千金要方》大致相同，故作为辅助文献。《备急千金要方》所载五脏官与六腑官如表4所示。

表4 《备急千金要方》所载脏腑与官职的对应关系

《备急千金要方》	始源域	目标域
五脏官	上将军（又为郎官）	肝
	帝王	心
	谏议大夫	脾
	大尚书（又为上将军）	肺
	后宫内官（后宫列女）	肾
六腑官	将军、决曹吏	胆
	仓库守内啬吏	胃
	监仓掾	大肠
	监仓吏	小肠
	水曹掾	膀胱

"将军""帝王""谏议大夫"前文已有探讨，不再赘述。"大"与"上"表示地位与等级高，《战国策·齐策四》有"梁王虚上位，以故相为上将军"之说，《史记·淮阴侯列传》也有"汉王授我上将军印，予我数万众，解衣衣我，推食食我"的记载。"郎官""尚书"与"内官"是历史上确实存在的官职。"郎官"即侍郎、郎中等职位，秦代时设置郎中令，为皇帝左右亲近的高级官员，汉代沿袭这一官职直至唐代。唐代时期，郎官指尚书省都省左右司和六部二十四司的郎中和员外郎，由君主或者丞相任命，是皇帝的"心腹之臣"，也是百姓心目中的清廉之官。"尚书"设立于战国。"尚"乃执掌之意。"尚书"在皇帝左右掌管文书奏章，协助皇帝处理政务，负责决策的颁布与实行，是三省六部制度的核心官职，一直沿袭至宋代。"内官"是后宫的女官属。《备急千金要方·肾脏方·肾脏脉论》记载："肾主精。肾者，生来精灵之本也。为后宫内官，则为女主。"《国语·周语中》记载："内官不过九御，外官不过九品。"

"掾"乃佐助的意思，也是官府中佐助副官的统称。"决曹吏""仓库守内啬吏""监仓掾""监仓吏"与"水曹掾"都可以从字面上理解其含义。"决"乃排除壅塞、疏通水道的意思。"曹吏"即属吏、胥吏，即官府中的小吏、下属官吏。"决曹吏"是指负责水道疏通的小官吏。"内"同"纳"，指收藏纳入。"啬"同"穑"，指谷类植物的穗。"仓库守内啬吏"就是指监管粮库、管理粮食纳入的官吏。"监仓"是指监督仓库。"监仓吏"与"监仓掾"分别是指监督仓库的正副官吏。"曹掾"是指分曹治事的属吏、胥吏。"水曹"也是水部的别称。"水曹掾"是指监管水道、管理水利建设的副官小吏,其作为官职设立最早见于西汉时期。《备急千金要方》对于六腑官多采用"吏""曹吏""掾""曹掾"等称谓,且官职等级按照六腑所处的位置从高到低依次降低。如胃与小肠的地位高于胆,胆的地位高于大肠,大肠的地位高于膀胱。唯有胆腑稍有差异,其生理位置低于胃,但其对应将军官职时,等级却高于胃,胆腑与肝脏相连,可以推测,或许是因为肝与胆密切的解剖与生理关系,所以古代医家将"上将军"与"将军"的称谓分别赋予肝脏与胆腑,间接提高了胆腑在六腑中的地位。

（三）《中藏经》《张仲景五脏论》《明堂五脏论》中的脏腑对应官职

《中藏经》乃托名华佗所作,章太炎及许多医家都认为其是宋人伪作,现代不少研究者从语言现象、韵文、量度单位、避讳、目录学、中药方剂史等角度入手考证了其与宋代文献的相似之处,也佐证了此观点。但也有学者从官职与药物名称以及避讳的角度入手进行考证,认为其并非伪作,应成书于唐宋之前。《中藏经》所载官职与《备急千金要方》所载五脏六腑的官职称谓除用"之官"代替具体官职外,其他并无差异。学者关于敦煌出土的《张仲景五脏论》《明堂五脏论》成书年代的观点也不一致,认为其成书于南北朝者有之,认为其成书于隋代或唐代初期者亦有之,多数学者认为其属假托之作。

《中藏经》与敦煌《张仲景五脏论》《明堂五脏论》所载脏腑对应官职,见表5、表6、表7。除"行道"以外,其他前文都有所论述。"行道"即道路的意思,"水曹"与"行道"分别对应的是水道与陆地两方面,可知"行道"乃管理陆路运输的官吏。

表 5　《中藏经》所载脏腑与官职

《中藏经》	始源域	目标域
脏官	帝王	心
	谏议之官	脾
	上将军	肺
腑官	水曹掾	膀胱
	将军	胆
	监仓之官	大肠

表 6 《张仲景五脏论》所载脏器与官职

《张仲景五脏论》	始源域	目标域
	丞相	肝
	帝王	心
脏官	大夫	脾
	将军	肺
	列女	肾

表 7 《明堂五脏论》所载脏腑与官职

《明堂五脏论》	始源域	目标域
	帝王	心
脏官	丞相	肺
	烈女	肾
	将军	胆
腑官	水曹	小肠
	行道	大肠

二、脏腑的官职隐喻

（一）五脏的官职隐喻

1. 心

与心对应的官职有"君主"和"帝王"。"君主之官"出自《素问·灵兰秘典论》,《备急千金要方》《中藏经》《张仲景五脏论》《明堂五脏论》所载的均为"帝王",相关文献记载如表 8 所示。

表 8 心对应的官职与文献来源

官职	文献来源
君主	《素问·灵兰秘典论》
帝王	《备急千金要方》
帝王	《中藏经》
帝王	《张仲景五脏论》
帝王	《明堂五脏论》

古人将心与"君主"相对应的思想，主要来源于二者相似的权力与地位。在古代中央集权的封建制度下，国家是君主的国家，国家的财政、税收、外交、文化都由君主管控，君主通过遍布全国的职能部门管理统治着国家和人民。古人通过对人体解剖的简单观察，发现心脏通过主动脉、肺动脉、上腔静脉等联系、沟通与营养全身，从而形成"心主血脉"的认识，即心脏掌控着全身气血津液的运行和代谢。心脏在人体内的唯一性与中心地位跟君主十分类似，如《管子·心术上》所云"心之在体，君之位也"。因此，古人认为国家以君主为尊，人体也应当以心脏为尊。若君王贤能，则国家昌盛；若君王昏庸，则国家衰败。映射至心脏则表现为"主明，则下安……主不明，则十二官危"，这也是对心脏统帅五脏六腑的高度概括。

《素问·灵兰秘典论》在描述心脏时写道："心者，君主之官也，神明出焉。""心主神明"与"心为君主之官"有着直接的联系。西医学认为人类思维和意识是由大脑产生的，而《黄帝内经》所代表的中国传统医学却认为"心主神明"，《素问·六节藏象论》即言"心者，生之本，神之变也"，提出心主宰人体的精神意识与生命活动，为一身之君主。大脑通过神经支配身体的机制，对于古人而言复杂且较难发现，在古代朴素的科学背景下，很难形成合适的理论。而心脏通过血管运输血液，起到控制全身的作用，这一生理基础在古人进行人体解剖时显而易见，理论架构也相对容易。除此之外，心居中央，两肺居心两侧，肝胆、胃肠、膀胱簇拥于心下，从方位上也形成以心脏为中心的空间图式，这与君主为上，丞相诸官居下辅佐、顺从君王的社会制度如出一辙。张介宾在《类经·疾病类·五癃津液别》中描述心脏地位时即言："心总五脏六腑，为精神之主，故耳目肺肝脾肾，皆听命于心。"

2. 肺

与肺相对应的官职有"相傅""丞相""将军""上将军""大尚书"等，相关文献出处如表9所示。

表9　肺对应的官职与文献来源

官职	文献来源
相傅	《素问·灵兰秘典论》
丞相	《明堂五脏论》
将军	《张仲景五脏论》
上将军	《备急千金要方》《中藏经》
大尚书	《备急千金要方》

"相傅"与"丞相"同义，是百官之长。"大尚书"是在皇帝左右掌管文书奏章、协助皇帝处理政务的重要官职，其职位应低于丞相。"将军"与"上将军"为军队统帅。"上"表示职位高，因此《备急千金要方》用"上将军"表示肺脏的位置位于胸腔最上，地位最高。上表文献对于肺脏属性与地位的认识，有阴阳性质的不同，也有地位高低的差别。将军掌金刃，主杀；文臣谋远虑，主生。将军率军征战沙场，拓展疆域；文臣决议谋划国策，壮大国家。肝五行属木，主生主动；肺五行属金，主杀主降。按照五行的属性与特点，肝应当为文官，丞相之类；肺应当为武官，将军之类，这与《张仲景五脏论》中关于肝肺对应官职的记载一致。肝为丞相，肺为将军，也使得《素问·刺禁论》记载的"肝生于左，肺藏于右"与皇帝早朝时文东武西（文臣臣于左，武将臣于右）的排列一致。肺脏形如华盖，位置最高，覆盖于五脏六腑之上，主皮毛护卫全身，使心脏免受邪气侵袭，如将军保卫帝王与国家免受外敌入侵。另外，肺五行属金，肺的肃降之性，像金属一样坚韧清肃、质重下沉，如同刚强坚韧的将军。因此，将"将军"与"上将军"之类的武将之称赋予肺脏，无论是从五行属性还是肺脏的功能与特性来解释都是合理的。

《素问·灵兰秘典论》《明堂五脏论》将肺脏隐喻为丞相（相傅）。丞相为百官之长，地位仅次于君主，是君主与百官万民沟通的桥梁，相较于其他诸官离君主更近。同样的，肺脏位高近心，与心同居膈上，同属上焦，位于心君两侧，将心君包裹其中，起到保卫与支持的作用。《荀子·王霸》有云："相者，论列百官之长，要百事之听，以饰朝廷臣下百事之分，度其功劳，论其庆赏，岁终奉其成功以效于君。"丞相上可举贤劝谏、决议国策，下可任免官吏、教化百姓，以保天下太平、长治久安为己任，辅佐君主，保证国家安宁与国体康泰。总的来说，丞相协助君主，处理和问责国家事务与各级官僚机构。而肺主气司呼吸，朝百脉，通过气血影响全身，使机体达到和谐有序的状态，气血协调则脏腑得治，气血不调则不治而乱，与丞相在国家所扮演的角色十分相近。

《备急千金要方·肺脏方》中记载了肺脏对应官职的相关生理解释："肺主魄，魄脏者任物之精也。为上将军使在上行，所以肺为五脏之华盖，并精出入谓之魄，魄者肺之藏也。"此处并未提及"大尚书"一职。"大尚书"只见于《备急千金要方·针灸上·五脏六腑变化旁通诀第四》中"五脏官：后宫列女、帝王、上将军（又为郎官）、大尚书（又为上将军）、谏议大夫"。魏晋南北朝时期，国家长期处于分裂战乱之中，三公九卿制度逐渐解体，到了唐代，国家正式实行三省六部制度，中书、门下、尚书三省分别负责诏令的起草、审议、颁布与执行。尚书省是最高政务执行机构，其下设吏、户、礼、兵、刑和工六部。三省长官共同组成初唐时期的法定丞相机构。尚书令（后以仆射代之）作为尚书部长官，是政务执行的最高长官，中书长官与门下长官为裁决政务的主体。相傅（丞相）与将军（上将军）都是地位仅次于君主的官职，而《备急千金要方》将肺脏比作官位略低的"大尚书"，或可推测在汉唐时期，医家对肺脏的地位有着不同的认识。

3. 肝

《素问·灵兰秘典论》与《备急千金要方》分别将肝比作"将军"与"上将军"，《备急千金要方》还把肝比作皇帝左右的亲近高级官员（郎官），《张仲景五脏论》则将肝比作百官之长（丞相）。官职与相关文献记载如表 10 所示。

表 10　肝对应的官职与文献来源

官职	文献来源
将军	《素问·灵兰秘典论》
上将军	《备急千金要方》
郎官	《备急千金要方》
丞相	《张仲景五脏论》

《素问·灵兰秘典论》记载："肝者，将军之官，谋虑出焉。"王冰注："肝则勇而能断，故曰将军；潜发未萌，故谋虑出焉。"张景岳在《类经·藏象类·十二官》中提出："肝属风木，性动而急，故为将军之官。木主发生，故为谋虑所出。"国之将军，刚强勇猛，刚正不阿，为武将，擅长谋略，可调度士兵，领兵打仗，抵御外贼，保障黎民百姓不被贼人掠杀与抢劫。但将军手握大量兵权，历朝历代皆不乏将军功高盖主、密谋造反者。将军对于一个国家如同一把双刃剑，任用得当可平定祸乱，捍卫国家安全，保卫一方黎民百姓，任用不当则会挑起事端，祸国殃民。一方面，肝的生理特性与将军的性格特征十分类似。肝为"刚脏"，在志为怒，五行属木，主生长变动。将军常年驻守边境，金戈铁马，自然养成狂放不羁、不拘小节的性格，因此遇事果断、勇敢而易怒；且将军并非有勇无谋，其熟读兵书、擅长谋略，才能出奇制胜。另一方面，肝脏的生理功能——藏血，保障人体血液供应与将军统帅士兵十分相似。当人体有足够的血液供应时，多余的血液贮存于肝脏，以备不时之需；当人体处于运动和失血状态时，肝脏调度储存的血液濡润五脏六腑、四肢百骸，以维持人体正常的生理活动。同样，当国家处于太平盛世，将军负责操练士兵，韬

光养晦；当国家处于危难之际，将军则统帅士兵，上阵杀敌，抵御外贼。此外，当肝处于病理状态时，肝气逆乱，则会导致气血不和，迫血妄行，卫外不固，诸病由生。将军对于国家亦是如此，将军拥有大量兵权，若滥用武力，豪奢享乐，必会招惹事端；若是功高权盛，密谋皇位，更会导致国家混乱不堪。

"丞相"是文官代表，为百官之长，辅佐君主治理国家，使国家安泰荣昌。将丞相一职赋予肝脏，一来肯定了肝脏的重要地位——百官之长，二来突出了肝脏阴静的一面。从方位来看，肺脏的位置更高，距心脏的位置更近，将其比作百官之长也更合理，这也是"肺为相傅之官""肺为丞相"等一系列论述得以广泛流传的重要原因。但是，《张仲景五脏论》将肝脏比作丞相，是否也具有一定的合理性呢？《素问·刺禁论》记载"肝生于左，肺藏于右"，这一观点形成于中医学早期，当时的解剖理论还非常粗浅。《素问·阴阳离合论》云"圣人南面而立"，人面向南方为正，太阳从东方（左）升起，西方（右）落下，左为阳，右为阴，进而形成"左东右西"与"左升右降"的观念。肝属木，主生发，肺属金，主肃降，因此形成了肝气从左升，肺气从右降的"左肝右肺"理论。皇帝早朝时面南而坐，文臣臣于左，武将臣于右，形成"文东武西"的方位格局，对应于"左肝右肺"的气机升降图式，则应当是肝为文官，肺为武将，因此《张仲景五脏论》分别将"丞相"和"将军"的称谓赋予肝脏和肺脏。

"郎官"盛行于汉代，是掌宫殿、掖门的官职，负责宫中的宿卫警备事务，随皇帝出巡，保障皇帝安全。发展到东汉，郎官作为顾问参与应对国家事务，是唐代三省六部制中尚书省郎中与员外郎的前身。《备急千金要方·肝脏·肝脏脉论第一》记载"肝主魂，为郎官"，《备急千金要方·针灸上·五脏六腑变化旁通诀第四》记载五脏官时采用肝为"上将军（又为郎官）"的说法。郎官的职能属性有文武两个方面，既能保卫君主，又能贡献谋略、直言劝谏，是将军与丞相的综合。文官主静，武将主动，动者为阳，静者为阴，可以认为，郎官的职能属性涉及阴阳两个方面。肝脏"体阴而用阳"，亦有阴阳两方面的生理特性。肝脏内藏血液，保证脏腑组织生理功能的正常运行，如同文官大臣辅佐君主治理国家。肝脏外主调畅气机。若气机疏通畅达，则可促进血与津液的正常运行与代谢，促进脾胃运化，调节生殖机能；若肝气逆乱，则迫血妄行，出现脾胃纳运失司等一系列病理表现。肝如同性急勇猛的武将，既能平定祸乱，又能挑起事端。

4. 脾

与脾脏对应的官职有仓廪之官、谏议之官（大夫）与大夫。相关文献中明确指出脾对应于仓廪之官与谏议之官（大夫），而《张仲景五脏论》只言其为大夫。与脾脏对应的官职与文献出处如表11所示。

表11　脾对应的官职与文献来源

官职	文献来源
仓廪之官	《素问·灵兰秘典论》
谏议之官	《黄帝内经素问遗篇》《中藏经》
谏议大夫	《备急千金要方》
大夫	《张仲景五脏论》

"刑不上大夫，礼不下庶人。"古代等级制度严格，"大夫"之名作为爵称存在可追溯至春秋时期，爵称的高低常常决定了官职的大小。发展至秦汉时期，不同类型大夫的职责也逐渐分化，如"中大夫"佐君主参军事、举贤能，"谏大夫"恤百姓、观政局、护丧事，"御史大夫"监察朝政、统理政务、掌副丞相，但"大夫"的共有职责都是议论国事、建言献策。丞相与大夫均为文官，大夫的官阶低于丞相，其负责是辅佐丞相、监察政务。《张仲景五脏论》记载的脏腑官职对应关系可以看出，肝为丞相，脾为大夫，脾为肝的下级，依赖肝的指导与带领，并且受肝的约束和管制。肝属木，脾属土，根据五行的生理特性，二者是相互依存与相互制约的关系，《素问·宝命全形论》就有"土得木而达"之说。肝脏生成的胆汁能够促进脾胃的运化，肝气疏泄正常，胆汁才能正常分泌，因此肝脏对于脾胃的运化功能有着重要影响。若肝气郁结，导致胆汁排泄不畅，便会使脾胃运化失常。《素问·玉机真脏论》曰"五脏有病，则各传其所胜"，因此根据"肝病传脾"的变化规律，《金匮要略·脏腑经络先后病脉证》也提出"见肝之病，知肝传脾，当先实脾"的既病防变指导方针。

"谏议大夫"始于秦，最初为"谏大夫"，东汉光武帝时期才改称为"谏议大夫"。"谏议之官"与"谏议大夫"含义相近，都是掌议论、举贤才、监察百官、参议朝政、规劝君主的官职。《广韵·谏韵》曰："谏，直言以悟人也。"《周礼》曰："谏，犯正也，以道正人行。""谏议大夫"在汉唐时期得到广泛重用，作为官民沟通的桥梁，其重要性不言而喻，因此"谏议大夫"的选任条件也不同于一般官职，必须有良好的道德素养与渊博的学识，并且得到君主的信任。《素问·刺法论》记载："脾为谏议之官，知周出焉。"何谓"知周"？张景岳在《类经·运气类》中注曰："脾藏意，神志未定，意能通之，故为谏议之官。虑周万事，皆由乎意，故智周出焉。"《中藏经·论脾脏虚实寒热生死逆顺脉证之法》记载："脾者，土也，谏议之官，主意与智，消磨五谷，寄在其中，养于四旁。"《备急千金要方·脾脏脉论第一》言："脾主意。脾脏者，意之舍。意者，存忆之志也。为谏议大夫，并四脏之所受。"脾藏意与智、主思虑与脾为谏议大夫有直接的联系。谏议大夫上可规劝君主，下可监督群臣，需通晓人事、思虑周全、审时度势，方能行谏议之事。谏议大夫是联系君主与百官民众的中介和桥梁；脾位于中焦，是上下气机运转的枢纽。除此之外，心脾关系和谏议大夫与君主间的关系有共通之处。心主血脉的功能有赖脾脏的支持与约束。一方面，脾为后天之本，气血生化之源，其运化的精微为气血的生成提供物质基础；另一方面，血液的正常运行也需脾统摄血液而不外溢。谏议大夫体察民情，进献谏言，帮助君主统治国家与臣民，也会直言劝谏，纠正君主的过失，防止君主一意孤行。

《素问·灵兰秘典论》将脾胃合称为"仓廪之官"。"仓廪之官"是管理国家米谷仓库的官职，负责将储备的物资供给百姓、王室与军队，在爆发灾荒时开仓赈灾，在民富国强时储备多余的物资与粮草，是国家物资储备运转的根本。当国家处于内忧外患之际，国库储备往往决定国家的存亡，因此，仓廪之官也是掌管国家根本的重要官职。脾胃对于人体的调节作用亦是如此。《类经·藏象类》言："脾主运化，胃司受纳，通主水谷，故皆为仓廪之官。五味入胃，由脾布散，故曰五味出焉。"脾主运化，胃主收纳，二者共同消化水谷以生精微，滋养五脏六腑与四肢百骸。当机体缺乏营养时，脾胃腐熟水谷化为精微供给四肢；若机体营养过剩，脾胃便将多余的水谷精微转化为脂膏藏于肉中，以备不时之需。《素问·平人气象论》言："人以水谷为本，故人绝水谷则死。"脾胃的强弱决定了机体正气和御邪能力的强弱，影响疾病的转归和预后。胃为"水谷之海"，有"太仓"之称，其储存水谷的功能与仓廪之官是对应的，因此，王冰补入"十二脏相使"时，在《重广补注黄帝内经素问》中将脾与胃合称为"仓廪之官"。张志聪在《黄帝内经素问集注》中言："足太阴独受水谷之浊，为转输之官。"仓廪之官对于物资的转输与供给和脾脏的运化与转输功能也是对应的。

5. 肾

与肾脏对应的官职有作强之官、后宫内官（后宫列女）与列女（同烈女）。相关文献出处如表12所示。

表 12 肾对应的官职与文献来源

官职	文献来源
作强之官	《素问·灵兰秘典论》
后宫内官	《备急千金要方》
后宫列女	《备急千金要方》
列女（烈女）	《张仲景五脏论》

《素问·灵兰秘典论》记载："肾者，作强之官，伎巧出焉。"王冰注曰："强于作用，故曰作强。造化形容，故云技巧。"历代医家与研究者对于"作强"一词含义的争议较大。大部分医家选择从字面意思来理解"作强之官"。如张景岳在《类经·藏象类》中言："肾属水而藏精，精为有形之本，精盛形成则作用强，故为作强之官。"将"作强"理解为"作用强"，与肾藏精关系密切。张志聪、吴昆、章虚谷与唐宗海等均持此类观点。《素问·金匮真言论》云："夫精者，身之本也，故藏于精者，春不病温。"肾藏精气，为先天之本，故肾中精气充盛，则机体强壮，富有精力，不易受邪。如《灵枢·本神》记载"肾藏精，精舍志"，张志聪也在《黄帝内经素问集注·灵兰秘典论》中说道"肾藏志，志立则强于作用，能作用于内，则伎巧施于外矣"。也有小部分学者另辟蹊径，如张鹏、施杞、王拥军等学者从"强"字入手，认为"作强之官"是指制作彊弓的官员，根据弓与人体脊柱的相似形态，将其与肾主骨生髓联系起来。张卫国、赵丽等则从"作"字入手，认为"作"通"祚"，"作强"是指国祚强盛。

《备急千金要方》与《张仲景五脏论》将肾脏比作列女与后宫内官。刘向整理的《列女传》成书于西汉时期，是中国历史上第一部女性专史，收录民间贞烈忠勇女性的事迹，褒扬女性孝烈忠贞的品质，成为匡正女性行为、引导女性修身养性的官方教科书。"后宫内官"首现于东汉，是负责后宫具体事务的女官属，主管宫女选拔、妃嫔的饮食起居以及向皇后进谏等。后宫内官与列女都为女性，内官拥有官职权力并享受俸禄，列女重义轻生为民众所赞赏传颂，二者都是有地位、被尊崇的女性。古人为何选择列女或内官一类的女性与肾脏相对应呢？肾为一身之本，在五脏中有着特殊又重要的地位，而在中国古代父权制的封建社会中，很少有女性能够接受教育，地位也普遍低于男性，列女与内官无疑是女性中地位高且特殊的存在。《素问·六节藏象论》记载"肾者，主蛰，封藏之本，精之处也"，肾藏精，主生殖，为先天之本。《灵枢·经脉》

言"人始生，先成精"，《素问·奇病论》言"胞络者系于肾"，肾通过脉络与子宫相联系，为女性孕育后代提供了物质基础与前提条件。《素问·上古天真论》载"肾者主水"，《素问·逆调论》言"肾者水脏，主津液"，肾五行属水，为水脏，主调节水液代谢。在阴阳学说中，水与女子均为阴象，都能够孕育生命，古人也常将女子比作水，如柔情似水、出水芙蓉、红颜祸水等。综上，肾与女性在古代的地位、功能与性质等方面具有高度的相似性，这可能也是古人形成这一类官职隐喻的思路来源。

（二）六腑的官职隐喻

1. 胃

《素问·五脏别论》记载"胃者，水谷之海"，《素问·灵兰秘典论》称胃为"仓廪之官，五味出焉"，即认为胃担任掌管粮食物资储备运转的官职。《备急千金要方·胃腑方·胃腑脉论第一》认为："胃腑者，主脾也。口唇者，是其候也。脾合气于胃，胃者水谷之腑也。号仓库守内啬吏。"《备急千金要方》将胃比作"仓库守内啬吏"，即监管粮库的官吏，与大肠、小肠所对应的监督仓库的正副官吏"监仓掾""监仓吏"相呼应。胃有"太仓"之称。如《灵枢·胀论》记载"胃者，太仓也。咽喉、小肠者，传送也"，《难经正义·四十四难》则言"胃能聚物如仓廪，故曰太仓"。"仓廪"即储放米谷粮食的仓库。"仓库守内啬吏"包含"守"和"内（纳）"，均说明胃具有受纳和储存水谷的功能。胃如同一个储存粮食的仓库，将咽喉、食管传送而来的粮食纳入储存起来，同时具有一定的腐熟和消化吸收作用，与牙齿、咽喉和食道等上消化道协同工作，并有助于下消化道吸收水谷精微，保证机体营养供给，是消化道的中枢器官。因此，不管是将其比作"仓廪之官"，还是"仓库守内啬吏"，均与胃的受纳、储存、腐熟和运化水谷的功能密切相关。

2. 胆

《素问·灵兰秘典论》记载胆为"中正之官，决断出焉"。"中正之官"负责纠察过失，举荐贤才，因此需要不偏不倚、刚正果决、直而不疑。胆腑贮藏、排泄胆汁，主决断，位于半表半里，通达阴阳，故可认为其居中不偏，为中正之官。《灵枢·邪气脏腑病形》言："胆病者……心下澹澹，恐人将捕之。"《素问·奇病论》言："数谋虑不决，故胆虚气上溢，而口为之苦。"胆气虚则怯，则不能决断，进而导致情志失常。有学者认为"决"即"行流"，即疏通排泄水道的意思，"断"即"截断"，为截断水流之意，因此认为"决断"与胆储存排泄胆汁密切相关。也有学者认为"正"通"盛"，乃盛纳之意，"中盛"

则应与胆储存胆汁有关。《备急千金要方》《中藏经》《明堂五脏论》均将胆比作"将军","将军"与"决断"相关。《中藏经·论胆虚实寒热生死逆顺脉证之法第二十三》认为："胆者，中正之腑也，号曰将军，决断出焉，言能喜怒刚柔也。"将军作为领军统帅，调度全军，征战沙场，运筹帷幄，需要有过人的谋虑和决断能力。肝胆为人体枢机，居于半表半里，且互为表里，二者互相协调，共同调节人体的情志活动，故而有胆为将军的相关论述。从不同文献均能看出，肝胆在官职上的关系相较于其他表里配属的脏腑均更为紧密。如《黄帝内经》认为肝主怒为将军，胆主决断为中正，二者一谋一断，职能有别，合作完成相关事务。《备急千金要方》则认为二者都为将军，职能相同，肝地位相较于胆更高，为"上将军"，这也与中医学"脏尊腑卑"的认识符合。《备急千金要方》还将胆比作"决曹吏"，即疏通水道的小官吏。古人通过解剖不难发现胆囊类似壶状结构、有胆囊管相连、囊内储存胆汁由管道流出等相关形态与生理结构。胆囊储存、排泄胆汁与水道储蓄、排泄积水十分相似，所以古人非常容易将二者联系起来形成一对隐喻映射。

3. 大肠

《素问·灵兰秘典论》将大肠比作"传道之官"，认为其"变化出焉"。王冰在《增广补注黄帝内经素问》注云"传道为传不洁之道，变化谓变化物之形"，认为"传道"之称与大肠传导糟粕的功能有关。后世医家多基于此观点发挥，也有现代学者基于史料记载，认为"传道"有传递信息之意，但其多从西医学周围神经系统病变的病位与"肠脑相通"理论入手解释，没能从古人的认知角度理解。事实上，大肠作为人体的排泄器官，其排泄糟粕的形态、颜色、多少与周期等均可反映人体的虚实寒热、脾胃的强弱等，是中医临床问诊与望诊的主要内容。《灵枢·天年》言"六腑化谷，津液布扬，各如其常，故能久长"，可见中医学认为人体消化排泄能力的强弱也决定了寿命的长短。因此，大肠无疑能够通过排出的糟粕传递人体健康与否的信息，"传道"亦可从传递信息理解。《备急千金要方》将大肠比作"监仓掾"，《中藏经》将其比作"监仓之官"，均为监督粮草仓库的官吏。《备急千金要方》将大肠与小肠的功能都概括为"监仓"，分别为"监仓掾"和"监仓吏"，并未明确区分二者的功能，而只通过官职大小来区分其地位，这与《黄帝内经》用"受盛"与"传道"来区分大小肠的功能范围有所不同。另外，"传道"更侧重于大肠的传导功能，即出而不纳以及传递信息，"监仓"则无此含义，只言其运化功能。《明堂五脏论》通过"行道"这一始源域，描述了大肠传导糟粕时不断前进的动态

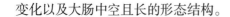

变化以及大肠中空且长的形态结构。

4. 小肠

《素问·灵兰秘典论》言小肠为"受盛之官","化物出焉"。《备急千金要方》将小肠比作"监仓吏"。"受盛"即接纳、容纳的意思。"化物"即传化食糜，与"六腑者，传化物而不藏"含义相同。"监仓"暗指小肠消化食糜的作用。"受盛"与"监仓"都是指小肠吸收营养物质，传导糟粕的功能。但《明堂五脏论》将小肠比作"水曹"，这与"受盛""监仓"的隐喻明显不同，而是将小肠的功能与津液的运行相联系。《灵枢·本脏》云："六腑者，所以化水谷而行津液者也。"《脾胃论·大肠小肠五脏皆属于胃胃虚则俱病论》指出："大肠主津，小肠主液，大肠小肠受胃之荣气，乃能行津液于上焦，灌溉皮毛，充实腠理。"小肠接受胃腑传送而来的腐熟食糜，进一步消化，泌别清浊，其所运化的精微可滋养全身，并将吸收后的水液渗入膀胱，将浊滓糟粕传送至大肠，如水道一般运送水流，在前进过程中区分水流中的泥沙与清水。由此可知，《明堂五脏论》将其比作"水曹"，便是基于小肠"泌别清浊"的功能，医家也基于此使用"利小便所以实大便"的方法治疗水谷清浊不分的一系列疾病。

5. 膀胱

《素问·灵兰秘典论》记载："膀胱者，州都之官，津液藏焉，气化则能出矣。"经前文考证可知，"州都"在隋代时指选拔官吏的大中正，此种解释明确了膀胱的地位与功能。大中正为各部门选拔优秀人才，为百姓传达政令，起到沟通官民上下的作用。膀胱主气化，可汇聚水液，《灵枢·本输》曰"膀胱者，津液之腑也"，膀胱向上把汇聚的津液输布到五脏六腑，向下把无用的废液排出体外，其联系内外上下的作用与"州都之官"类似，且"州都"的官阶不高，也与位置靠下的膀胱相似。《素问·经脉别论》详细论述了津液生成与输布的过程，津液的生成需要肺、脾、肾的合作，但津液运行和输布离不开膀胱的气化，正是因为膀胱的气化作用才使津液得以输布四肢、百骸、经脉、官窍。《备急千金要方》与《中藏经》认为膀胱为"津液之府"，将其比作"水曹掾"，即监管水道的小官吏。这种类比虽然没有表达出膀胱沟通内外上下，向全身输布水液的功能，但明确了膀胱与水液的密切关系，即储藏输送水液。"掾"字同样也说明膀胱在脏腑中较低的地位。两种隐喻加以对比，我们可以猜测"水曹掾"很可能是古人通过实体解剖，看到膀胱中残存的尿液，以及与膀胱相连的输尿管与尿道，进而产生的相关隐喻；而"州都"则更多是基于膀胱气化与水液运化理论形成的隐喻。

6. 三焦

涉及三焦对应官职的隐喻映射，只有《素问·灵兰秘典论》记载的"三焦者，决渎之官，水道出焉"。三焦分为上、中、下三个部分，在位置与功能上有较大的差异。《灵枢·营卫生会》记载"上焦出于胃上口，并咽以上，贯隔而布胸中"，"中焦亦并胃中，出上焦之后"，"下焦者，别回肠，注于膀而渗入焉"。三焦有名无形，为六腑之一，但又与五脏无表里配属关系，故又被称为"孤腑"。《灵枢·营卫生会》亦有记载："上焦如雾，中焦如沤，下焦如渎。"雾为飘浮在空中的水蒸气与小水滴，沤为腐烂发酵的水坑，渎为通行水流的水道。根据上文分析，"决渎之官"即主管沟渠河川疏通的官职，并且上、中、下三焦对应的雾、沤、渎都是水的不同形态或者与水相关的液态混合物。《灵枢·本输》也记载三焦为"中渎之府""水道出焉"，《医宗金鉴》载"通调水道，下输膀胱，三焦之职也"，可见三焦如水道与沟渠，传输水流，灌溉四方，排泄废物。对应到人体，三焦即主司人体的水液运行，将津液传输至全身，并将废液输入膀胱，是人体内水液输布和代谢的通道。这是古人从生活经验出发，得到的关于三焦功能的见解与体悟。

（三）膻中

《素问·灵兰秘典论》记载："膻中者，臣使之官，喜乐出焉。"何谓"膻中"？《灵枢·海论》曰："膻中者，为气之海。"古今医家多认为其指胸中或心包络，至今没有定论，但可以从其功能与特点来分析相关的隐喻映射。《灵素节要浅注》云："膻中却在两乳间。"《灵枢·胀论》云："膻中者，心主之宫城也。"膻中的位置靠近心君，将心脏包裹于内，如同君主所住宫殿的围墙，能够护卫心主，代心君受邪，起到屏障的作用。君主与臣民地位悬殊，只能通过使臣来传达信息，心君的情志都由膻中代为传达，心在志为喜，膻中作为中介传达心君的喜乐意志，故曰"喜乐出焉"。《灵枢·海论》云"膻中者为气之海"，《灵枢·邪客》云"故宗气积于胸中，出于喉咙，以贯心脉，而行呼吸焉"，可见膻中所积之气为"宗气"，宗气走息道以行呼吸，因此对人体的呼吸条畅有着深刻的影响。《灵枢·海论》有言："气海有余者，气满胸中，悗息面赤；气海不足，则气少不足以言。"膻中为气之海。若宗气充足，则心君安逸；若宗气太过或者不足，则心君不安，出现悗息面赤或者少气懒言等症状。

第二节　古代解剖知识与脏腑

一、脏腑部位与脏腑关系的隐喻分析

藏象理论中，脏腑之间相互影响、相互作用的关系重要且突出，因此中医学界多认为中医的脏腑是一种功能性、关系性概念。脏腑的关系除了表现为功能方面的协同作用外，还依靠表里、君臣、五行生克等源于自然、社会的概念来表达。分析空间方位如何隐喻地构建表里、君臣、五行等概念，可以更深入地理解脏腑部位在脏腑关系的形成过程中扮演着怎样的角色。

（一）脏腑图像中的脏腑位置关系

《黄帝内经》《难经》没有对脏腑位置关系独立成篇的系统描述，相关内容散于各篇之中。"心肺独在膈上""肾上连肺""清者上注于肺，浊者下走于胃"和"五脏六腑者，肺为之盖"确定了心肺位置在膈上，肺在胃和肾之上，肺在诸脏腑之上；"胆在肝之短叶间""脾与胃以膜相连耳"则说明肝与胆、脾与胃相邻且肝胆位置关系更为紧密；《灵枢·肠胃》指出水谷从口进入至魄门排出所过之六腑依次是胃、小肠、回肠与广肠，说明胃下与小肠相连，小肠与大肠（回肠和广肠）相接。通过《黄帝内经》《难经》等中医典籍中有关脏腑位置关系的记载，我们很难描绘出一幅唯一的、准确的脏腑位置关系图像。

脏腑图则更加直观、形象地描绘出脏腑的位置关系，脏腑全图的正面、背面、侧面以及系统分图（图2、图3、图4）为我们呈现了这样一幅较为全面立体的图像：肺位于人体内最高处，在其他所有脏腑之上，上接肺管，与外界相通；心掩于肺叶之下，发出四系与其余四脏相连；心肺共居于膈上；肝与脾紧挨膈下，或左

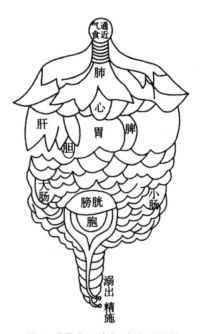

图 2　《丹台玉案》脏腑正面图

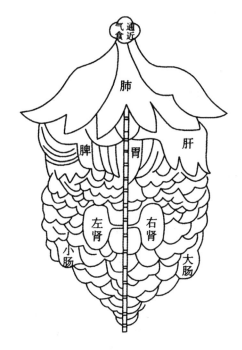

图 3 《丹台玉案》脏腑背面图

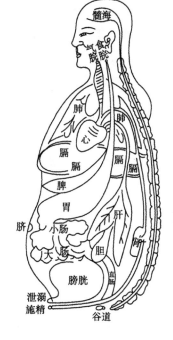

图 4 《针灸聚英》之五脏六腑之图

或右，胆在肝叶之间，脾横卧于胃上；胃上接贲门食管通咽喉，下连小肠大肠通谷道；肾紧贴脊柱，与脐或丹田平行；膀胱或无上口，或有上口与小肠相接，位于人体内最下方。

（二）脏腑君臣关系

1. 上与下的含义

"上-下"这一对方位概念在人类的各种实践活动中应用十分广泛。许慎《说文解字》中释上字为"丄者，高也"。甲骨文中的上字写作"二"，下面一横表示地面，上面一横表示空间位置在参照物地面的上方。《说文解字》释下字为"丅，底也。指事"。上的含义为高，下的含义为底部，两者互为反义词，表示空间垂直方向上的相对位置。这对方位概念自古有之，由人类最直接的身体空间经验形成，人类也不自觉地将其应用于构建和理解各种新的抽象概念的过程中。除表示空间垂直方向上的高低之外，上和下还引申出很多其他含义。如《管子·君臣下》"民之制于上，犹草木之制于时也"中"上"的含义是君主；《礼记·王制》"尊君亲上"中的"上"指尊长或在上位的人；而《孙子·谋攻》"凡用兵之法，全国为上，破国为次"中的"上"则是等级质量高之意；《左传·昭公》"于是乎下陵上替，能无乱乎"之"下"指群众百姓；《论语·季氏》"困而不学，民斯为下矣"中的"下"指等级低；此外，还有诸如上宾、上策、位高权重、下属、下品、臣下等词语。

2. "上－下"方位隐喻与脏腑君臣关系

上下（始源域）这一空间概念映射于权力、等级、质量（目标域）等抽象概念，进而形成好为上、坏为下，权力等级高为上、权力等级低为下的方位隐喻。中医扎根生长于中国传统文化的土壤，其理论体系的价值观与中国传统文化最根本的价值观一致，故而中国古代形成的多种上下含义与"上－下"方位隐喻同样可见于中医理论之中。《素问·灵兰秘典论》云："愿闻十二脏之相使，贵贱何如？……心者，君主之官也，神明出焉。肺者，相傅之官，治节出焉。肝者，将军之官，谋虑出焉。"这段话采用类比的方法，将脏腑比作官职、脏腑关系比作君臣关系，形象说明了脏腑的功能和地位。《类经·藏象类》释"贵贱"为"君臣上下之分"。脏腑君臣关系的形成离不开古代中医学者对脏腑解剖位置的认识和理解。如"心肺独在膈上"一句指出，直立体位的人体，心肺位于胸腔膈膜之上，其他脏器则位于膈下，皆在心肺之下。《灵枢·邪客》曰："心者，五脏六腑之大主也，精神之所舍也。"心是五脏六腑乃至人体生命活动的主宰，其地位至高无上，贵为君主；肺主气，司呼吸，肺朝百脉，肺主宣发肃降、通调水道，都是肺主治节的体现，肺与心同位于胸中，其地位和功能犹如相傅辅佐君王。这一类比便是以"上为君""下为臣"的方位隐喻为基础映射形成的脏腑官职概念。

（三）脏腑表里配属关系

《灵枢·本输》云"肺合大肠……心合小肠……肝合胆……脾合胃……肾合膀胱"，论述了脏腑表里配属关系。《难经》中亦有"大肠者，肺之腑""小肠者，心之腑""胆者，肝之腑""胃者，脾之腑"和"膀胱者，肾之腑"的说法，所述脏腑配属关系同《黄帝内经》一致，即肺与大肠、心与小肠、肝与胆、脾与胃、肾与膀胱相合，一表一里，相互对应。这说明在《黄帝内经》《难经》成书的时期就已形成了固定、确切的脏腑表里配属关系。这样的脏腑配属关系为中医学家所熟知，并娴熟地用于解释各种人体生理、病理现象。脏腑表里配属关系的形成同样离不开方位隐喻的映射。

1. "表－里"方位隐喻与脏贵腑贱

"表－里"也是一对相对的方位概念。《说文解字》记载"表者，上衣也。从衣，从毛"，"里，衣内也"，可知"表"和"里"的本义分别为衣服向外的一面和贴近人体的一面。在此基础上，表和里又逐渐衍生为外部、外面和内部、里面等相对之意。人类有将珍贵的物品置于有边界围绕的内部空间以减少损害的经验，如《灵枢·胀论》所云"脏腑之在胸胁腹里之内也，若匣匮之藏禁器也"，脏腑位于胸胁腹里被保护就如同藏于匣匮中的禁器。而脏腑之间，脏又比腑更重要，如《素问·五脏别论》云："所谓五脏者，藏精气而不泻也，故满而不能实。六腑者，传化物而不藏，故实而不能满也。"古代医家对五脏与六腑生理功能的认识不同，即五脏贮藏精气，六腑传化水谷、传导糟粕。精气是人体生命活动的根本。这样的功能划分无疑说明古人认为五脏比六腑更为重要。与此同时，中医学的五脏还主宰人类的高级精神情志活动，如《素问·宣明五气》认为"心藏神，肺藏魄，肝藏魂，脾藏意，肾藏志"，又如《素问·阴阳应象大论》中指出肝、心、脾、肺、肾分别主宰怒、喜、思、悲、恐。在疾病治疗方面，《素问·阴阳应象大论》提出"故善治者治皮毛，其次治肌肤，其次治筋脉，其次治六腑，其次治五脏。治五脏者，半死半生也"，五脏受损比六腑受损对于人体造成的伤害更为严重，同样说明五脏对于人体生命活动的正常进行更为重要。因此，贵重的五脏居于里，重要性相对较低的六腑则位于外，这样的表里划分正是基于"表－里"方位隐喻。

2. 远疏近亲的方位隐喻

相合脏腑之间生理上相互依存，病理上相互影响，有着比其他脏腑更密切的联系。《素问·太阴阳明论》云"脾与胃以膜相连耳，而能为之行其津液"，脾胃之间有韧带相连，脾主运化水谷精微，胃主受纳腐熟水谷，二者一升一降，共同构成人体气机升降出入的枢纽。《难经·四十二难》记载"胆在肝之短叶间"，胆囊在肝脏右叶之下，肝主谋虑，胆主决断，肝胆关系密切，古人常借以描述人之间的亲密关系，如"披肝沥胆""肝胆相照"等。脾与胃、肝与胆在解剖位置上十分接近，这使得古代医家认为它们能够互相影响。这种经验认识可能的身体基础是人类会更靠近关系亲密的伙伴，而关系亲密的人互相施加的影响更大；还可能基于人对物体施加力改变其状态时总是需要自身或中间介质与其直接接触这一经验。肾和膀胱的位置关系在典籍中未见叙述，但肾与膀胱同位于下焦，且两者以输尿管直接相连亦应为古人能够具备的生理知识。所以可以认为，脏腑表里配属关系的形成在很大程度上是基于远疏近亲的隐喻映射。

3. 基于方位相似的隐喻思维

《难经·三十五难》曰："五脏各有所腑皆相近，而心、肺独去小肠、大肠远者，何也？"古人已认识到脾与胃、肝与胆、肾与膀胱这三对表里配属的脏腑位置相近，并对同样具有表里配属关系的心与小肠、肺与大肠位置较远提出了疑问。"经言心荣肺卫，通行阳气，故居在上。大肠、小肠传阴气而下，故居在下，所以相去而远也。"原文从心与肺、大肠与小肠的生理功能对其位置的合理性进行了解释，但是无助于理解这两对脏腑表里配属关系的形成。进一步分析，心肺在上，位于胸腔，心位置靠左，上左右后四面被肺包绕。小肠大肠在下，位于腹腔，大肠包绕小肠。心与肺直接通过大血管相连，小肠与大肠分界明显，两者肠管直接相通。同时肺主气，司呼吸，通过喉管直接与外界相连，大肠传导糟粕、接魄门，同样与外界直接相通。因此，通过这些相似点的类比映射或可推测，心与小肠、肺与大肠相表里的配属关系便是基于方位相似的隐喻思维形成的。

（四）小结

肝、心、脾、肺、肾与胆、小肠、胃、大肠、膀胱的表里配属关系，是综合脏贵腑贱的表里方位隐喻、远疏近亲的方位隐喻和方位相似的隐喻思维的产物。古人在中医理论的构建中并不期展示完整的脏腑位置关系图像，其对脏腑位置关系的认识提取是抽象概括的，是部分强调并融入中医理论之中的。脏腑解剖位置通过隐喻思维在中医藏象理论中被赋予新的内涵，参与构建脏腑功能和脏腑间的关系。方位隐喻根植于我们的文化中，根植于描述中医理论的语言中，如果去掉中医语言中的方位隐喻，脏腑功能、脏腑关系将无以表达，中医藏象理论将无法构建。

二、"心－神－窍"与"心主神"

中医理论认为"心主神"，即心主宰人的精神、意识、思维等活动。《黄帝内经》所言"心者，五脏六腑之大主也，精神之所舍也"，提出心是神的居所。而西医学证实脑是控制人类精神、意识、思维活动的中枢器官。早在先秦诸子的典籍中即有关于心神关系的诸多论述，且常常与感官同时提及。中国早期思想史研究指出感官活动不仅为认知活动提供质料，也提供了原初的范型，从而塑造人们现实的认知方式。下文将从具身认知视角下的概念隐喻理论出发，结合古人的认知思维方式及生活实践经验，阐释感官与心、神的深刻关系，以及"心－神－窍"如何影响"心主神"理论的形成，以期更好地认识该理论的内涵与价值。

（一）对"心主神"理论形成的几种解释

围绕心与脑孰主神这一问题，中医学者对"心主神"理论的形成进行了诸多讨论。其中大多学者将心主血作为心主神的前提，认为血是神志活动最重要的物质基础，因此神志活动由心主之；并提出精神紧张、神志不安时多伴有心跳、脉率加快也是促使人们认识到心神关系的重要因素。但实际上，血脉遍行全身，体内的重要脏器均有多条血脉出入，古人很难从血脉分布认识到心与神的联系。廖育群指出在中国古代医学中，"胃"是气血生成与运行等生理活动的中心，而"左乳下"的心尖搏动被解释为"胃之大络"的跳动。因此，若从神与血、脉的密切关系出发，似乎更应形成"胃主神"的理论。有学者认为心因居于人体正中而备受重视，成为人体的主宰，与神为自然和人之主宰相结合成为主神之官，并提出"心主神"实质上是"五脏中心主神"，故亦有脾主神之义。然古代典籍虽确有心居中与脾居中且分别与土行相配的记载，却并未提出"脾主神"，因此位置居中仅可说明心脾的重要地位，但不能解释心主神的独特性。还有学者认为，神明为阳，主宰天地与人，心为君，主宰人体，亦属火属阳，故与神合。然若进一步追问心何以属阳为君、主宰人体，则易陷入循环论证。

（二）司外揣内的认知模式

第二代认知科学强调，心智具有亲身性，概念与理性以我们身体、大脑的特性及其与环境的交互作用为基础。在人类早期的日常生活与医疗实践中，人们对人体结构、生理功能和病理变化的认识多是由外到内的。如殷商时期，古人对人体体表的头面、四肢、躯干等不同部位均赋予了专名，而关于人体内部脏腑组织的记录甚少；《五十二病方》中有病名 103 个，其中外科疾病和皮肤科疾病有 90 个。《灵枢·外揣》中的"夫日月之明，不失其影；水镜之察，不失其形；鼓响之应，不后其声。动摇则应和，尽得其情……故远者司外揣内，近者司内揣外"，以日月、水镜、鼓响与影、形、声的内外相应为例，阐释如何把握复杂事物。杨上善谓："远者所司在外，以感于内，近者所司在内，以应于外。"因内外相应，故以所司一面揣度另一面，即根据所处情形，通过熟悉了解的对象去把握与其相应而不可知的对象。司外揣内不仅是一种由人体外在的症状表现推测机体内部情况的诊断思维方法，也是古人认识人体内部的一种认知思维方式。在内外相应、天人合一的思想下进行取象比类，由人体外部到人体内部，即是从始源域到目标域的认识过程。这种认识途径和思维模式也决定了在人类早期的认识活动中，外部肢体和感官七窍的活动结构是人们理解内部脏腑和精神世界的基础。

（三）感官七窍与神

莱考夫指出若不借助隐喻的方式把心智的各方面加以概念化，那么思考和谈论心智几乎是不可能的。人们对神的思考和认识也需借助多重的隐喻系统来完成概念化。其中，感官为精神活动提供质料，是表达与构建认知、思维、道德、审美等心智活动和精神世界的重要概念和载体，也是精神、神明的门窗与神往来活动的通道。如《淮南子·精神训》中的"夫孔窍者，精神之户牖也"，《韩非子·喻老》中的"空窍者，神明之户牖也，耳目竭于声色，精神竭于外貌，故中无主"，均体现出古人通过感官七窍来观察、认识和表达神的内涵。

1. 感官七窍表达及塑造认知活动

人们依赖感官来获取信息，目之所见、耳之所闻、口（舌）之所尝等是人们的所知所识。如中医五味理论就是以原始滋味说为基础逐渐发展形成的，先秦之前药食的滋味就已成为认识和描述其作用或毒性的首要标志。关于目、视觉与认识的关系，严健民从考古和先秦史料中目、眸、瞳及由目演绎的𦣻（臣）字内涵出发探讨人的思维功能，认为远古中医学思想的萌芽过程潜藏着"目主思维"的过程。《论语·述而》云："多闻择其善而从之，多见而识之，知之次也。"孔子认为闻与见都是认识学习的重要途径。《论语·里仁》亦云："朝闻道，夕死可矣。""闻"不仅指听到，也包含所闻之道被理解、认识，并使人有所得而影响其信念和行为之意。《墨子·经说下》云："智以目见，而目以火见，而火不见，唯以五路智。久不当以目见，若以火见。"可见，墨子不仅认为目之所见构成人的智识，还指出通过五种感官经验获得知识的方式为五路智。五路即五官，包括眼、耳、鼻、舌、身。上述文献都蕴含着认识、理解、思考是尝到、看到、听到的隐喻。感官不仅是获取信息的通道，围绕感官形成的各种概念也是人们组织知识、表达思想的基础。不仅如此，感官活动还塑造了人们的经验和认知方式，以视觉为主导的认知活动强调物我疏离、对事物界限的辨析以及确定性形式的把握，而以味觉为主导的认知活动则以拉近弥缝物我距离、主客相互交融为特征。

2. 感官七窍反映与构建道德审美

道德审美代表了古人的心灵生活和精神世界，而感官七窍也部分构建了人们对审美、道德的认识和理解。《说文解字·羊部》云"美，甘也。从羊，从大，羊在六畜主给膳也"，可见人们对美的感受最初来自食物的甘甜滋味。一般认为，华夏审美文化首先注重的是"味觉美"，后逐渐向视听之美拓展，形成了以听觉、味觉、视觉、触觉、动觉、言语等交融的综合的审美感受。另如《左传·昭公二十五年》言："夫礼，天之经也，地之义也，民之行也……是故为礼以奉之，为六畜、五牲、三牺，以奉五味；为九文、六采、五章，以奉五色；为九歌、八风，七音、六律，以奉五声。"这里的"礼"指古代的社会规范和道德秩序，对七窍所感之味色声的规范则是"礼"的重要组成部分。《孟子·离娄上》云："存乎人者，莫良于眸子，眸子不能掩其恶。胸中正，则眸子瞭焉；胸中不正，则眸子眊焉。听其言也，观其眸子，人焉廋哉。"《孟子·公孙丑上》亦言："诐辞知其所蔽，淫辞知其所陷，邪辞知其所离，遁辞知其所穷。"孟子指出通过眼睛的明亮昏暗和言辞的内容可以了解人的道德品性与内心世界。

（四）心之七窍与神

心是人们较早通过解剖认识的脏器之一。早在殷商末期，古人就完成了对心脏的大体解剖并造出心字，心字的甲骨文先后写作"♪""♡""♡""♡""♡""♡"。从字形的变化可以看出，殷人认识到心是胸腔内的空腔脏器，心内有瓣膜结构，以及心脏底部有经脉。结合后世其他有关心的结构描述可以发现，心有多个腔室的孔窍结构受到了古人的关注，如《史记·殷本纪》记载殷纣王令比干剖心而言"吾闻圣人心有七窍"，《难经·四十二难》亦云"心重十二两，中有七孔三毛，盛精汁三合，主藏神"。有学者认为这七个孔窍是现代解剖学中的上、下腔静脉孔，左、右房室孔，肺动、静脉孔和主动脉孔。无论心有七孔是解剖观察所得，还是数字的附会，都说明人们已认识到并且十分关注心有多个孔窍的结构特点。

心的孔窍同样与神关系密切，如"圣人心有七窍"，将蕴含心窍的数目视作圣人本质特点的体现。"圣"的甲骨文作"♪"或"♪"，突出了耳、口，体现出善听且善于传达者是通达神与人的存在的认识。后世则明确指出心窍数目与愚智的关系，如《医方类聚》卷五引《简易方·五脏像位》刘子之言"心形于光，上智人心有七孔三毛，中智人心有五孔二毛……或痴憨之辈，虽有心而无孔，故神出入无门者果矣"。在中医理论中，人的神志活动是否正常与心窍密切相关。心是神的居处，而心窍是神往来的通道。心窍通利，则心神往来流畅，神志活动正常，反之则出现异常的神志活动。例如，《神农本草经》记载菖蒲能"开心孔，补五脏，通九窍……久服轻身，不忘，不迷惑，延年"，指出菖蒲能通过开心孔而使人神志清楚。金元时期，医家提出"痰迷心窍"之说，痰邪无处不到，可停留于体内细小之处，心窍若被痰浊闭阻，妨碍心神出入，就会出现癫狂等神志失常的症状。

（五）感官七窍是联通心、神的桥梁

古代文献中常能看到感官七窍与心、神相关的诸多论述。如《灵枢·大惑论》言"目者，心之使也；心者，神之舍也"，神舍于心内而使心能驱使目感知外物。《文子·道德》中的"学问不精，听道不深，凡听者，将以达智也……故上学以神听，中学以心听，下学以耳听"，《庄子·人间世》中的"无听之以耳而听之以心，无听之以心而听之以气"，说明听觉作为一种感官，脱离了耳的束缚，成为心、神、气的功能，表达更深层的思考和领悟。这说明感官不仅是认识和表达心、神功能的重要概念，还起到了串连心、神的作用。神由天地万物的主宰到人体一切生理及心理活动的主宰，心的主宰地位来自神的迁移，心的主宰对象由五官扩展至脏腑以及全身。如《荀子·天论》中的"耳目鼻口形能各有接而不相能也，夫是之谓天官。心居中虚，以治五官，夫是之谓天君"，说明心治五官而为天君。《春秋繁露·天地之行》中的"一国之君……内有四辅，若心之有肝肺脾肾也；外有百官，若心之有形体孔窍也"，则以身喻国，君若心以治内外，内外即包括脏腑和形体孔窍。

另外，感官是人们认识神的通道，但神的显现又不止于此。人们在日常生活中体会到，缤纷多样的自然万物和感触经验通过感官进入人的思维意识，精神无形可见而神秘莫测，但又时时控制着人们的感官与行为，即使感官闭塞，精神活动仍然存在。精神的异常则表现为人的行为、语言等失去控制。因此，古人对思维脏器的认识不停留于人的感官。在观察人体内在脏腑组织的过程中，心的多孔窍结构受到人们的关注，心之七窍与感官七窍的形似促进了"心主神"理论的形成。综上，感官七窍是神往来的通道，心为神之居处，心之七窍则是神出入活动的地方。

（六）从"心－神－窍"论心藏象理论之争议

1. 心和感官七窍的广泛联系与心开窍于舌

不同于其余四脏，心与感官七窍均有直接联系。如《素问·解精微论》云"夫心者，五脏之专精也，目者其窍也"，《素问·金匮真言论》云"南方赤色，入通于心，开窍于耳，藏精于心"，《素问·阴阳应象大论》言"心主血，血生脾，心主舌……在窍为舌，在味为苦"，《难经·四十难》言"心主臭，故令鼻知香臭"。《难经》指出鼻之嗅觉与心有关，《黄帝内经》明言为心之窍者即有"目""耳""舌"。神居于心，任物－意－志－思－虑－智的整个认知过程均由心神主导，用以形成认知的信息由五官传递给心神。因此在脏腑与官窍的配属中，心藏神是心之窍分别为"舌"、为"耳"、为"目"的重要背景和出发点，这也是"心－神－窍"关系在中医理论中的部分体现。

心既与耳、目、舌分别配属，为何最终却形成了"心开窍于舌"的主流观点？或许从不同感官对中国古代思想形成发展的影响这一角度解释，能够得到合理的答案。中国思想史上存在不同感官交替优先的认知取向。如从商周至秦汉时期，我国便经历了从以耳口通达内外的认知传统。先秦时期，耳目被突出，到秦汉时期确立了味觉优先这一认知取向的过程。因此，心开窍于舌，不仅可能是目耳口鼻为四，与五脏在数量上无法一一对应的折中处理，还可能是在感官的认知取向发展过程中，人们重视味觉活动，以致舌的认知地位逐渐突显的结果。

2."心主神"与"脑主神"

早期人们通过感官七窍来理解和表达人的精神世界，现代脑科学研究通过刺激感官通道来探索大脑的活动规律，这些都体现了感官七窍与神的联系。无论是七窍与脑的相近位置，还是解剖实践与生活经验的积累，都能促使人们认识到脑与七窍的紧密联系，再结合其他实践经验和内省认识到脑主神。如《素问·解精微论》云"泣涕者脑也，脑者阴也，髓者骨之充也，故脑渗为涕"，认为耳目之泣涕从脑渗出；《素问·脉要精微论》亦云"头者精明之府，头倾视深，精神将夺矣"；东汉《春秋元命苞》记载"头者，神所居"；《颅囟经·序》言"元神在头曰泥丸，总众神也"，泥丸即脑；《说文解字》言"思，容也。从心囟声"，囟指头顶脑盖会合之处。清代王清任提出"灵机记性不在心在脑"，也是以其观察到耳、目、鼻皆通于脑，以及小儿的脑发育与感官、记忆、语言等功能发展的同步性为基础。这些都说明从感官七窍的具身经验出发，古人不仅能认识到精神、思维与心有关，亦能认识到其与脑的关联。

古代医家对脏腑属性的不同划分决定了藏象理论的构建。在以五脏为核心的藏象理论中，心为藏神之脏；《素问·五脏别论》中的"余闻方士，或以脑髓为脏，或以肠胃为脏，或以为腑"，或许说明在以脑为脏的藏象理论中，对主神的脏腑会形成不同看法；古希腊医学也存在心主神与脑主神的争论。中国古代学者或出于对头、肢体与内脏的重视程度不同，或由于更深层的身体观念，选择从身体内部寻求神的所在，从而将主神的功能赋予心。在中医理论的构建过程中，"心主神"的命题在天人视域下得以不断具象化落实并从多层次延展，由抽象观念落实为具象化、实质化的医学理论，融入理法方药俱全的辨治体系，深刻影响了中国古代医学理论的形成和发展。

（七）小结

从具身认知的视角，可以辨析"心主神"理论的形成过程及背后串联的经验事实和认知规律，阐明感官七窍与神的关系及其与心之七窍相应是中医"心主神"理论构建的重要基础，并从感官的认知取向发展解释心开窍之官的确立，指出感官七窍与神的联系是"心主神"与"脑主神"形成的共同基础。这不仅有利于理解"心主神"理论的深刻内涵及价值，也是正确处理中医心脑关系的基本前提。

三、肺脏图像与肺在"上"的三重隐喻

（一）肺脏图像及附文所示肺之形态位置

单个肺脏图像名"肺脏图""肺脏图象""手太阴肺系图"或"手太阴肺经图"，这些图像所绘肺脏的形状结构大致相同，多个小环上下相叠连接为肺管，其旁多标有"肺系""肺管""九节""上通喉咙"等字，肺管顶端或无孔，或有两孔，下则接八叶或六叶（接六叶者并言"两叶在后"）的长椭圆形树叶，叶脉清晰（如图5）。对肺脏形态位置描述较详细的附文是"肺重三斤三两，六叶两耳，凡八叶，主藏魄，四垂如盖……人有二喉，前喉为喉咙，通于五脏，主气出入……后喉为咽喉，主纳水谷，通于六腑……喉咙……九节"。系统分图则有"肺侧图"。"肺侧图"可见肺管位于颈前，上有两孔为咽、喉，管腔向前突出者为"结喉"。肺叶位于胸前，心掩于下，从前至后标示出脾系、胃门和肝系在肺叶下的位置（如图6）。脏腑全图中均有肺脏形态位置的描绘，正面、背面和侧面图均可见肺位于最高处，其他脏腑则被覆于肺叶之下而无横支出者，其所绘肺的形态与单个肺脏图基本一致，但大多缺少相关文字说明。

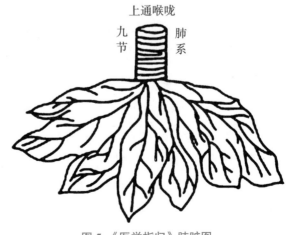

图5 《医学指归》肺脏图

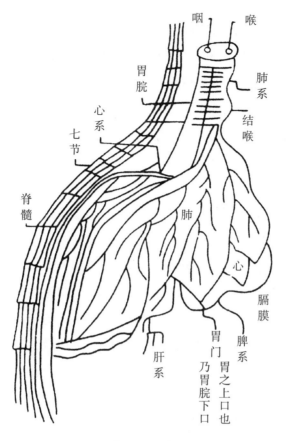

咽　喉

胃脘

肺系

心系

结喉

七节

脊髓

肺

心

膈膜

肝系

脾系

胃门
乃胃脘下口

胃之上口也

图 6 《华佗遗书》肺侧图

（二）肺在上与肺为华盖、为天

肺在人体内位置最高，在诸脏腑之上，解剖实体与脏腑图像的描绘一致。古代中医学者在不同层次上使用"上"的内涵，赋予了中医肺脏不同的功能和地位。如前所述，在"上尊下卑"的脏腑君臣关系中，肺与心同居膈上，心贵为君主，地位至高无上，主宰五脏六腑；肺位高而近君，地位和功能犹如相傅，辅佐君王。在心肺与其他脏腑的解剖位置和地位关系中，"上尊下卑"的隐喻内涵符合经验和实际，但在心肺两者内部之间，肺为相傅之官，其地位低于为君主之官的心，而肺却在心之上，这便与地位高者为上、地位低者为下的方位隐喻相矛盾，"上尊下卑"的方位隐喻在心肺君臣关系中被越阶打破。古代中医学者对这种破坏并非无动于衷，而是有意无意地赋予肺在上更多的隐喻内涵，试图使肺的解剖位置与其在中医藏象理论中的地位更加融贯匹配，发展形成肺为华盖，为天的理论。

《黄帝内经》中言"肺者，五脏六腑之盖也"，"五脏六腑者，肺为之盖"。

"盖，加也，加物上也。"肺为盖，在诸脏腑之上，可以遮蔽保护其他脏腑，抵御外邪的侵害。后世医家在此基础上进一步提出"肺为华盖"。"华盖"本指帝王的车盖或画上文彩的伞，肺与华盖因遮蔽保护的相似功能建立起联系。明清医家强调肺为"心之盖"，即肺对君主之心的保护作用。《灵枢·九针论》中的"一者天也；天者阳也。五脏之应天者肺，肺者五脏六腑之盖也"，指出肺在脏腑之中位置最高，不仅为盖，亦为天。从位置最高转化为人体之"天""阳"，这与秦汉时期人们对宇宙的认识有关。古人认为天圆地方，天覆地载，万物居于其中，天如覆碗一般罩于万物之上；而人与天地相应，日月相参，肺为盖覆于诸脏之上，就如同天覆盖万物。"上为天"的方位隐喻便由此映射形成中医藏象理论中的"肺为天"。而肺主要表现出的下降之功能，肺主宣发肃降，为水之上源，从上往下向其他脏腑输布水液精微，正如天施云布雨以滋润万物。

古代中医学者为保持脏腑解剖位置与中医理论内在联系的融贯一致，在藏象理论中赋予了肺在上之"上"不同的方位隐喻内涵。遮蔽在上、天为上与地位高为上相比，前两者具有更直接、清楚的身体和文化经验，所以遮蔽为上、天为上在古人的认知中应优先于地位高为上的方位隐喻。因此，肺既为相傅，地位低于心，又在心之上，为盖遮蔽保护其他脏腑，为天向下输布水液精微。藏象学说中"上－下"方位隐喻的多重性和系统性使得肺的解剖位置与中医理论的内在联系更为融贯合理。

（三）肺脏图像中的数字

脏腑图所绘肺的形态位置与解剖实体虽有相似之处，如肺上有气管（肺管）与外界相接以通气，肺的位置在所有脏腑之上，其形态是上窄下宽的弧形等。但两者同样存在十分明显的差异。如解剖实体气管有 16 ～ 20 个软骨环，肺叶为左 2 叶、右 3 叶，共 5 叶。肺脏图则示肺管为九节，肺叶有六叶两耳，共八叶，肺叶为树叶形状。两者在计数上明显不同，现今多认为是古人对解剖实体的认识有误。但如果从数字"九"与"八"的含义及文化背景的角度阐释，则可发现中医学者通过数字和图像表达了对中医肺脏的认识。

1. 数字"九"与肺为天

数字是符号和文化的结合体，不仅用于计数，还蕴含着多种社会文化意义。数字"九"是大数，有表多数的含义，如"九仞为山""九令诸侯"，都有计数多的含义。因此可以推测，肺脏图像中用"九"计肺管节数，是想表明其数量较多，并非实指。此外，在中国传统文化中，"九"不仅是最大的阳数，亦为天数。如《易·文言》中的"乾元用九，乃见天则"，又如《管子·五行》中的"天道以九制"和《淮南子·天文训》中的"天有九野，九万九千九百九十九隅"，均将天与数字九联系起来。古代帝王认为自己顺应天道，皇权乃天所授，自称为"天子"，又称"九五之尊"；还有诸如"九霄""九天"等词语用于表示极高之天。在脏腑图中，肺管连接肺与外界，在人体内极高之处。《灵枢·九针论》云"五脏之应天者肺，肺者五脏六腑之盖也"，即言肺在五脏六腑中位置最高，为之盖以应天。中医藏象学说中，五脏之肺除了通于秋气，五行属金之外，其卦为乾，其数为九。因此，脏腑图中肺管之九节抑或是肺脏应天之数的体现。

2. 数字"八"与肺叶

肺叶有六叶两耳，共八叶，此语最早见于《难经·四十二难》。徐大椿《难经经释》释曰："垂下为叶，旁出为耳，共成八叶也。"他认为"六叶"和"两耳"是肺叶的两种不同存在形态，但都指肺叶，总共八叶。许慎《说文解字》云："八，别也，象分别相背之形。"从文字字形来看，是两两相背的两条曲线恰似一个物体被分成了两部分。肉眼可见解剖实体之肺分为左右两大部分，两相背离，被中间的气管连接起来，正如数字"八"的字形所示。而以树叶之形示之的原因，一方面，解剖实体之肺从气管、左右主支气管到各级小支气管层层分叉，如同树干发出树枝一样，因此所连之肺组织被古人勾勒成似树叶长于树枝之上；另一方面，树木枝繁叶茂，亭亭如盖，恰似肺为华盖遮蔽五脏六腑。

四、脾之解剖实体与脾胃角色转变的隐喻分析

中医藏象学说中关于五脏的解剖实体认识属脾最具争议。20 世纪初，科学名词审查会将西方医学的 spleen 正式确译为脾，发展至今已形成普遍认识，即中医学之脾所对应的解剖实体是位于人体上腹部左侧的免疫器官 spleen。余云岫于《灵素商兑》中指出："然则《灵》《素》所谓脾者，全乎消化器官之系，似与今日之所谓膵者（pancreas）相似。"他从《黄帝内经》中脾的功能出发，认为脾的解剖实体应是膵。膵为日人新造汉字，用来翻译 pancreas，即胰腺。而章太炎在《与余云岫论脾脏书》中列举分析了脾既作为脢子油（胰腺）又指称左胁下器（脾脏）的诸多材料，认为"恐此二物古人皆名为脾，故或言在胃下，或言在肷空处，或言磨化水谷，或言用以为谷也……而《难经》既言有散膏，又言主裹血，则已混二物为一矣"。后世学者有脾为现代解剖学中的胰腺、脾为解剖实体脾脏、脾之散膏为胰腺和脾为胰脾一体等不同认识。澄清脾的解

剖实体，不仅有助于深入理解脾胃的功能与关系，亦是解读藏象学说形成发展的重要线索。

（一）脾的解剖实体

1. 脏腑图及中医古籍中的脾之解剖实体

西医学中，脾脏为人体最大的淋巴器官，长 10～12cm，宽 6～8cm，位于左季肋区，脏面的脾门处邻接胰腺，前部邻接胃底。胰腺位于腹后壁，呈灰红色，形态狭长，质地柔软，长 17～20cm，宽 3～5cm，右端胰头部被十二指肠环抱，左端接触脾门。从中医典籍中的图像与文字描绘看，单个脾脏图像（如图 7）与脏腑全图之侧面图（如图 8）中的脾形态狭长，又有《医贯》《医纲总枢》中"其形如刀镰""形如犬舌"等形容，均更似胰腺。而《难经》记载的脾扁广三寸、长五寸，与脾的大小比例相符，且王冰在《重广补注黄帝内经素问》中谓其"形象马蹄"，《中西医汇参铜人图说》提出"脾形如竖掌，居胃之左"，则更似脾脏。王清任所描绘的脾不仅形状结构更似胰腺，且中有珑管，应指胰腺的胰管（如图 9）。而唐容川描绘的图像包括了甜肉和脾，对应现

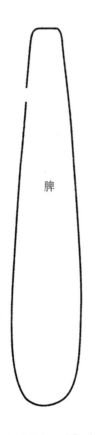

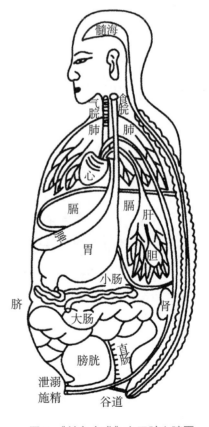

图 7 《丹台玉案》脾　　　　　　图 8 《针灸大成》之五脏六腑图

今的解剖实体为胰腺和脾脏（如图10）。从中医脾的位置看,《黄帝内经灵枢注证发微》云："肾肝居于膈下,而脾居中州。"脾位于中央,与胰腺的位置更加接近,但此处的"中州"亦可能不是实指脾的解剖位置,而是受到五行学说的影响,认为脾属土,方位四时五行模式中土行位于中央,故脾居中。脾位置在左胁（如图11）,与解剖实体的脾脏相对应,而脾在右胁,肝在左胁（如图12）,则与解剖实体不符,或别有所据。综上,从图像与文字描绘的形态位置看,中医脾的解剖实体既有胰腺又包括脾脏。

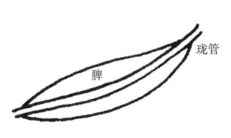

图 9 《医林改错·亲见改正脏腑图》脾　　　图 10 《中西汇通医经精义》脾图

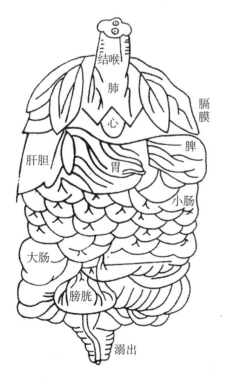
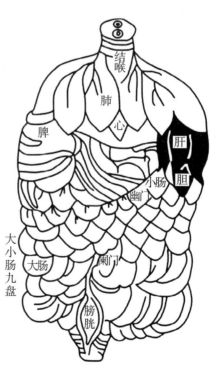

图 11 《玄门脉决内照图》之人脏正面图　　图 12 《形神之间 – 早期西洋医学入华
　　　　　　　　　　　　　　　　　　　　　　史稿》烟萝子内镜图

2. 从脾胃的位置及功能关系看脾之解剖实体

《素问·太阴阳明论》有云"脾与胃以膜相连耳"，胰腺前有隔网膜囊与胃相邻，而脾与胃之间有胃脾韧带相连，两者皆与胃有直接联系，但是贴在胃后壁的胰腺与胃的接触面积比例远大于脾脏。《难经·三十五难》谓："五脏各有所腑皆相近。"脏腑表里关系主要通过"远疏近亲""表贱里贵"及方位相似映射等隐喻建立，中医学之脾胃互为表里，关系密切，应与两者的位置相近有关。而与脾脏相比，胰腺与胃的位置关系更为紧密，因此，从解剖位置关系的密切程度看，脾之解剖实体为胰腺更为合理。

另外，还可从"脾"字分析脾胃的上下位置关系。"脾"为左右结构，左侧的"月"表示人体结构，右侧的"卑"字在《说文解字》中被释作"贱也，执事也"，意为低下。与"脾"字字形相近，偏旁不同的"俾"（门侍人）"婢"（被役使的女子）"裨"（副的、辅助的）等字，都有地位低下的含义。脾字本身便可说明该脏是一个位置低于胃，裨助胃消磨谷物的肉质脏器。《释名》谓"脾，裨也。在胃下，裨助胃气，主化谷也"，指出脾在胃下行使辅助功能。陈修园则云"脾为土脏，藏意与智，居心肺之下，故从卑。又脾者，裨也，裨助胃气，以化谷也"，将脾之"卑"解释为在心肺之下。这其中都蕴含着"地位高者在上，地位低者在下"的方位隐喻。陈修园的解释使得脾的位置与裨助的功能分离，是试图在医理层面解决后世所认为的脾在胃上与脾字含有卑下之意、脾行使辅助功能之间的矛盾。以上论述说明脾胃地位的转变虽促使医家改变了对脾之位置的描述，但脾的字源含义以及行使辅助功能的记载仍留存至今。《释名》为东汉刘熙所撰写，其从语音上探求各种事物名称的由来，更能代表当时医家对脾的认识。《灵枢·五色》论及面部与脏腑的对应关系时言"肝左者，胆也；下者，脾也；方上者，胃也"，从脏腑在体内的位置映射形成脏腑对应的面部区域，胃亦在脾上。在藏象学说形成的较早期，脾在胃下的位置关系与脾行使裨助胃气的功能一致，此时的脾对应位于胃后下方的胰腺更为恰当。而在脏腑全图之侧面图中脾横卧于胃之上，以及《医学入门》《类经图翼》《医贯》等医籍中指出脾在胃上，不仅是因为后世医家对脾的解剖实体的认识不同，还与脾胃在中医理论中的地位转变有关系，后文将进一步详细论述。

（二）脾的功能构建

藏象学说中脾主运化水谷和水液，主统血，与胃相表里，五行属土；脾藏意，其华在唇，在体合肌肉，主四肢，在窍为口，在液为涎，在七情为思，与长夏相应。这些功能大都通过解剖实体脾脏储藏血液与胰腺帮助胃消化水谷构建形成。

1. 脾裹血与脾统血

脾裹血最早见于《难经·四十二难》："脾重二斤三两，扁广三寸，长五寸，有散膏半斤，主裹血，温五脏，主藏意。"西医学认为，脾脏的主要功能是过滤并储存血液，呈暗红色。脾脏质软而脆，受到暴力撞击容易破裂，造成大量出血。因此，通过解剖观察古人很容易认识到脾贮藏血液的功能。正如章太炎所言："至所谓脾藏营、脾统血者，古人虽未知脾生白血之事，然满贮血液，则明明可睹。"脾脏被致密的被膜包裹，脾的脏面凹陷，其中央脾门有血管出入，呈现向里包裹的形态，所谓"外边丰圆向胁，内边深窝向胃"。裹，缠也，包也，像用衣布包裹东西，使其聚集，防止散落，方便运输和转移。《难经经释》注解为"裹血，谓统之使不散也"，裹血即约束血液的运行，使其不向周围散逸。"统"的本义是丝的头绪，由此引申出总合、首领和率领等含义。脾统血更加抽象地描述出脾统率、约束血液的功能。朱沛文于《华洋脏象约纂》提出："盖洋言形如竖掌之脾，主收聚往来余剩之血，即经言统血者也。洋言形如犬舌之甜肉，中有一管，乃华所谓形如刀镰，中有珑管，水液由两边分流，即经言为胃行津液者也。"他认为脾统血是通过解剖实体脾脏贮存血液之功能构建而成，脾运化水液则是由胰腺的胰管分泌胰液演变形成。

2. 饮食、胃与脾

在描述脾的功能时，很难完全剥离胃而单独谈论脾。因为不只是运化水液和水谷，还有脾与涎、口唇、肌肉、四肢、思以及五行土之间的关联，都同古人观察到胰腺与胃的位置关系以及两者在饮食消化方面的协同作用息息相关。

脾在液为涎。"涎"原写作"次"，《说文解字》谓"慕欲口液也"，为产生食欲时分泌的唾液。水饮和食物从口唇而入，"脾气通于口，口和则口能知五味矣"。口腔咀嚼磨碎食物与脾磨水谷的功能相似。食物经食道进入如囊状容器的胃部，经过胃液的消化和胃的蠕动搅拌，4个小时后才能完全排空。古人观察动物或人的尸体，常能发现胃中粥糜状的食物，从而建立直接的因果关系，胃因此被认为是处理食物的重要脏器："盖五谷入胃，而胃则纳受之也。"胰腺紧贴胃的后下方，其中有胰管分泌胰液，胰管开口于十二指肠壶腹部，离胃下口幽门不远，因此被赋予辅助胃运行水液的作用，如"脾主为胃行其津液者也"，"夫五味入于口，藏于胃，脾为之行其精气"，饮食入胃，化为水谷精微，濡养全身。筋、脉、肉、皮、骨为五体，与五脏相合。这五者中肉随饮食多少的变化最为明显，多食肥甘厚味则体胖，少食或不食则形体消瘦。人进行劳作活动时消耗量大，易饥饿，欲多食；若少食或不食，则劳动能力下降，肢体沉重乏力，则易疲劳。四肢肌肉又是人能够行走跑跳，进行各种活动劳作的关键。因此，运化水谷、为活动提供能量的脾又主肌肉和四肢。过度的思虑、思考会导致食欲和胃肠道消化功能减退；情绪抑郁可抑制食欲，减少胃酸分泌。因此，忧思伤脾。中国古代是一个以农业为基础构建的社会，人们所需的绝大部分食物如谷物、蔬菜、果实等都来自土地。土生万物和脾胃化生气血荣养人体相似，土化万物同脾胃化水谷，土输送养分与脾运化水谷精微类似，故而脾胃在五行中属土。

3. 民以食为天与脾胃为后天之本

脾胃为仓廪之官，为后天之本，人体的气、血、精、津液皆有赖脾胃化生。《周慎斋遗书·卷一·阴阳脏腑》中的"其不到有五，心之脾胃，肝之脾胃，肺之脾胃，肾之脾胃，脾胃之脾胃，不到者，由先后天不能相生故也"，意在说明人体五脏均有赖于脾胃后天之气的濡养与支持。脾胃对于五脏六腑、四肢百骸乃至整个人体无疑都是至关重要的，而这种重视来源于古人对食物重要性的切身感受。《难经·四十三难》云："人不食饮七日而死者，何也？"杨上善谓："胃中水谷俱尽，无气以生，故死焉。"如果一个成年人完全断食，10天左右就会死亡。在人类生存的基本要素中，相对于空气和水，食物需要花费更多的精力去获取，人们也很早就认识到食物的珍贵，如《汉书·郦食传》云"王者以民为天，民者以食为天"。即便在物质资源丰富的现代社会，面对灾难和恐慌时，人们的第一反应也是尽可能多地储存食物。古代医家知道人的生长发育和生命活动需要源源不断的食物，如《素问·平人气象论》谓"人以水谷为本"，《难经正义》云"夫人身之精血，全赖后天谷气荣养"。《礼记·礼运》指出"饮食男女，人之大欲存焉"，获取食物是人类的重要本能和欲望。《管子·牧民》云："仓廪实则知礼节，衣食足则知荣辱。"只有在满足基本的饮食需求之后，人们才能遵守制度，构建社会，创造文明。食物不仅关系到个人生存、家族繁衍，也是社会安宁、文明延续的基础，可以说食物的重要性造就了脾胃为后天之本的重要地位。

（三）脾胃地位的转变

藏象学说中脾为脏，胃为腑，脏重而腑轻；脾在里，胃在表，里重而表轻；脾为夫，胃为妻，古时以夫为尊。脾主运化水谷，营养支持其他脏腑；而胃主受纳腐熟水谷，仅是对水谷进行容纳和初步消化。总而言之，脾在中医理论中的地位更高。然而，在藏象学说的形成过程中，胃的重要性曾一度高于脾。

1. 胃的重要地位

在现存的早期医籍中，能发现如下这些记载。第一，五脏曾指心、肝、胃、肺、肾五者，而不包括脾。如老官山汉墓出土的医简 696 记载有望色诊断的内容"心气者赤，肺气者白，肝气者青，胃气者黄，肾气者黑，故以五脏之气□"，将胃与心肺肝肾并举，且明确以五脏统称之。《淮南子·地形训》有云"东方川谷之所注……苍色主肝"，"南方阳气之所积……赤色主心"，"西方高土……白色主肺"，"北方幽晦不明……黑色主肾"，"中央四达……黄色主胃"，所论五脏与五方、五色、形体官窍的配属中，胃替代了脾的位置，与其余四脏并列。《史记·扁鹊仓公列传》亦谓："胃气黄，黄者土气也。"第二，在中医典籍中，胃常常与五脏（肝、心、脾、肺、肾）并言，而不见与五腑并言。《黄帝内经太素》记载有"黄色入通脾胃"，其余四脏与色相通只言脏，未提及腑，是因为"胃为四脏资粮，故兼言也"。日人丹波元简也注意到这个现象，其在著作《灵枢识》中解释道，"按《灵》《素》经中，凡论五脏必兼论胃腑，以胃为五脏之生原也"。第三，脾胃关系之紧密远超其他脏腑。脾胃居于中焦，同为仓廪之官，同为后天之本。在一些脏腑生理功能、病理状态的表述中，"中""脾""胃""脾胃"四者常可相互替换而语义理解上不会产生明显区别。第四，胃的重要性曾远超脾，甚至在诸脏腑之上。如"五脏者皆禀气于胃，胃者五脏之本也"（《素问·玉机真脏论》），"胃者，五脏六腑之海也……五脏六腑皆禀气于胃"（《灵枢·五味》）等。《素问·平人气象论》《难经》皆谓春脉微弦、夏脉微钩、秋脉微毛、冬脉微石曰平，且四时之脉都以胃气为本，故有"人无胃气曰逆，逆者死"。胃的重要地位可见一斑。

2. 胃因何重要

甲骨文中有"心""胃"二字，说明心、胃是早在殷商时期便受到人们关注的两个脏腑器官。"胃"字初写作 ⺼、⺼，《说文解字》亦谓"胃，谷府也"，可见人们一开始就认识到胃与食物的紧密联系。藏象学说中，脏腑的功能通过肉眼观察和身体经验构建。如囊状的胃中常有粥糜样的食物，说明胃已经对食物进行过加工处理，再加上饥饿的空虚、烧灼感与进食的胀满、饱腹感，胃与食物的联系能被人清晰地观察并感觉到。古人虽然看不到食物具体是在哪一个环节被人体吸收利用，但是发现食物对人体生命活动的支持是有切身体会的。因为胃与食物直观而密切的联系，胃被赋予了从食物中获取水谷精微的功能。在中医理论早期，主要是由胃承担转化吸收水谷精微的作用。如《灵枢·营卫生会》云："人受气于谷，谷入于胃，以传与肺，五脏六腑，皆以受气。"《素问·经脉别论》谓："食气入胃，散精于肝……饮入于胃，游溢精气，上输于脾。"廖育群指出，《黄帝内经》中营养吸收这一过程基本是在胃部进行的。《灵枢·营卫生会》中的"故水谷者，常并居于胃中，成糟粕而俱下于大肠"，指出了水谷经过胃的作用变成糟粕，说明胃已经对水谷中有益的部分进行了吸收利用。清代医家尤乘在《脏腑性鉴》中亦云："凡胃中熟腐水谷，其精气自胃之上口，曰贲门，上输于肺，肺乃播于百脉。其滓秽自胃之下口，曰幽门，传于小肠。"无论是传精气于肺，还是散精于肝、上输精气于脾，水谷中的精气在胃完成了由体外到体内的转化，而小肠所受则是经过胃消化吸收的食物滓秽。可以说胃的重要性不仅在于其受纳腐熟水谷，还因为它是人体吸收水谷之精微的主要脏器。

3. 脾胃地位的转变

《素问·五脏别论》中记载黄帝问岐伯"余闻方士，或以脑髓为脏，或以肠胃为脏，或以为腑，敢问更相反"，说明这一时期脏腑的划分标准尚未完全统一。实际上，脾胃的地位变化在《黄帝内经》《难经》便初见端倪，这也是藏象学说由解剖的脏腑到功能的脏腑的重要转变之一。《黄帝内经》认可的脏腑划分标准是"所谓五脏者，藏精气而不泻也，故满而不能实。六腑者，传化物而不藏，故实而不能满也"。藏精气的实体脏器为脏，容纳、传送食物糟粕的空腔脏器为腑。"脏者，人之神气所舍藏也"，藏无形精气与神气的五脏比容纳有形食物糟粕之六腑更为重要。《难经·三十五难》云："又诸腑者，皆阳也，清净之处。今大肠小肠，胃与膀胱，皆受不净，其意何也？"从中可以看出，《难经》已将受纳水谷的胃腑与大肠、小肠、膀胱，均视为受盛秽浊之物的脏腑。刘河间谓"五脏六腑四肢，皆禀气于脾胃"，李东垣亦云"五脏皆禀气于脾胃，以达于九窍"，《难经本义》则云"以脾受谷味，灌溉诸藏，诸藏皆受气于脾土"，由五脏受气于胃到禀气于脾胃、脾土的变化，可见脾逐渐取代了胃化生水谷精微、濡养脏腑的作用。占据大部分脾脏解剖位置的胰腺结构松散，有胰管开口于小肠上端，不似位于左胁的脾有致密的被膜包裹，且胰腺位置在胃后下方，地位卑下，与中医脾脏上升的地位不相符。因此，《难经》另立统血之脾脏，并将胰腺命名为散膏，作为脾的附属。后世医家既在脾脏图像上保留了胰腺狭长的形态特点，又将脏腑图中的脾置于胃上。总之，在藏象学说的形成过程中，脏腑概念功能的明确区分不仅使胃的重要功能和地位向脾迁移，也促使脾胃的相对位置发生改变，脾之解剖实体由胃后下方的胰腺转变为左上方的脾脏。而胃与五脏相提并论，脾胃相比于其他脏腑关系更为紧密，则是功能与地位的迁移所遗留的影响。

（四）小结

在《黄帝内经》中，以明确划分的五脏为核心的相互关联的人体生理系统已经形成。对于这个转换融合过程中出现的解剖实体与藏象学说的矛盾，《难经》予以了更多的关注，并尝试在理论层面进行解释。《黄帝内经》中的脾已为五脏之一，取代胃与其余四脏并列，但其所言脾指胰腺，而《难经》则将脾的解剖实体由胰腺改为脾脏，解决了解剖位置关系与脏腑地位的矛盾。这种不同于《黄帝内经》的处理，既给藏象学说的研究带来了诸多争议，又为后世医家阐释经典、发挥经义留下了更多空间。以隐喻认知理论解读中医脾脏功能的构建，可以使一些矛盾的现象得到更加合理的解释，这种解释亦更趋近实际情况，是更符合人类认知规律的解释。

五、从古代解剖知识探讨中医肾藏象学说的构建

关于肾脏的位置，《灵枢·五色》中描述道"夹大肠者，肾也；当肾者，脐也"。关于肾脏的数量，《灵枢·本输》谓"肾上连肺，故将两脏"，《难经·四十二难》则直接指出"肾有两枚，重一斤一两"。脏腑图对肾脏形态、位置的描绘更为直观，大都是左右两枚，形如豇豆，上与心相系，附于脊柱第十四椎两侧（如图 13）。这些描述与现代解剖学认识的肾——成对的扁豆状实质性器官，紧贴腹膜，位于脊柱两旁浅窝中，形态、位置基本相同。此外，一部分侧人脏腑图中的肾不但上系于心，下亦有一系与脊柱尾闾并行，开口在膀胱溺口下方，为"施精"之处，如《针灸大成》《针灸聚英》所载脏腑之图（如图 14）；另一部分侧人脏腑图中的肾与脊柱相连，与脊髓相通，上连髓海，如《医宗必读》的改正内景脏腑图（如图 15）。还有部分脏腑图着重指出命门的位置，或左为肾、右为命门，如《玄门脉决内照图》之人脏背面图（如图16）；或位于两肾之间，如《丹台玉案》所载肾脏形图（如图 17）。可见脏腑图所绘之肾确以解剖实体肾为基础，且更加注重体现肾与精、脊柱、髓海、命门等之间的联系。

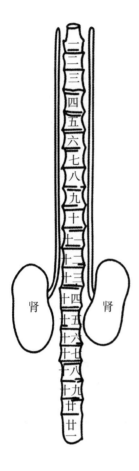

图 13 《医学指归》肾脏图

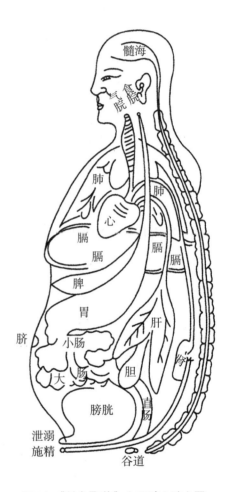

图 14 《针灸聚英》之五脏六腑之图

心系七节。七节之傍，中有小心。以肾系十四椎下，由下而上亦七节。

旧图有精道，循脊背，过肛门，且无子宫命门之象，皆误也。今改正之。

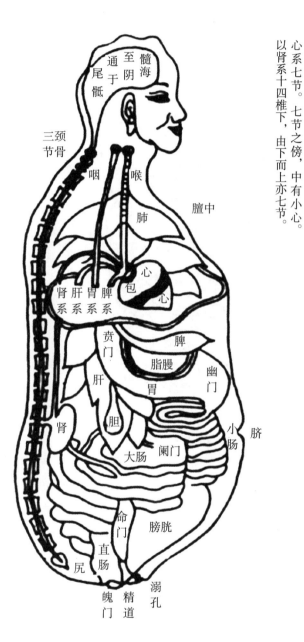

髓海

至阴

通于

尾骶

三颈节骨

咽

喉

肺

膻中

肝胃脾肾系系系系

心包

心

脾

贲门

脂膜

幽门

肝

胃

肾

胆

小肠

脐

大肠

阑门

命门

膀胱

直肠

尻

魄门

精道

溺孔

图15 《医宗必读》之改正内景脏腑图说

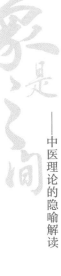

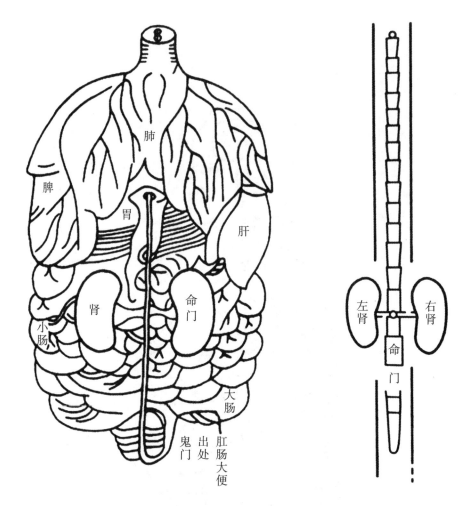

图 16 《玄门脉决内照图》之人脏背面图　　　图 17 《丹台玉案》之肾脏图

中医理论对肾脏生理功能的认识和说明可主要概括为以下三个方面：主水和气化；藏精，主生长发育和生殖；又主纳气。肾为封藏之本，为水火之宅，其性恶燥，在志为恐，藏神为志，在窍为耳和二阴，在液为唾，在体合骨，其华在发，与体窍情志等在生理、病理上都相互关联。藏象学说中，肾的功能构建与解剖实体的肾存在什么样的关联，值得进一步研究和探索。

（一）肾与膀胱相表里与肾主水和气化

在"远疏近亲"等方位隐喻的作用下，肾与膀胱相合，不仅因为肾与膀胱同属下焦，位置靠近，更源于两者以输尿管相连的实体解剖结构。《金匮要略·妇人杂病脉证并治》所记载的转胞病证由"胞系了戾"所致，此"胞系了戾"即指输尿管缠绕在一起，使得管道不通，小便不利。肾主水和气化的功能认识与膀胱藏津液的功能有关。从解剖实体看，膀胱是人体内唯一一个可储蓄较大量水液的空腔脏器。《素问·灵兰秘典论》谓："膀胱者，州都之官，津液藏焉，气化则能出矣。"古代医家很早就通过膀胱的解剖实践，以及人体排泄尿液的生理过程认识到膀胱贮藏水液的功能。另外，中医学的膀胱不是一个单纯的储尿器官，膀胱中的水液并非全是不被人体需要、应当排出体外的废弃液，其中一部分仍有待人体的重新利用，所以膀胱中的水液被称为津液，而不是溺。后世多将脬（胞）作为膀胱的别名，也有部分医家提出"膀胱为脬之室，脬居于中"（《黄帝内经灵枢集注》），"胞居膀胱中，主藏溺泻溺"（《类证治裁》），此种说法虽有待商榷，但膀胱分出脬作为专门储存尿液的结构，足以说明膀胱代谢水液功能的复杂性。《素问·阴阳应象大论》云："地气上为云，天气下为雨，雨出地气，云出天气。"肾气化升腾膀胱中的水液就类似于"地气上为云"，是人体水代谢的重要组成部分。肾被赋予主水、主气化的功能，以辅助人体对膀胱中津液的重新利用，可以说肾主水的功能很大程度上与肾膀胱相表里、膀胱藏津液有关。此外，这一观念还可能源于肾藏精主生殖和水生万物间的关联，例如决定人体生殖功能的天癸又被中医称为天水、天一之水等。

（二）泌尿生殖系统与肾藏精、主生殖

中医理论认为肾藏精包括肾藏生殖之精与肾藏水谷之精两重含义。精在广义上泛指人体内的一切精微物质，在狭义上则专指禀受于父母的生殖之精。在中医典籍中，肾藏精的功能主要围绕生殖之精进行构建，如《黄帝内经》有"天癸至，精气溢泻""以欲竭其精""茎垂者……阴精之候"等记载。"肾"在早期医学文献中多用于指称睾丸及阴囊，如《养生方》第89行记载的"牡鼠肾"，《五十二病方》第163条的"肾疝"以及治癫疝方中所说的"纳肾臁于壳空中"。早在殷商时期，人们便应用"去势术"以育肥公猪，后世骟马、宦牛、羯羊等阉割动物方法的普遍应用，以及宫刑处罚的施行和宫中太监的出现等，足以说明古人对睾丸的生殖功能有充分认识。而"肾"这一名称被体内脏腑借用，说明古人对人体生殖核心的关注发生了由外而内的转变。这种转变主要源于解剖学认识的深入和当时社会流行的方技术数之学对内在生命体验的总结。

此外，医学理论对各种纷繁生理现象的系统归纳以及对人体内脏腑的重视同样促进了生殖核心向内的转移。远古人类对两性在生殖过程中作用的认识，经历了把繁殖功能单方面归于女性，到逐渐认识男性在生殖中的作用，认为生儿育女是男女双方结合的结果。男女发挥生殖作用的生理结构截然不同，但两者在生育繁衍方面的协同作用以及生殖功能随人体生长发育的同步变化，说明两性体内应存在着相同的物质结构影响甚至控制着人体的生殖功能，由此中医理论将影响两性生殖功能的物质命名为天癸，而将主生殖的功能归于肾脏。人体解剖学将肾、输尿管、膀胱、睾丸、阴茎等统归于泌尿生殖系统，足以说明这些器官结构在解剖上关系密切、不可分割，而以古人的解剖知识水平，正确认识、区分这些结构的功能是十分有难度的。在肉眼能够观察到的解剖层面，肾、输尿管、膀胱与尿道之间存在一条畅通的输送管道，而男性尿道同时也是排泄精液的通道。肾所藏生殖之精可以通过这条通路到达体外，解剖结构的认识与日常生活经验得以整合，为生殖核心由外而内的转移提供了支持。因此，可以认为，肾藏精、主生殖的形态学基础源自古人关于人体泌尿生殖系统的解剖知识，即肾通过输尿管、膀胱与外生殖器相连。

（三）肾藏精、主生殖的相关理论发展

1. 从肾藏精、主生殖到肾主生长发育

肾藏精、主生殖到肾主生长发育的功能拓展，一方面是因为从胎儿孕育出生到长大成人，其大部分禀赋特点是先天的，即从父母那里"继承"过来的，比如身高、长相、才能、遗传疾病，等等。《后汉书·冯勤传》就记载了冯勤的祖父偃通过选择儿子伉婚配的对象来提高后代身高的事情，说明古人已认识到身高的遗传特性。对于动植物生物性状的传递，《吕氏春秋·用民》有"种麦而得麦，种稷而得稷"。对于父母之精的重要作用，《灵枢·天年》有"以母为基，以父为楯"，《育婴家秘·卷之二》谓"形之强弱，气之清浊，则又禀于父母"。从自然界植物、动物的繁殖到人类社会的繁衍生息，人们积累了大量的经验，认识到父母的生殖之精影响甚至决定了新生命的生长发育。

另一方面，人的生殖孕育功能展现出随着人体的生、长、壮、老、已而产生、强盛、衰退、消失的同步规律。《素问·上古天真论》中"女子七岁，肾气盛，齿更发长……丈夫八岁，肾气实，发长齿更"，论述了女子以"七"数、男子以"八"数为一阶段的生长发育规律，而这些回答所针对的问题原是"人年老而无子者，材力尽邪？将天数然也？"黄帝询问的是衰老伴随生殖功能衰退而无子的原因，而后岐伯从男女生长发育到衰老体弱，伴随肾气、天癸的盛衰，生殖能力的有无等方面回答了这一问题，揭示了随着人的生长壮老已，肾气－天癸－生殖功能呈现出此盛彼盛、此衰彼衰的同步变化。

而肾功能的拓展，进一步启发了肾与骨、齿、发、志之间的生理、病理联系。《中西汇通医经精义·五脏所属》中的"小儿髓不足，故头骨未合；老人肾虚，故骨痿也"，指出骨骼随人生长衰老的不同变化。《黄帝内经》肾主骨生髓理论的发生，与古人对肾藏精的认识，以及观察到人体骨和齿的生长发育与

肾精天癸盛衰同步有关。随着身体的生长发育，人从襁褓婴儿成长为青壮年，骨骼快速生长变化，毛发乌黑茂盛，牙齿逐渐"生而长极"，进入老年阶段则骨骼脆弱、逐渐变形，弯腰驼背，牙齿脱落，头发花白，二便失禁。肾所藏之志也表现出类似的变化规律。"忆之所存谓之志"，志表示记忆力。《医学阶梯·肾》指出儿童和老年人记忆力的差别与精之盛衰有关："试以童子、老人较之，真有天壤之别。老人精竭，随语随忘；童子精敛，过目成诵。"总之，基于骨骼、牙齿、头发、记忆力等与人体生长衰老表现出的同步变化，古代中医学家形成了主生长发育的肾脏与骨、齿、发、志等形体官窍密切关联的认识。

2. 肾藏精、主生殖与精血同源

精与血的同源关系基于精、血在两性生殖孕育中所发挥的重要作用。人类女性繁育后代的功能直观可见，虽然卵子在激素影响下周期性发育成熟并排出不易观察，但经血有节律地排出则显而易见，且与生殖功能的关系十分明显。月经来潮后女性才具有生殖能力，如《素问·上古天真论》中有"月事以时下，故有子"；妊娠前月经周期正常与否是鉴别怀孕和癥瘕的关键，如《金匮要略·妇人妊娠病脉证并治》中的"妊娠六月动者，前三月经水利时，胎。下血者，后断三月，衃也"。古人认为女子月经与受孕生男生女也有关系。马王堆出土的《胎产书》记载有禹与幼频的一段对话："禹问幼频曰：我欲埴（殖）人产子，何如而有？幼频合（答）曰：月朔已去汁□，三日中从之，有子。其一日南（男），其二日女殹（也）。"这段话指出妇女经净后三日内交媾可以受孕产子，并且受孕的时间可决定后代的性别。古代医家关于女子月经与生殖现象的经验和认识是丰富多面的，对男性之精的生殖作用亦多有阐述。《素问·上古天真论》描述男性具备生殖功能的生理变化："天癸至，精气溢泻，阴阳和，故能有子。"《金匮要略·血痹虚劳病脉证并治》记载男性无子的病理状态："男子脉浮弱而涩，为无子，精气清冷。"《养生方》第131行曰："男子用少而清。"武威汉简84、85简甲载有"精少""精失""精自出"等男性疾病，这些疾病常可致男子不育。

对女性经血与男性精液生殖功能的认识积累促进了父精母血协同繁育作用的认识形成。如北齐医家褚澄在《褚氏遗书》中从精血间的相互作用解释媾精孕育过程及生男生女的原理机制："男女之合，二情交和，阴血先至，阳精后冲，血开裹精，精入为骨，而男形成矣；阳精先入，阴血后参，精开裹血，血实居本，而女形成矣。"李东垣认为："经水断后一二日，血海始净，精胜其血，感者成男；四五日后血脉已旺，精不胜血，感者成女。"《类经》则谓主生殖之肾为"精血之脏"。《万氏妇人科·种子》强调"故种子者，男则清心寡欲以养其精，女则平心定气以养其血"。《医贯·内经十二官论》云："世谓父精母血非也，男女俱以火为先。"赵献可虽否定"父精母血"之说而提出命门之火，但从侧面印证了当时医学界关于"父精母血"的普遍共识，认为男精、女血在生殖过程中协同发挥作用。唐容川于《血证论》中详细论述了男子之精与女子经血同出一源的观点"气生于水而化水，男子以气为主，故血入丹田，亦从水化而变为水，以其内为血所化，故非清水而极浓极稠，是之谓肾精。女子之气，亦仍能复化为水，然女子以血为主，故其气在血室之内，皆从血化而变为血，是之谓月信"以及"男子主气，故血从水化而为精；女子主血，故血从水化而为经。血是男子之精，水中有血。女子之经，血中有水，故行经前后，俱有水浆可验"。唐容川认为男子之精和女子月信都是液体形态，均是"血从水化"而来。综上可知，古代医家基于女子胞宫所排经血与男子生殖之精对孕育新生命的共同作用，关联起两者并形成了精血同源的认识。

3. 肾藏精、主生殖与肾藏五脏六腑之精

"肾者主水，受五脏六腑之精而藏之，故五脏盛乃能泻"一句是现存医籍中有关肾藏五脏六腑之精的最早论述，医家多将其解释为肾中精气的盛衰与五脏六腑精气的盛衰密切相关。而将其置于原来的文本和语境下，发现肾藏五脏六腑之精这一理论是古代医家基于人体胚胎发育过程，对肾藏精、主生殖功能的进一步阐发。这段文本紧接在《素问·上古天真论》女子七七和男子八八的论述之后，结合前文对生殖功能随人体生长发育同步变化的阐释，以及后文的"故五脏盛乃能泻。今五脏皆衰……而无子耳"，可知古代医家应当意在说明肾所藏五脏六腑之精的充盈程度对肾之生殖功能的影响。中医学存在着有关"是什么"与"为什么"的两种理论。"是什么"属于描述性研究，得出描述性的理论。"为什么"的研究得出因果关系的解释性理论。这种由果析因得到的"因"难以检验与核实，是一种承诺的"因"。古代医家无法看到也无法检测出肾所藏之精来自五脏六腑，因此，肾藏五脏六腑之精应当是关于某种经验和事实的解释性理论。

先天之精需要由后天之本脾胃化生的水谷精微补充才能源源不断。如果人的脾胃功能不足，营养不良，形体过于消瘦便可能会导致不孕不育的疾病表现。古代医家从生理、病理等不同方面积累了脾胃影响肾生殖功能的经验，因此认为肾既藏先天生殖之精，又藏后天水谷之精。但若将肾藏五脏六腑之精理解为由每一脏、每一腑影响生殖功能的大量病例和生理现象的观察积累从而得

出的经验说明，似乎又略欠妥当，因其不仅与临床实际不相符，也是对脏腑相互影响这一认识的泛化——如此则每个脏腑皆可藏五脏六腑之精。但如果从人体胚胎发育的现象考虑，则能更好地理解"肾藏五脏六腑之精"的内涵。《灵枢·天年》指出："五脏已成，神气舍心，魂魄毕具，乃成为人。"马王堆出土的《胎产书》中的妊娠十月养胎法，由北齐医家徐之才继承，收录于《备急千金要方》，描述了妊娠一月的胚胎经过逐月养胎至妊娠十月："五脏俱备，六腑齐通，纳天地气于丹田，故使关节、人神皆备，但俟时而生。"《备急千金要方》还记载了对胚胎发育变化过程的描述："一月始胚，二月始膏……八月脏腑具，九月谷气入胃，十月诸神备，日满即产矣。"古人观察到两性生殖之精合而为胎，胚胎从无到化生出五脏六腑、四肢百骸。而由肾所藏生殖之精孕育的新生命之所以五脏六腑皆全，是因为生殖之精中蕴藏有五脏六腑之精，能够化生为五脏六腑，类似于受精卵中含有生物生长发育的全部遗传信息。因此，将肾藏五脏六腑之精看作古代医家对人体胚胎发育过程之观察体认的解释说明明显更为合理。

（四）肾主纳气与腹式呼吸

肾主纳气的功能构建很可能源于对人类呼吸活动的观察，及其与肾脏解剖位置关系的联想。呼吸是生命最基本的活动，也是古代医家重点关注的生命现象。成年女性以胸式呼吸为主，一般男性和儿童则以腹式呼吸（又称深呼吸）为主。腹式呼吸是通过膈肌上下的运动使肺的通气量增大，不仅有胸廓的运动变化，腹部随呼吸活动的上下起伏也十分明显。《金匮要略·脏腑经络先后病脉证》云"在上焦者，其息促；在下焦者，其息远"，认为病位在上者，呼吸浅，吸入的空气量少，通过加快呼吸的频率来保证一定时间的吸气总量，而病位在下焦者，呼吸深，吸入的空气量多。这也说明古代医家通过容器隐喻来认识呼吸活动。与之类似的，在进行腹式呼吸时，古人很容易观察到腹部的膨隆以及呼吸深度比胸式呼吸更深长，认为吸入的气体已由人体上焦心肺弥漫到离口鼻更远的下焦，应当有位于人体下焦的脏腑主持这一功能。而气在中医理论中是生命活动的根本，因此古代医家没有将主纳气的重要功能赋予下焦的大肠、小肠、膀胱等腑，而是将其归属于地位更高、更重要的肾脏。

另外，呼吸之养生调摄作用的发展以及丹田与肾的位置关系也促进了肾主纳气功能的形成。早在《庄子·刻意》中就记载了通过调节呼吸和运动肢体的方法以达到养生长寿的目的："吹呴呼吸，吐故纳新，熊经鸟伸，为寿而已矣。"《素问·上古天真论》亦强调"呼吸精气，独立守神，肌肉若一"，《冯氏锦囊秘录》亦云"调息一法，贯彻三教。大之可以入道，小用亦可养生"。调息即通过意守丹田，调节呼吸，引导气下行之法，强调息息归根，呼吸通达丹田。狭义的丹田特指下丹田，在脐下一寸五分，在脏腑图中能看到丹田与肾相对，在同一水平线上（如图18）。丹田与肾的位置关系密切，在中医学以五脏统摄身体各部的身体构建模式下，医家逐步把无形之丹田对于气的摄纳作用归属于有形之肾脏。

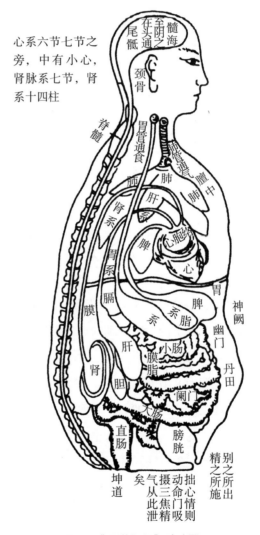

图18 《医学入门》脏腑图

（五）小结

肾位于下腹部，通过输尿管与膀胱、外生殖器相连。古代医家对于膀胱储存尿液、外生殖器排泄精液等解剖结构的认识及相关的经验体悟，启发了中医肾脏主水、藏精、主生殖、主纳气等功能认识的形成。通过对两性交媾、新生命诞生以及个体成长发育等过程的观察认识，古代医家围绕肾藏精、主生殖进一步发展出肾主生长发育、肾藏五脏六腑之精、精血同源等理论。水、精、气等概念抽象后被赋予构成世间万物本原的内涵，为肾脏功能的交织融贯提供了多元丰富的理论背景，增强了肾对各种生命现象的解释性和包容性。

六、膀胱图像与膀胱形态的隐喻重构

单个膀胱图像名"膀胱腑之图""膀胱腑图"或"膀胱图"，系统分图则有"命门大小肠膀胱之系"和"阑门水谷泌别之图"，脏腑全图的正面、侧面图可见膀胱的位置形态。

（一）膀胱图像及附文字所示膀胱之形态位置

脏腑图中膀胱被刻画得非常简单，只有寥寥几笔。单个膀胱图根据有无上口可分为两类：一类是仅有下口（如图 19），膀胱被描绘成一个膨胀的、类球形的容器，延伸出一小段细长的管腔，管道末端为溺孔，图旁并附小字"下连前阴，溺之所出"，表示膀胱与前阴相通排出小便；另一类是膀胱上下均有小口（如图 20），上口系于小肠，下口亦与前阴相接，图附文字则是"居肾之下，大肠之侧。小肠下口，乃膀胱上口，水液由是渗入焉"。似乎膀胱上下皆有小口与解剖实体更为相近，但是膀胱上口与小肠相连却与解剖实体相去甚远。在脏腑全图中，膀胱上口的情况同样复杂，一些脏腑全图氤氲不详，没有显示膀胱上连何处（如图 21）；一些则显示膀胱上口与小肠相接（如图 22）。值得注意的是，在所有脏腑图中都未见膀胱与肾直接相连。除此之外，《针灸大成》中的"诸书辨膀胱不一。有云：有上口，无下口。有云：上下皆有口。或云：有小窍注泄"，也指出了对于膀胱上下口认识的多种观点。这让人不禁疑惑，古代中医学者对膀胱的描绘为何会产生如此巨大的分歧？膀胱上口为何与小肠相连？没有上口的膀胱其排出的小便源于何处？

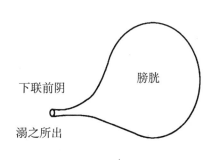

图 19 《针灸大成》之膀胱腑图

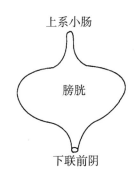

图 20 《针灸聚英》之膀胱腑图

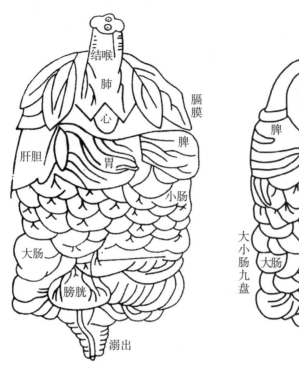

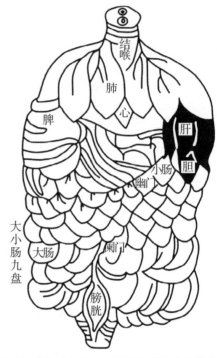

图 21 《玄门脉决内照图》之人脏正面图　图 22 《形神之间——早期西洋医学入华史稿》烟萝子内镜图

（二）膀胱与肾的联系

这样的错误似乎可以归咎于古人没能观察到膀胱与肾之间以输尿管相连，然而，不论是从解剖实体还是中医藏象学说的角度考虑都不能认可这一观点。首先，从解剖实体来看，肾与膀胱位置相距不远，中间以输尿管相连，输尿管是一对管径 5 ～ 10mm，长 25 ～ 30cm 的管道，是较为明显的解剖结构，且肾脏剖开流出的液体与膀胱所盛的液体在颜色气味方面皆相同，也容易让人联想它们之间的关系。其次，中医藏象理论也表明古人已认识到肾与膀胱的连接。肾与膀胱相表里，不仅在于肾与膀胱相近，更可能源于它们直接相连，因为肾前即是肠，肾与大小肠距离更近，但古代医家却并未将肾与大小肠相配属；且中医藏象学说中肾主水液、肾司二便和肾主生殖，都与古人观察到肾脏同膀胱以及外生殖器的联系密切相关。

（三）膀胱解剖实体与生理现象的矛盾

既然古人已经认识到肾与膀胱的关联，为何在脏腑图和藏象学说中都未指明两者的关系，甚至将膀胱与小肠相连呢？问题在于，若肾与膀胱直接相连，水谷与大小便之间直接、鲜明的联系将无法得到合理解释。概念结构来自基本经验结构或经验图式，最基本的意象图式围绕着进食－排泄的肉身体验建立。水谷摄入导致大小便产生，甚至疾病状态下会出现饮一溲一或完谷不化的症状。水谷从口而入，谷物在胃肠中发生变化，变为糟粕从肛门排出，是通过解剖动物或人体容易发现和理解的现象，因此，在中医理论和脏腑图中对于胃下口幽门为小肠上口，小肠下口阑门为大肠上口的认识毫无争议。但是水如何从口进入而从膀胱排出却缺乏直观的证据。在仅凭肉眼进行观察的时代，人们无法发现水液是如何从小肠吸收入血，血液流经肾脏通过肾小球的过滤及肾小管的重吸收而产生尿液。对解剖实体的观察无法解答对人体生理过程的疑问，因此古人借助社会自然的深刻体验来进一步阐释人体。用于理解人体的社会自然体验称为始源域，被阐释的人体称为目标域。因所选择的始源域不同而形成了对人体（目标域）的不同认识。

（四）膀胱功能对膀胱形态的重构

中医藏象学说对水液如何进入膀胱的论述大致三种，这三种解释在医学发展过程中经过中医学者的摒弃、融合和发展，仍可以窥见其原貌。

1. 膀胱有上口与小肠直接相连

膀胱有上口与小肠直接相连，水液由此渗入。《黄帝内经灵枢注证发微》云："膀胱重九两二铢，纵广九寸，居肾之下，大肠之侧，小肠下口乃膀胱上口，水液由是渗入焉。"《针灸聚英》《刺灸心法要诀》中所绘上下皆有口的膀胱图和烟萝图的内镜正面图、《玄门脉诀内照图》保存下来的《存真图》中的脏腑正面图等所示膀胱均与小肠直接相接，证实了此种观点。这种观点的形成最为简单和直观，源于人们对于河流或者管道的认识。河水在河道中流行，在河道分岔处则形成支流，同样的，水谷从口进入人体，经胃腐熟和小肠泌别后化为糟粕进入大肠，大肠与小肠的直接相通使得糟粕运行通畅，因此古代医家认为，膀胱与小肠的直接相连也可以使水液顺利流入膀胱排出小便。《难经·三十一难》中的"下焦者，当膀胱上口，主分别清浊，主出而不内，以传道也"，所述膀胱亦有上口，虽未言明与何脏相接，但徐大椿注曰"膀胱上口，阑门也"，即当与小肠相接。《类经》认为"其言上口者，以渗入之处为言，非真谓有口也。如果有口，则不言渗入矣"，但此论确有所偏差。《说文解字·口部》云："口，人所以言食也。""口"字本义为人嘴，象人嘴张开之形，引申为物体出入的通道。膀胱上口为小肠下口，此口亦与大肠相接传导糟粕，因此不可否认中医藏象学说中确有膀胱上口之说，而同时提及膀胱上口与渗入更可能是源于两种解释的融合。

2. 膀胱无上口，水液由渗入而来

膀胱无上口与其他脏腑相接，而膀胱水液由渗入形成。《灵枢·营卫生会》中的"水谷者，常并居于胃中，成糟粕而俱下于大肠，而成下焦，渗而俱下，济泌别汁，循下焦而渗入膀胱焉"，论述了水谷进入胃中，成糟粕而下大肠，而下焦济泌别汁，水液循下焦渗入膀胱形成小便的过程。《医学指归》亦明言："膀胱有下口，无上口，上系小肠，津溺由小肠下焦渗入。"《说文解字·水部》："渗，下漉也。从水，参声。"渗之本义为液体慢慢地透入或漏出。除了江河湖海等位于大地表层的水，地下水亦是人们赖以生存和较早认识到的水源之一。一些水井遗址证明，在商代人们就已开始使用木井，安置木质井盘对井壁进行加固而得到清洁用水。地下水由地表水或降水渗入地下形成，而未在地表与江河直接相连。古人从地下水认知膀胱中的水液从何而来，故而认为膀胱无须上口与其他脏腑相连，水液可直接由小肠下焦渗入其中。

无论是膀胱有上口与小肠直接相接，还是膀胱水液由小肠下焦渗入而来，膀胱中水液的形成都与小肠密切相关。小肠泌别清浊，使清水归于膀胱，浊滓下于大肠，经过小肠的作用，水液与糟粕被区分开来。经胃腐熟的食糜进入小肠之后，在小肠的作用下变为糟粕传导至大肠，糟粕的水分较食糜明显减少，因此，古人会认为食糜中的水液在经过小肠时被转移到别处。

3. 膀胱无上口，水液由气化而来

《素问·灵兰秘典论》中的"膀胱者，州都之官，津液藏焉，气化则能出矣"，对藏象学说中膀胱的功能进行了提纲挈领的说明。《类经》进一步阐释为"膀胱有下口而无上口，津液之入者为水，水之化者由气，有化而入，而后有出，是谓气化则能出矣"，认为"气化则能出"指津液经气化进入膀胱后有水液可出。水液除了经管道或渗入而移至别处，还可以气化成蒸气、云雾的状态进行转移。《素问·阴阳应象大论》中的"地气上为云，天气下为雨，雨出地气，云出天气"即阐释了"水－气－云－雨"在天地间循环变化的过程。地表的水在太阳辐射作用下变为水蒸气，上升到大气中形成云雾，随着大气的运动和热能变化下降为雨回到地表。《素问·经脉别论》所言"饮入于胃，游溢精气，上输于脾；脾气散精，上归于肺；通调水道，下输膀胱"，则如《素问悬解》所释"盖膀胱之水，悉由气化，饮入于胃，化气升腾，上归于肺，肺气清降，化为雨露，而归膀胱，则成小便"，说明了水饮从口进入到从膀胱排出的气化过程。水饮入胃，气化成精微后经脾运输于肺，上如云雾，肺为天，通调水道以降为雨，水液则归于膀胱生成小便。

综上，肾与膀胱的解剖实体联系隐匿于肾与膀胱的表里配属关系和两者在水液方面的协同作用中。古代中医学者对进食－排泄这一肉身体验的隐喻认知，使得膀胱水液的由来与小肠、下焦、肺三者密切相关，形成经上口而入、无上口渗入和气化而入三种不同途径，中医学的人体生理过程因中医学者选取的始源域不同而出现不同的解释模型。

（五）小结

通过对膀胱图像的进一步分析和阐释，可以看出古代医家对解剖实体的认识在理论的早期形成阶段参与了中医藏象学说的构建。因为技术或观念的限制，对解剖实体的认识有限且长时间一成不变，不能满足人们理解各种人体生理、病理现象和肉身体验的需要，但随着人们对自然社会的探索和创造，逐渐形成了对自然社会丰富而多元的认识，在解剖实体和自然社会环境的共同影响下，古人不断对人体生理、病理过程进行成功的解释，塑造出中医理论的概念系统。

第五章　隐喻的经脉

阅读《黄帝内经》可以发现很多以"十二"计数的人体结构名词，如"愿闻十二脏之相使""少十二俞""凡此十二官者"等，那么"十二经脉"究竟缘何而来？《灵枢·经别》云："黄帝问于岐伯曰：余闻人之合于天道也，内有五脏，以应五音、五色、五时、五味、五位也；外有六腑，以应六律。六律建，阴阳诸经而合之十二月、十二辰、十二节、十二经水、十二时、十二经脉者，此五脏六腑之所以应天道。"《素问·阴阳别论》云："黄帝问曰：人有四经、十二从，何谓？岐伯对曰：四经应四时，十二从应十二月，十二月应十二脉。"由此可知，"十二"是古代取象比类认知模式下，结合六腑六律与天人相参的结果。古代医家对于十二经脉的认知是以自然界的物象为始源域，以人体的生理结构为目标域的隐喻认知，是天地与人相映射的过程。经脉的隐喻认知始源域主要包括两方面，一是在地的河流，二是在天的日月星宿。本章将分别对经脉与河流、星宿间的隐喻映射过程进行分析，探讨古代医家如何借此表达经脉的生理特点，以及这些隐喻对经脉病理状态的治疗具有怎样的启示。

水是人类生产、生活不可缺少的重要资源，是经济社会可持续发展的物质基础。人类文明均起源于河流流域，例如发源于两河流域的古巴比伦文明，发源于尼罗河流域的古埃及文明，发源于恒河流域的印度文明，以及发源于黄河流域的中华文明。中国古代文明以农耕文化为主，生产生活均离不开河流的水源供给，因此古人对于河流的体察极为详尽。在"近取诸身，远取诸物"的取象比类认知过程中，河流便成为古人理解未知事物时常取之"象"。相应地，河流隐喻也为中医学提供了丰富的隐喻认知基础。有关河流的定义，《汉语大词典》释为"黄河水流"，《现代汉语词典》解为"陆地表面较大的天然水流，如江、河等"，《汉语辞海》认为是"沿地表线形凹槽集中的经常性或周期性水流。较大的叫河（或江），较小的叫溪。其补给来源有雨水、冰雪融水和地下水等"。本章中所探讨的河流范围较以上的河流定义更大，包括海水、湖泊等参与自然界水循环过程的流水。

河流隐喻是中医理论中的重要隐喻，其中尤以经脉的河流隐喻论述最为突出。通过分析我国河流的特点，可以发现河流与经脉在形态结构上具有极大的相似性，两者都具有通道结构，通道中都运行着某种物质。如《灵枢·经水》云："夫经水者，受水而行之……经脉者，受血而营之。"河流为地表水流动的通道，经脉为壅遏营气的通道。如《灵枢·决气》云："壅遏营气，令无所避，是谓脉。"河水沿河道流动，经气顺脉道运行，营行脉中，卫行脉外。"百川东到海""肺朝百脉"，河流与经脉通道结构中的物质都按特定的方向流动。天下万水相通，而经脉同样"阴阳相贯，如环无端"。河流与经脉的相似性使两者之间产生了映射。古代医家逐渐尝试着用自然界中可观、可感的河流来理解居于体内、难以观察的经脉，用河流来隐喻经脉、理解经脉，如《素问·离合真邪论》云"夫圣人之起度数，必应于天地，故天有宿度，地有经水，人有经脉"，又如《灵枢·经水》云"经脉十二者，外合于十二经水，而内属于五脏六腑"。不可否认，"经脉是河流"的隐喻促进了古人对经脉的理解。这一隐喻有助于进一步启发中医学家对经脉生理运行、病理过程的思考，还有助于医家找到合适的疾病治疗方法。

第一节　十二经水与十二经脉

《灵枢·邪客》云："地有十二经水，人有十二经脉。"此句是对经脉的河流隐喻最为直接的描述。《黄帝内经》以自然界"十二经水"为始源域，以人体"十二经脉"为目标域，依据"远近浅深，水血之多少"进行映射，形成了经脉的河流隐喻，具体可见于《灵枢·经水》。

一、河流之源与气血之源

我国河流多发源于西部高原地区，高原山地丰富的冰雪融水形成了最初的水源。在人体中，气血则源于脾胃运化的水谷精气，如《素问·平人气象论》云"平人之常气禀于胃，胃者平人之常气也，人无胃气曰逆，逆者死……人以水谷为本，故人绝水谷则死，脉无胃气亦死"，又如《素问·五脏别论》云"胃者，水谷之海，六腑之大源也。五味入口，藏于胃，以养五脏气，气口亦太阴也，是以五脏六腑之气味，皆出于胃，变见于气口"。脾胃也因此成为水谷气血之海，五脏六腑之大源。

《素问·经脉别论》云："食气入胃，散精于肝，淫气于筋。食气入胃，浊气归心，淫精于脉。脉气流经，经气归于肺，肺朝百脉，输精于皮毛。毛脉合精，行气于府，府精神明，留于四脏。气归于权衡。权衡以平，气口成寸，以决死生。饮入于胃，游溢精气，上输于脾；脾气散精，上归于肺；通调水道，下输膀胱。水精四布，五经并行。合于四时五脏阴阳，揆度以为常也。"这段话论述了饮食水谷进入人体后，在胃中转化为精微物质以营养全身的生理过程。无论是食气还是水饮，总体的转输路径为：脾胃→肺→全身。胃为精微物质的来源，通过"肺朝百脉"运行水谷精微物质，以经脉作为不同脏腑之间的纽带来进行物质的运输，这一过程与自然界中纵横交错、互相连接的水系网极为相似。同一流域内的不同湖泊通过大小河流联通，而人体内的不同脏腑则通过经脉相连，各个脏腑、经脉彼此贯通、相互影响，共同组成了一个整体性的通路结构。水谷精微物质由胃转输至筋、脉、心、肝、肺、皮毛、膀胱等处，可以从侧面证明人体通过较大的经脉、络脉连接脏腑，较细小的浮络、孙络从里连接在表的皮毛，人体内外的各个脏腑器官、组织结构均在经脉的作用下连接成为复杂繁密的通道网络，并通过经脉的通道结构进行物质的交换。此外，从原文"散精""淫精""输精""游溢精气"等有关转输精微物质的动词搭配来看，该转输过程运用了河流隐喻。淫，《说文解字》释为："侵淫随理也。从水㸒声。一曰久雨为淫。"徐锴注："随其脉理而浸渍也。"清代段玉裁《说文解字注》云："浸淫者，以渐而入也。"从徐锴和段玉裁的注解来看，"淫"为浸淫、浸渍之意，形容水具有的缓慢、逐渐浸入的性质。古代医家借助水的"淫"表示由"食气"转化而来的精微物质对人体经脉起到了一种缓慢渗透的营养作用，如春雨般润物细无声。

二、万水相通与经脉相贯

天下河流均直接或间接相连，两地虽相隔甚远但河流却处处相通，故而古人多以河流来传递彼此间的思念之情，如李之仪《卜算子》中的"我住长江头，君住长江尾。日日思君不见君，共饮长江水"，袁凯《京师得家书》中的"江水三千里，家书十五行。行行无别语，只道早还乡"。河流隐喻映射至经脉，十五络脉使得表里两经脉相互连接，十二经别"离、入、出、合"的运行则加强了经脉与脏腑之间的联系。《灵枢·脉度》云："经脉为里，支而横者为络，络之别者为孙。"其所描述的经脉、络脉、别络、孙络等，皆表明庞大而复杂的经脉彼此相互连接，如同河网互相贯通。这种网状的形态具有沟通脏腑经络、协调整体的作用，具体表现在以下 3 个方面。

（一）生理——相互影响

正常生理情况下，营卫之气沿经脉运行，如水流流行于河道。《灵枢·卫气》云："其浮气之不循经者为卫气；其精气之行于经者为营气。阴阳相随，外内相贯，如环之无端。亭亭淳淳乎，孰能穷之。"《素问·举痛论》亦云："经脉流行不止环周不休。"当经脉运行失常时，网状的经脉结构也令互相连通的经脉彼此影响。此外，《素问·太阴阳明论》中的"足太阴者三阴也，其脉贯胃，属脾，络嗌，故太阴为之行气于三阴。阳明者表也，五脏六腑之海也，亦为之行气于三阳。脏腑各因其经而受气于阳明，故为胃行其津液。四肢不得禀水谷气，日以益衰，阴道不利，筋骨肌肉无气以生，故不用焉"，说明三阴三阳均以脾胃为气血生化之源，且五脏六腑与太阴阳明以经脉为通路彼此贯通。

（二）病理——邪气传变

《素问·调经论》云："帝曰：风雨之伤人奈何？岐伯曰：风雨之伤人也，先客于皮肤，传入于孙脉，孙脉满则传入于络脉，络脉满则输于大经脉，血气与邪并客于分腠之间，其脉坚大，故曰实。"《素问·皮部论》亦云："凡十二经络脉者，皮之部也。是故百病之始生也，必先客于皮毛。邪中之则腠理开，开则入客于络脉，留而不去，传入于经，留而不去，传入于腑，禀于肠胃。"上论说明古代医家认为，外感之邪伤人的途径是沿经脉由表入里而传变，即皮肤→腠理→孙脉→络脉→大经脉→腑（肠胃）。这一传变顺序是基于经脉互相贯通的网状结构，按照自外向内的方向进行，故《金匮要略》云"问曰：脉脱入脏即死，入腑即愈，何谓也？师曰：非为一病，百病皆然。譬如浸淫疮，从口起流向四肢者，可治；从四肢流来入口者，不可治。病在外者可治；入里者即死"。

（三）治疗——缪刺治疗

《素问·缪刺论》云："今邪客于皮毛，入舍于孙络，留而不去，闭塞不通，不得入于经，流溢于大络，而生奇病也。夫邪客大络者，左注右，右注左，上下左右与经相干，而布于四末，其气无常处，不入于经俞，命曰缪刺。"如前所述，孙络、大络、经之间相互贯通，一如自然界丰富的水系网。"流溢"二字本用于描述水流的状态。《说文解字》释"流"为："水行也。从㐬、充。充，突忽也。"释"溢"为："器满也。从水益声。"此段经文借用自然界河流流动的特点阐述人体经脉的流通：一是表明外邪客于皮毛后，在经脉流通的作用下逐渐向里传而生"奇病"；二是说明缪刺取效的关键原因正是经脉之间上下左右的相互贯通，因此才能实现针刺身体一侧而治疗身体对侧的病证。亦如《素问·离合真邪论》所云："黄帝问曰：余闻《九针》九篇，夫子乃因而九之，九九八十一篇，余尽通其意矣。经言气之盛衰，左右倾移，以上调下，以左调右，有余不足，补泻于荥输。"

三、流量流速与经气盛衰

《灵枢·九针十二原》云："黄帝曰：愿闻五脏六腑所出之处。岐伯曰：五脏五腧，五五二十五腧，六腑六腧，六六三十六腧。经脉十二，络脉十五，凡二十七气以上下，所出为井，所溜为荥，所注为俞，所行为经，所入为合，二十七气所行，皆在五腧也。""出"字在《说文解字》中释作："进也。象草木益滋，上出达也。凡出之属皆从出。"段玉裁云："进也。本谓草木。引伸为凡生长之称。又凡言外出为内入之反。象草木益兹上出达也。"本段经文通过"出→溜→注→行→入"描述水流流量的大小，进而隐喻认知经气流经五俞穴"井→荥→俞→经→合"五个不同位置时由弱而至盛大的生理特性。

《素问·生气通天论》云："岐伯曰：阴者，藏精而起亟也；阳者，卫外而为固也。阴不胜其阳，则脉流薄疾，并乃狂。阳不胜其阴，则五脏气争，九窍不通。是以圣人陈阴阳，筋脉和同，骨髓坚固，气血皆从。如是则内外调和，邪不能害，耳目聪明，气立如故。""流"字在《说文解字》中释作"水行也"，本义为形容水流。"脉流薄疾"即是将经脉内经气的流动比作水流。"薄疾"用于形容水流之急，流速之快。河道水流湍急、流量过大则会形成洪水，对生产生活造成损失，流速、流量和缓的河流才能为人们的生产生活提供良好的条件。经脉如同河流，当经气流速偏盛时，就会出现"脉流薄急，并乃狂""五脏气争，九窍不通"的异常情况，如同汹涌湍急的洪水；生理情况下，经脉"内外调和"，如同宁静流淌的河流。此即以河流的流速隐喻认知经脉内经气运行的速度，进而阐发经气运行速度对人体的重要影响。

四、河流灌溉与经脉濡养

河流为沿岸的动植物提供源源不断的水源，同样，经脉运行气血以濡养脏腑。《灵枢·动输》云："冲脉者，十二经之海也，与少阴之大络，起于肾下，出于气街。"《灵枢·海论》亦云："胃者为水谷之海，其腧上在气街，下至三里。"这些都说明冲脉隶属于阳明，二脉相会于气街，冲脉与阳明均与痿病有关，二者分别具有"润宗筋""渗灌溪谷"的作用，故有"五脏六腑之海""经脉之海"的称谓。《素问·痿论》云："帝曰：如夫子言可矣，《论》言治痿者独取阳明何也？岐伯曰：阳明者，五脏六腑之海，主润宗筋，宗筋主束骨而利机关也。冲脉者，经脉之海也，主渗灌溪谷，与阳明合于宗筋，阴阳总宗筋之会，会于气街，而阳明为之长，皆属于带脉，而络于督脉。故阳明虚则宗筋纵，带脉不引，故足痿不用也。"润，形声字，从水，闰声。《说文解字》载："润，水曰润下。"《广雅·释诂二》载："润，渍也。"《周易·系辞上》云："鼓之以雷霆，润之以风雨。""润"可引申为潮湿、湿润、光润等义。"谿谷"一词查阅《黄帝内经大辞典》为分肉腠理之意。依据经文，阳明属胃，是水谷汇聚之海，五脏六腑气血之源，主濡润营养宗筋；冲脉是经脉的化源，能营养肌腠。以自然界的河流来隐喻地构建经脉，阳明与冲脉好比湖泊，宗筋与谿谷则好比湖泊周围受水源灌溉的山林。阳明与冲脉是水源，通过经脉的"引水"作用灌溉宗筋与谿谷，此即借助河流引水灌溉山林、农田论述人体结构中濡养与被濡养的关系。因此，当宗筋与谿谷因失荣出现足痿、宗筋纵等病变时，治疗应首先调养阳明与冲脉的气血。

生理上的经脉彼此如河流般贯通，经由脾胃运化的营卫气血流通百脉，濡润四肢百骸，当气血不足时经脉内流动的气血就会减少，表现为"痿"。《说文解字》云："痿，痹也。从疒，委声。"段玉裁注："古多痿、痹联言，因痹而痿。""痿"本指因肌肉麻痹而萎缩的症状。《素问·痿论》云："居处相湿，肌肉濡渍，痹而不仁，发为肉痿。""痿"可有衰竭的意思。古人有用"痿"来代替"萎"表示枯萎之义的，如明代李贽《史纲评要·南宋纪·绍兴二年》云"康侯如大冬严雪，百草痿死，而松柏挺然独秀"。通过对"痿"字的分析可以看出，经脉如同河流相互贯通、相互影响。当干流缺水后，支流的流量会相应减少，河流所滋养的沿岸草木也会枯萎；当脾胃气血化生不足时，类似于干流的阳明脉、冲脉的气血会相应减少，与之相连的带脉、督脉气血亦随之减少，所濡养的筋骨百骸则因失荣而致"痿"。"治痿独取阳明"，经脉彼此贯通，痿证属于气血不足之证，故当调治阳明，以促进脾胃气血的化生，令干流的水量增加，进而充盈支流，濡养筋脉。

除阳明、冲脉具有濡养脏腑、渗灌四肢百骸的作用外，分支更为密集细小的络脉、三焦等也具有同样的作用。如《灵枢·小针解》云："气至而去之者，言补泻气调而去之也，调气在于终始一者，持心也。节之交三百六十五会者，络脉之渗灌诸节者也。"《灵枢·痈疽》亦云："中焦出气如露，上注谿谷，而渗孙脉，津液和调，变化而赤为血。血和则孙脉先满溢，乃注于络脉，络脉皆盈，乃注于经脉。阴阳已张，因息乃行。"

五、百川东流与肺朝百脉

《素问·经脉别论》云："脉气流经，经气归于肺，肺朝百脉，输精于皮毛。"人体百脉如江河大川，百川东流汇聚于大海，而肺朝百脉，所以肺在水循环的过程中实则扮演着大海的角色。然而，《素问·阴阳应象大论》中的"六经为川，肠胃为海，九窍为水注之气"，以及《灵枢·海论》的"四海"均将肠胃隐喻为海。那么到底是肺为海，还是肠胃为海？想要解决这一问题，首先需要明确"海"字本身的内涵，对"海"的理解也有助于我们从河流隐喻的角度解读肺的生理作用。"海"，《说文解字》释作"天池也。以纳百川者。从水每声"。《汉字源流字典》载："本意为大海，即靠近大陆与大洋连接的水域。""海"字本意为大海，引申为大的湖泊、水池，大的器皿，容量大，极多等含义。此处"海"字不应理解为大海，而应理解为湖泊一类面积较大的水域。理由如下。

第一，认知源于经验，古代医家对于经脉与肠胃的理解源于我国的水文地貌。我国地势西高东低，发源于西部高原山地的河流大多向东汇入大海。如苏轼《浣溪沙·游蕲水清泉寺》有："谁道人生无再少？门前流水尚能西！休将白发唱黄鸡。"《长歌行》有："百川东到海，何时复西归。"参照《素问·经脉别论》所云"食气入胃，浊气归心，淫精于脉。脉气流经，经气归于肺，肺朝百脉，输精于皮毛……饮入于胃，游溢精气，上输于脾；脾气散精，上归于肺"，可看出饮食水谷入口转化为人体之气的过程是水谷先进入胃中，在胃的腐熟作用下转化为经气以营养全身。但无论是食气入胃还是饮入于胃，最终都归于肺，水谷精气的流动也具有单向的特点，源于胃归于肺，如同我国发源于西部高山、归于东部大海的河流。若将"肠胃为海"的"海"理解为大海之义，那么肠胃应为经气的归处，而不是气血经气之源，这与《素问·经脉别论》有关经脉的论述相违背。

第二，由《灵枢·经水》中的"足阳明外合于海水，内属于胃……凡此五脏六腑十二经水者，外有源泉，而内有所禀，此皆内外相贯，如环无端，人经亦然。故天为阳，地为阴，腰以上为天，腰以下为地。故海以北者为阴，湖以北者为阴中之阴"可以看出，经文中"海"的含义应是自然界面积大的水域，更像是在说河流。因该篇以自然界的十二条河流隐喻人体的十二经脉，十二经脉处于同一分类层次，故而十二经水也应为同一分类层次，古人不太可能将海和河流这两个明显含义不同的词义混用。

第三，"源"，《说文解字》释作"水泉本也"，《广韵·元韵》云"源，水原曰源"，其本义为水流开始流出的地方。《素问·五脏别论》云："胃者，水谷之海，六腑之大源也。五味入口，藏于胃，以养五脏气，气口亦太阴也。是以五脏六腑之气味，皆出于胃，变见于气口。"此论明言胃为水谷汇聚之处，故称为水谷之"海"；饮食水谷入于胃而化生为气血，胃是气血化生之处，故称为"源"。

第四，《素问·经脉别论》中的"脉气流经，经气归于肺，肺朝百脉，输精于皮毛"，明言"经气归于肺"，即类比于自然界河流东归大海，因此，肺才是现代所说的大海之意。

综上所述，"肠胃为海"的意义应表述为：肠胃是由水谷化生的气血精气汇聚之处，也是气血经气发源之处，而具有现代所言大海之义的脏腑是肺。以自然界的河流为类比参照的对象，河流发源于高原山脉，依托西高东低的地势由西向东流入大海，而经气（营卫气血等人体之气）发源于肠胃，为水谷精微之海。在河流的隐喻下，对"肠胃为海"的理解也会由原来的肠胃为气血汇集之处，变为肠胃是人体之气血化生的源头。

六、河流冰封与经络凝坚

冬季气温降至零度以下时，河流表面多凝结成冰，水流由原本流动的液态变为凝结的固态，如李白《行路难》中的"欲渡黄河冰塞川，将登太行雪满山"。气血在经脉中运行不休，但若感受寒邪，则可令气血凝结，无法正常运行，进而形成痰饮、瘀血等有形病理产物。如《灵枢·百病始生》云："肠胃之络伤，则血溢于肠外，肠外有寒汁沫与血相抟，则并合凝聚不得散而积成矣。卒然中外于寒，若内伤于忧怒，则气上逆，气上逆则六输不通，温气不行，凝血蕴里而不散，津液涩渗，著而不去，而积皆成矣。"又如《素问·举痛论》云："经脉流行不止，环周不休，寒气入经而稽迟。泣而不行，客于脉外则血少，客于脉中则气不通，故卒然而痛。"夏季气候炎热，降水较多，河流水位上涨，洪水也多在夏季发生，如《念奴娇·昆仑》所云"夏日消溶，江河横溢"。热迫血妄行，感受热邪，则在导致经脉气血运行速度加快的同时，也会对肌肉产生影响，如《灵枢·痈疽》云"寒气化为热，热胜则腐肉，肉腐则

各论

第五章 隐喻的经脉

185

为脓"。

如前所述，四季的寒热变化在影响河流运行的同时，也会影响人体气血的运行，故而治疗经脉寒热病证时要采取不同的治疗措施。如《素问·离合真邪论》云："岐伯对曰：夫圣人之起度数，必应于天地，故天有宿度，地有经水，人有经脉。天地温和，则经水安静；天寒地冻，则经水凝泣；天暑地热，则经水沸溢；卒风暴起，则经水波涌而陇起。夫邪之入于脉也，寒则血凝泣，暑则气淖泽，虚邪因而入客，亦如经水之得风也，经之动脉，其至也亦时陇起，其行于脉中循循然。"《灵枢·刺节真邪》云："故行水者必待天温冰释，穿地者，必待冻解，而水可行、地可穿也，人脉犹是也。治厥者，必先熨调和其经，掌与腋、肘与脚、项与脊以调之，火气已通，血脉乃行……此所谓以解结者也……故厥在于足，宗气不下，脉中之血，凝而留止，弗之火调，弗能取之。"《金匮要略·妇人杂病脉证并治》云："妇人之病，因虚、积冷、结气，为诸经水断绝，至有历年，血寒积结胞门，寒伤经络。凝坚在上，呕吐涎唾。"

第二节　人应四海

《灵枢·海论》云："岐伯答曰：人亦有四海、十二经水。经水者，皆注于海。海有东、西、南、北，命曰四海。黄帝曰：以人应之奈何？岐伯曰：人有髓海，有血海，有气海，有水谷之海，凡此四者，以应四海也。"查阅《汉语大词典》发现"四海"一词的解释有很多，结合《灵枢·海论》原文可知"四海"的含义应为环绕我国的东、西、南、北四海。

古人将中原地区周围四处较大的水域作为始源域，将人体作为目标域，其目的是通过自然界之四海的天地上下相通应来理解人体经气上下相贯通的生理状态。《灵枢·海论》云："岐伯曰：胃者为水谷之海，其腧上在气街，下至三里。冲脉者为十二经之海，其腧上在于大杼，下出于巨虚之上下廉。膻中者为气之海，其腧上在于柱骨之上下，前在于人迎。脑为髓之海，其腧上在于其盖，下在风府。"可以看出，人体之"四海"均有上下两条通路，借助经脉上下相通。张志聪《黄帝内经灵枢集注》注解："夫天主生物，地主成物。是以人之形身，应地之四海、十二经水。然水天之气，上下相通。是以头气有街、胸气有街、腹气有街、胫气有街，经气上下之出入也。故合人于天地四海，必先明知阴阳表里，荣输之所在，四海定矣……是水谷之海，上通于天气，而下通于经水也……是冲脉之外通于天气，而内通于经水也……是气海之上通于天，而下通于经水也……是髓海之上通于天，而下通于经水也。是十二经脉，地之十二经水。经水者，注于海。海有东西南北，而海之云气，上通于天，是以人之所以合天地四海也。"四海各自具有上下两条通路，上以应天，下以应地，也因此被看作人体上下气血转输的枢纽。水谷、血、髓、气为人体生命活动的重要物质基础，以"海"分别命名之，即是以自然界的海沟通水循环的作用隐喻人体水谷、血、髓、气汇聚后所发挥的贯通人体上下表里之经气的作用。所以说"必先明知阴阳表里，荣输之所在，四海定矣"，知道人体的"阴阳""表里""荣输"就能清楚人体的上下结构、经脉的循环路径，也就能明白四海在人体中发挥着交通枢纽的作用。

第六章　气血津液的隐喻

第一节　人体水液代谢的隐喻

以农耕为主的中华民族十分重视自然界的水。在地球上有液态的水，如湖水、河水、海水等；有固态的水，如冰、雪等；还有成为气态的水蒸气，如被太阳蒸发的地面或者湖泊中的水。此外，人们还可以观察到水的一些物理特征，如冰冷、下降、渗透以及流动性等。水是自然界对人类的馈赠，没有水农作物就无法生长，人类也难以生存。但"水能浮舟，亦能覆舟"，古人也认识到水能危害正常的生产生活。在上古时期，古人就开始同水患进行艰苦的斗争，如《尚书·禹贡》便是歌颂大禹导水、治水，治理上古中原黄河流域洪患功绩的篇章。

一、自然水循环与人体水代谢

古人生活的中原地区属于半湿润半干旱气候区，冬天寒冷而干燥，夏天炎热而多雨，其水气主要来自东南方，而河流主要是从西向东流。中国古代文献中也记载了古人对水特性的思考与认识。屈原在《楚辞·天问》中对于大江东流，海纳百川，海水不溢发问"东流不溢，孰知其故"。庄子发现风和日照都可以导致河流水分的蒸发，在《庄子·杂篇·徐无鬼》中云"风之过河也有损焉，日之过河也有损焉"。《素问·阴阳应象大论》对自然界成云致雨的原因则给出了"地气上为云，天气下为雨；雨出地气，云出天气"的描述，认为云是由地面水气蒸发而成的，云中的水气增加就会下降为雨。而《吕氏春秋·圜道》给出了一个中原地区水循环过程更加清晰的描述："云气西行云云然，冬夏不辍；水泉东流，日夜不休；上不竭，下不满，小为大，重为轻。圜道也。"含有水气的云向西行走，凝降成雨水入河后向东流，一年四季日夜不停，天上的云不会减少，海里的水也不会满溢，质重的水会变成质轻的水气，较小的水气则会汇聚成较大的云，这就是古人认知中的自然界水循环过程。

水是生命之源。西医学认为，成年人体内水分含量占体重的60%～70%，对运输各种营养物质、调节体温、促进生物体内化学反应、润滑腔隙等具有重要作用。水是维持人体正常生理活动的基础，是人体新陈代谢不可缺少的物质。人体每日进出的水量约维持在相对的平衡状态。每日水分的摄入由饮料、食物以及生物氧化得来，而水液的排出则通过肾、皮肤、肠道以及呼吸等形式。古人不可能如西医学那样观察到整个水液代谢过程，但是可以观察到从口摄入的水液经由大便、小便、汗液以及呼吸排出，如《灵枢·五癃津液别》所云"天寒衣薄则为溺与气，天热衣厚则为汗"。人体的水代谢是一个十分复杂的过程，水液在体内的变化并不能通过肉眼观察得到，因此，古人只能通过隐喻对其进行描述与解读。

二、人体水代谢的隐喻映射

中医学从整体观念出发，认为人体是一个统一的整体，人体的结构功能互相联系，人与自然、社会也是不可分割的统一体。这些观点都为自然与人类之间的类比创造了条件。《素问·宝命全形论》云："人以天地之气生，四时之法成。"可见，古代医家认为人是顺应天地之精气，四时之变化生成的。人体就是一个小天地，那么在人体之水与自然之水之间也很可能存在着这样的类比关系，这就促进了"人体内的水代谢就是自然界的水循环"这一隐喻描述的形成。下文将在这一系统性隐喻下探讨中医学水代谢的形成过程。

在谈及中医学水代谢的隐喻映射之前，必须要提及语境在隐喻构建过程中的重要作用。任何自然语言的句子都发生在某个语境中，而这些话语的语境就是对句子使用情况的描述。这个特点在隐喻语言中尤为明显，也是理解隐喻的基础。比如，当说出"人体的水代谢就是自然界的水循环"这样的隐喻性话语时，不同的人对这句话可能存在不同理解：如人体之水与自然之水的总量都是基本不变的，被循环往复地利用着；人体水代谢和自然界水循环的过程是类似的，等等。但当我们给出如《素问·经脉别论》关于人体水代谢的描述"饮入于胃，游溢精气，上输于脾；脾气散精，上归于肺；通调水道，下输膀胱。水精四布，五经并行，合于四时五脏阴阳，揆度以为常也"，就可以知道，第二种解释更有可能是言说者真正想表达的含义，其隐喻意义也是在该篇的语境下提出的。当然，以整个《黄帝内经》为语境的隐喻性话语可以有更多的意义，此处仅以该篇文本作为论述基础。

（一）基于结构隐喻理论探讨中医水代谢

如前所述，中医学对水液代谢的认识源于基础事实，也就是可被肉眼观察到的人体水分的摄入与排出，这也成为中医学水代谢隐喻的逻辑出发点。人类通过观察可以知道从口中摄入的饮食物逐渐减少并从胃被传送到肠中，也可以观察到膀胱储存尿液，并将尿液排出。人体的水液代谢是一个具体的过程，因此古人也需要在自然界中为这个过程寻找相应的类比关系。他们注意到自然界的水循环过程，将其简化为下渗→蒸发→降水→径流的过程，并可由此将自然之水与人体之水进行更准确的对照：人体从口饮入的水在胃中被吸收后减少，且人体主要通过小便排出水液，这与自然界中的下渗与径流是相类似的。

中医学对人体水代谢的认识就是利用整体－部分的层级命题进行构造的，而整体－部分层级命题也是中医理论体系中构造隐喻最常见的方法。在自然界中，水循环是一个下渗→蒸发→降水→径流的过程，也可以看作一个水液在土壤→植被→天空→河流湖泊等位置传输、运转的过程。为了实现人与自然的同构，古人必须在人体中构建出与水循环过程相应的结构，也就是说，人体中必须存在能与下渗、蒸发、降水和径流等自然现象相匹配的、相对应的脏腑变化。

从隐喻的逻辑角度看，中医水代谢的形成经历了类比访问→类比转换→类比映射→类比迁移的一系列过程。以水代谢为例，人体水代谢是由可以被人体感知到的现象或者事物开启对自然界水循环的类比访问，在类比转换和映射的过程中，古人又将水发生状态变化所涉及的自然界事物与人体的脏腑进行关联，形成类比迁移。在自然界中，雨水渗入地下，又通过地表与植物的蒸发变成水气，在天空中遇冷形成云雨，再降落到地面形成湖泊与河流，其过程经过了土壤→地表及附着物→天空→湖泊河流四个自然物。古人便需要基于脏腑知识寻找到与这一自然过程相对应的四个脏腑作为人体水代谢的载体。前已述及，人们很容易基于肉眼观察将胃和膀胱作为人体水液吸收和水液排出的脏腑，同样的，蒸发与降水过程在人体中也应存在相应的载体，于是古人选择脾作为人体水液蒸发过程的起点。水气不可能无限蒸腾，而需要一个上限，古人便又选择肺作为蒸发过程的终点，即降水过程的起点。如此在人体中就形成了行使水代谢功能的脏腑胃→脾→肺→膀胱，"饮入于胃""上输于脾""上归于肺""下输膀胱"等描述也应运而生。在类比迁移的过程中，古人把土壤下渗水液，植被蒸发水液，天空下降水液，河流湖泊储存排出水液等进行了关联，并将这样的关联映射到人体脏腑，进而形成了新的组合：胃可下渗水液，脾可蒸发水液，肺可下降水液，膀胱可储存排出水液。其中，通过类比迁移获得了更多功能的是脾和肺，对于胃和膀胱，在类比迁移前便因易于观察而具有了相应的功能，故而不再需要将始源域的命题转移到目标域中。如中原地区的气候存在着枯水期和丰水期的变化，反映在河流流量上尤为明显，但在中医藏象学说中并未将水流的大小变化迁移作为膀胱的功能，而仅将可观察到的储存、排出水液作为膀胱的功能保存下来。

在类比转换的过程中，胃与膀胱是依靠功能特点分别与土壤和湖泊河流相似形成的对应关系，而在类比映射的过程中，为了实现全局映射，古人选取了脾、肺作为水液蒸发过程的起点与终点。这样的选择亦是源于人体内的脾、肺与始源域之间的相似性。

首先，从解剖角度看，古人选择了与胃位置相近的脾作为人体水液蒸发过程的起点，二者具有构造上的联系。在功能上，脾与胃也具有密切的联系，如《释名·释形体》云"脾，裨也。在胃下。脾助胃气，主化谷也"，"裨，益也"，可知古人已认识到脾可帮助胃运化水谷。而植被或地表及附着物与土壤的关系在构造和功能上同样非常密切。基于上述原因，古代医家最终选择了与胃关系最为密切的脾作为水气上升的起点。水气升已而降，因此必须选择一个最高点作为升已而降的转折点。在自然界中，这个转折点是天，水汽上升到天上，雨又从天上降下；在人体之中，肺处于人体五脏六腑的最高处，故古代医家认为人体的水也是上升到肺，而后从肺下降，进而将肺与天相对应。虽然脾、肺的水代谢功能是被构建的，但在构建隐喻时，古代医家还是尊重了人体内部的实际情况，如从"脾气散精，上归于肺"可以看出脾的位置处于肺之下。此外，虽然正常状态下，脾在人体中的位置并不高于胃，但从解剖图可以看出脾处于胃的中上部，因此有"饮入于胃……上输于脾"的描述。

其次，选择脾、肺的原因还在于脾与地表及附着物、肺与天之间存在着属性上的相似性，而这种联系与脏腑的五行分属有关。在五脏与五行的配属中存在着两类不同的方法：一种是人们熟知的肝属木、心属火、脾属土、肺属金、肾属水；另一种则是《吕氏春秋·十二纪户》《礼记·月令》和《淮南子·时则训》等古籍所记载的脾属木、肺属火、心属土、肝属金、肾属水，依据祭祀中牺牲五脏的解剖位置所确定，这一配属方法在东汉之前是被广泛接受的。长沙马王堆出土的文物中有三幅地图，制作于西汉文帝十二年以前，其方位的表示法为上南、下北、左东、右西，这样的方位描述应代表了秦汉时期主流的方位表示法。按照《吕氏春秋·十二纪户》《礼记·月令》《淮南子·时则训》等古籍的记述，可以得到如下（图 23）的配属关系。

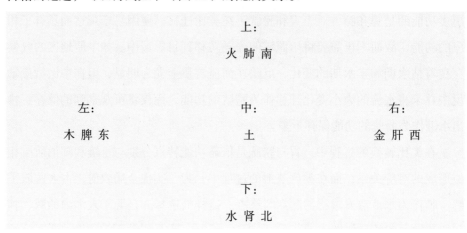

图 23　秦汉时期方位与五行、脏腑、季节配位图

　　由图 23 可以看出肺在南方居于上，可以据此将肺与天空相对应。自然界中植物生长于土壤之上，在水循环中具有重要作用，植被茂盛的地方水气较重。脾属木，与胃关系密切，据此古代医家很容易认为脾与自然界的地表植物相对应，人体中的水气则由胃"上输于脾"。在构建人体水代谢隐喻的过程中，选择脾、肺二脏作为水液升降功能的依托不仅来源于结构上的相似，更是来源于属性上的相似性，体现了古人在构建隐喻时功能与实体并重的思想。

　　新的命题一旦建立，就需要对其进行检验，对于中医学来说，这些新命题应当受到人体实际结构的检验。在中医藏象学说中，胃主受纳、腐熟水谷，主通降，以及膀胱储尿和排尿功能都是可以被事实验证的。如果说一个隐喻为真，只需要在可能世界中找到结构的相似之处，尽管这些结构是人为构建的。脾主升清、肺主肃降便是如此，其仅仅是在语义上为真，我们只能从理论语境的角度对其进行验证，即使在人体中并不能找到脾向下、肺向上的证据，只要自然界水循环和人体水代谢之间是可以类比的，我们就会接受这样的隐喻意义。

（二）"云－肺"的隐喻映射

　　《周易·乾》云："大哉乾元，万物资始，乃统天。云行雨施，品物流行。"乾元之气推动了世间万物的生化，天地交感则云行雨施，雨露滋养万物。中国古代社会以农耕文明为基础，古人为了丰收而祈求风调雨顺，希望有足够的雨水以供农作物生长，这也促使古代先民对气象变化进行细致的观察。他们能够发现每当雨水降临前都会刮风，天空中乌云密布之时就会降雨，云是降雨的前提，云气布散方可施雨。如苏轼《六月二十七日望湖楼醉书》云："黑云翻墨未遮山，白雨跳珠乱入船。卷地风来忽吹散，望湖楼下水如天。"许浑《咸阳城东楼》云："溪云初起日沉阁，山雨欲来风满楼。"雨水降临大地，无声润泽万物，促进万物的生长。云布雨施长养万物，就如同人体之肺布散营卫气血濡养各个脏腑经络。肺就好比自然界水循环过程中的云，具有布散的作用，这就是"云－肺"的隐喻映射。《黄帝内经》中虽然并未明确提出"云－肺"的隐喻映射关系，但由《灵枢·师传》中的"五脏六腑者，肺为之盖"，《灵枢·九针论》所言"天者阳也。五脏之应天者肺，肺者五脏六腑之盖也，皮者肺之合也，人之阳也"，以及《灵枢·玉版》所载"人之所受气者，谷也。谷之所注者，胃也。胃者，水谷气血之海也。海之所行云气者，天下也"可知，肺应天，为五脏六腑之华盖，位于人体最高处，可对应于自然界水循环过程中最高处的云，"海行云气"的说法也间接证明了"云－肺"的隐喻映射关系。可以认为，"云－肺"的隐喻映射是成立的，且有助于进一步理解肺布散营卫气血的生理功能。

（三）"太阳－阳气、脾胃"的隐喻映射

前文从脾属木的角度对人体水液代谢进行了隐喻分析，论述了脾升清功能的形成过程，可将其总结为阳气的升发作用，可类比于自然界水循环过程中的太阳。这也引发了进一步的思考：脾具有哪些功能？后世脾属土的隐喻究竟是针对脾的什么功能而言说的？当代医家对基于脾属土所产生的"培土制水"理论是否存在着一定的误解？下面我们来进一步解答上述问题。

脾五行属土的理论可见于《黄帝内经》，如《素问·阴阳应象大论》云"中央生湿，湿生土，土生甘，甘生脾，脾生肉，肉生肺，脾主口。其在天为湿，在地为土"，《素问·六节藏象论》云"脾、胃、大肠、小肠、三焦、膀胱者，仓廪之本，营之居也，名曰器，能化糟粕，转味而入出者也，其华在唇四白，其充在肌，其味甘，其色黄，此至阴之类，通于土气"，《素问·玉机真脏论》云"脾脉者土也，孤脏以灌四旁者也"等。古代医家在构建隐喻的过程中，其实是将脾脏的功能之一赋予了某一新的内涵，而不是赋予脾脏的所有功能一个整体的新内涵，如脾属木便是在说脾升清的功能，而脾属土的五行配属则很可能是源于脾主运化水谷的功能，脾能够将在地的五味转化为气血津液，与自然界的土类似，此即《素问·六节藏象论》所云"天食人以五气，地食人以五味。五气入鼻，藏于心肺，上使五色修明，音声能彰。五味入口，藏于肠胃，味有所藏，以养五气，气和而生，津液相成，神乃自生"。综上，根据《黄帝内经》中有关脾的相关论述，可知脾主要具有两个功能，即运化水谷与升发布散水谷精微及水液的功能。其中，运化水谷长养人体的功能与土地孕育承载万物相似；升发布散的功能则与地气上为云的特性相类。

关于脾升发布散水液的功能，除《黄帝内经》外后世医书亦有所论述。例如《医灯续焰·卷十一·水病脉证》云："有脾肺虚弱，不能通调水道者，宜用补中益气汤补脾肺，六味丸补肾。"宋元方书《绛雪丹书·胎症上卷·孕妇二十七症方·水肿》云："孕妇胎成三月后，两足面渐肿至腿膝，行步艰难以致喘闷，饮食不美，状似水气，至于脚趾间出黄水，名曰水气，当先服天仙藤散，不效，再服补中健脾汤可也。盖脾主四肢，脾虚不能制水，故发肿，脾经少气，故气促闷满……脾胃虚弱兼服补中益气汤或补中健脾之药。"《伤寒绪论·卷下·瘥后浮肿》云："大病后……若但面肿而足不肿者，为胃虚，养胃汤去草果加防风。但足肿而重者，为脾弱，当节其饮食，用补中益气汤温补之，勿拘下肿为水，不辨虚实而混治也。"脾升发功能减弱，脾气不能布散水谷精微和水液，气停则水滞，水滞则浮肿，便会出现大便溏泻而腹中肠鸣，此为脾虚升散失常所致的水湿内停之证。所以，脾升发之力减弱有可能导致水液停聚，治病求本，相应的治疗方法也应以健脾升清为主，故而引文中以补中益气汤等健脾的方药治疗水病，这也说明后世"培土治水"的治法是基于脾主升清这一功能产生的。

（四）"川渎 - 肾、膀胱、三焦"的隐喻映射

《素问·水热穴论》云："帝曰：肾何以能聚水而生病？岐伯曰：肾者胃之关也，关门不利，故聚水而从其类也。上下溢于皮肤，故为胕肿。胕肿者，聚水而生病也。"王冰注："关者，所以司出入也。肾主下焦，膀胱为府，主其分注关窍二阴，故肾气化则二阴通，二阴闭则胃气填满，故云肾者胃之关也。关闭则水积，水积则停，气停则水生，水生则气溢，气水同类，故云关闭不利，聚水而从其类也。《灵枢经》曰：下焦溢为水。此之谓也。上，谓肺。下，谓肾。肺肾具溢，故聚水于腹中而生病也。"《灵枢·本输》云："肾合膀胱，膀胱者，津液之腑也。"肾脏作为水液代谢的出路，主司下焦与膀胱的功能。生理状态下，肾气化功能正常则二阴通利；病理状态下，肾气化失调则水液停聚。因此，肾司水液代谢的功能如同蓄水闸门，肾气功能正常则闸门开合正常，肾气功能失常则闸门闭而不开，水液停聚而生水肿。上焦属肺，下焦属肾，当出现下焦、膀胱等水液停聚时，应从恢复肾气的角度进行治疗。

三焦与膀胱主管水液代谢的论述见于《素问·灵兰秘典论》中的"三焦者，决渎之官，水道出焉。膀胱者，州都之官，津液藏焉，气化则能出矣"。

《说文解字》释："决，行流也。"本义为开凿壅塞，疏通水道。《说文解字》释："渎，沟也。"可见，"渎"的本义为水沟。由此可知，三焦的功能特点与河流相似，均为水液运行的通道。"水道出焉"表明三焦是人体水液代谢的出路。《说文解字》云："水中可居曰州。"都，有都城、宗庙、聚集之意。"津液藏焉"即水液汇聚之处，说明膀胱为暂时储存水液的脏腑，在气化的作用下才能排出水液，如《素问·脉要精微论》所云"水泉不止者，是膀胱不藏也"。此外，三焦、膀胱与水液代谢有关的论述还有多处，如《灵枢·五癃津液别》中的"阴阳不和，则使液溢而下流于阴，髓液皆减而下，下过度则虚，虚故腰背痛而胫酸。阴阳气道不通，四海闭塞，三焦不泻，津液不化，水谷并行肠胃之中，别于回肠，留于下焦，不得渗膀胱，则下焦胀，水溢则为水胀。此津液五别之逆顺也"，《灵枢·本输》中的"肾合膀胱，膀胱者，津液之腑也。少阳属肾，肾上连肺，故将两脏。三焦者，中渎之腑也，水道出焉，属膀胱，是孤之腑也。是六腑之所与合者"。

三、中医学的水代谢理论

对于中医学的脏腑功能而言，除了可被直接观察到的脏腑本身的作用，如肺主气司呼吸、胃主受纳等，还存在着通过推理得出的功能，其中包括类比推理与演绎推理。

类比推理最为明显地体现在中医五行学说中，通过中医五脏和哲学五行的关联，形成了肝、心、脾、肺、肾五脏与木、火、土、金、水五行的对应关系，并将五脏归入五行之下，而后又将五行属性及五行之间的相互关系赋予五脏，形成了五脏之间生克制化、亢害制乘等一系列理论。中医学水代谢理论的形成同样离不开类比推理。

演绎推理是指在一个大前提下，进行由一般到特殊的推理过程。如脾主升清、肺主肃降就是在"人体的水代谢就像是自然界的水循环"这一根隐喻的基础上经过演绎推理得来的。通过整体上的相似，推导出过程的相似，再由过程的相似，推导出所关联物质基础的相似，最终将过程转移给物质——通过脏腑位置的变化（胃→脾→肺→膀胱）完成了水代谢的过程，最终得到了中医学对人体水代谢的表述"饮入于胃，游溢精气，上输于脾，脾气散精，上归于肺，通调水道，下输膀胱，水精四布，五经并行。合于四时五脏阴阳，揆度以为常也"。可以看出，脾主升清、肺主肃降的功能就是将太阳蒸腾水液的作用赋予脾，将云降水的特性赋予肺。

四、人体水代谢隐喻的价值

中医学的人体水代谢隐喻属于理论建构型隐喻。理论建构型隐喻是针对某一目标的隐喻性重描，这种隐喻性重描通过将始源域的隐喻概念和命题分配给目标域来起到引导作用。这样的构建是十分困难、间接、偶然的。但是《黄帝内经》的文本使得我们可以省去这样一个困难的寻找过程，这一点也可以反映出《黄帝内经》时代的医学家们构建隐喻的卓越思维能力。

鉴于《黄帝内经》在中医理论体系中的重要地位，"人体水代谢就是自然界水循环"的隐喻表述及其推理结果也成为后世医家的共识，并贯穿历代医家的论著之中。如对于"脾主升"的功能，李东垣在《脾胃论》中指出《灵枢·口问》中"上气不足，脑为之不满，耳为之苦鸣，头为之苦倾，目为之眩"的原因在于"脾胃先虚，气不上行"；叶天士则更直接地提出了"脾宜升则健"的观念；张景岳认为亡阳、血脱、血崩都是由脾虚不升所致；现代医家对于脏器脱垂等以气机下陷为主要病机的疾病采用了补脾气、升脾阳的治疗法则。但人类对隐喻性语言很容易出现理解上的差异，在《黄帝内经》提出关于水代谢的隐喻后，后世医家从多个角度对"脾主升"的含义进行了解释，这样的解释活动一直持续到现代。如对脾所升的物质具体为何就存在着许多不同的见解，包括脾升水气，脾升营气、卫气以及元气，脾升胃降为清阳之枢等观点，而在西方医学的方法引入后，从"脾升"角度对脾胃病、肝病、发热等病症进行研究，成为免疫、内分泌等领域的重要研究内容。综上，在"脾主升"的观点提出之后，其理论经历了一个不断发展、完善的过程，而这些不同角度的发展和完善在本质上就是不断探索原隐喻科学内涵的过程。

中医学中，隐喻除了被用于构建新理论，还被用来解释与医学相关的生理、病理现象以及药物作用机理。中药学理论的建立需要较强的因果联系，表现为患者有某症状，服用某药之后症状减轻或消失。但是古人出于对"为什么"的渴求，在解释药物产生作用的机理时亦应用了隐喻的思维，而这样的解释则会在一定程度上掩盖药物本身的属性。如《本草纲目》麻黄条下载："僧继洪云：中牟有麻黄之地，冬不积雪，为泄内阳也，故过用则泄真气。观此则性热可知矣。"我们可以清楚地看到，古代医家在自然和人体之间构建了隐喻的联系，将自然界有麻黄之地不积雪的现象映射至人体，认为人过用麻黄后会泄真气，然而，按照这样的特点寻找到的其他药物却未必与麻黄一样存在过用则泄阳气与真气的特点。

五、水代谢隐喻的其他相关问题

使用结构隐喻理论对"人体的水代谢就是自然界的水循环"进行分析，可以使脾、肺一系列与水液代谢相关的功能都得到较好的解释。《黄帝内经》中除了"脾气散精"外，还存在很多脾与水的论述。如《素问·厥论》云"脾主为胃行其津液者也"，指脾具有运行输送水液的作用。《素问·至真要大论》云"诸湿肿满，皆属于脾"，认为脾运化水液的功能失常，则导致水液积聚而出现肢体浮肿、腹部胀满等症状。地上的河流是天上的降雨汇聚而成，雨从天降，肺又是人体的天，古代医家因此得出"肺为水之上源"的论断。肺"通调水道"的功能则是源于从天而降的雨水对地表河流水量的调节作用，雨量的多少直接影响着河水的流量、流速，因此中医学家认为人体水液的排出也需要肺的作用。

从水代谢隐喻中我们还可以发现一些有关水功能的认识，主要包括以下两个方面。一是水的滋润性，如"水精四布"。自然界中，植物常需水的滋润，映射至人体表现为类似的滋养作用。如《灵枢·五癃津液别》中的"故上焦出气，以温肌肉，充皮肤，为津；其流而不行者，为液"，说明了水对皮肤肌肉的滋润、濡养作用。二是水的流动循环性，即"五经并行"。在人体中，最能体现水的流动性者是经脉中流动的气血，自然界中的水是循环往复的，人体之水也因此存在着类似的循环，如《灵枢·经水》中所言"凡此五脏六腑十二经水者，外有源泉，而内有所禀，此皆内外相贯，如环无端，人经亦然"。

自然界会出现干旱和水患，人体之水也存在着太过与不及。若人体内水液匮乏，则出现燥病，如津伤便秘，临床中可以采用增水行舟的方法进行治疗；若人体内水液太过，则出现水病，如浮肿，临床中可以采用利小便、发汗等方法促进水液的排出。除了水量，古人对于水的流动亦十分重视。自然之水蓄积停聚，农作物就不能生长甚至死亡，人体之水同样也会蓄积为病。痰饮便是机体水液代谢障碍所形成的病理产物，积水成饮，饮凝成痰。《金匮要略·痰饮咳嗽病脉证并治》根据水液停蓄的部位将饮分为痰饮、悬饮、溢饮、支饮四种，并提出以苓桂剂为代表的"当以温药和之"的治法，这一治法正合古代医家对自然界水循环的观察：阳光强烈可以使积聚的水液快速消散，因此在人体中，温药也能使阳气发越，使停蓄的水液重新进入水代谢中。从以上分析可以看出，张仲景对痰饮病的治疗并未仅将着眼点放在如何排出水液上，更重视的是如何使身体内停蓄的水液重新运行起来。

第二节　气血津液功能的隐喻

　　《黄帝内经》时代的中医学对人体解剖已经有了一定程度的认知，如对于脏腑的位置、形态、大小等已有了较为清晰地描述："若夫八尺之士，皮肉在此，外可度量切循而得之，其死可解剖而视之。其脏之坚脆，腑之大小，谷之多少，脉之长短，血之清浊，气之多少，十二经之多血少气，与其少血多气，与其皆多血气，与其皆少血气，皆有大数，其治以针艾，各调其经气，固其常有合乎。"古人仅能凭肉眼观察解剖的尸体，能够观察到的只是物质形态上的脏腑，其所观察的人体标本已失去生命的活力，不能观察到活体状态下脏腑之间的功能活动、物质转化等。古人应该也认识到了这一点，所以通过气的变化来描述活体生命状态下的脏腑功能。由于肉眼观察到的脏腑实体其位置是固定不动的，所以功能活动的转化与传达便通过气的运动变化实现。气将不同的脏腑、组织、结构联系起来，实现物质、信息、能量的传递，传递的通道就是经络。如《素问·太阴阳明论》云："脾与胃以膜相连耳，而能为之行其津液何也？岐伯曰：足太阴者三阴也，其脉贯胃属脾络嗌，故太阴为之行气于三阴。阳明者表也，五脏六腑之海也，亦为之行气于三阳。脏腑各因其经而受气于阳明，故为胃行其津液。四肢不得禀水谷气，日以益衰，阴道不利，筋骨肌肉无气以生，故不用焉。"脾胃之间的津液转输代谢过程即是通过足太阴经完成的。

一、营卫之气

　　《灵枢·营卫生会》中的"营在脉中，卫在脉外"论述了营卫的循行路径，即营气行于经脉之内，卫气行于经脉之外。营卫虽然都为气，均由水谷精微所化生，但有内外之分，营气沿十二经脉依次流注，卫气则有昼夜不同的运行，"昼行于阳，夜行于阴"。《说文解字·宫部》云："营，帀居也，从宫。"营之本义为四周垒土围绕而居，引申为军营、扎营、区域、建造、经营、耕作等含义，如《孟子·滕文公下》所载"下者为巢，上者为营窟"。《说文解字·行部》云："卫，宿卫也。从韦、帀，从行。行，列卫也。"卫字本义为保卫、守卫。从文字含义上可以看出，"营""卫"二字均与军营、战争有关。"营"是军士聚居、集合之处，而"卫"具有保卫营的含义。隐喻映射于人体的营卫之气，营气居于脉内，类似于营地，为军士聚居之处；卫气居于脉外，好比防守保卫于外的卫兵。人体之脉则好比营地的围墙，划分了守军和卫军的不同行事区域。见表13。

表 13　军事之营卫与人体之营卫的隐喻映射

始源域	目标域
卫兵	卫气
守兵	营气
城墙	脉
卫兵护城于外	卫气固护脉外
守兵于城内守护粮草，保证供给	营气营养脏腑
卫兵昼护卫于外，夜宿于内	卫气行于脉外，昼行于阳，夜行于阴
守兵镇守于城内	营气行于脉内

通过对人体营卫之气隐喻映射的分析可以看出，古代医家对于营卫之气的认识源于古人对军事作战的借用，由此我们也能够进一步推测出营卫之气的功能特点。卫气防护于外，故具有防御的作用；营气化血行于脉内，故具有营养脏腑的作用。如《素问·刺法论》云："正气存内，邪不可干。"《黄帝内经太素·卷第五》云："营气从中焦，并胃口出上焦之后，所谓受气，泌糟粕，蒸津液，化津液精微，注之肺脉中，化而为血，流十二脉中，以奉生身，故生身之贵，无过血也。故营气独行于十二经，导营身，故曰营气。营气行经，如雾者也。经中血者，如渠中水也。故十二经受血各营也。"《灵枢·本脏》云："经脉者，所以行血气而营阴阳，濡筋骨，利关节者也。卫气者，所以温分肉，充皮肤，肥腠理，司开阖者也……是故血和则经脉流行，营复阴阳，筋骨劲强，关节清利矣。卫气和则分肉解利，皮肤调柔，腠理致密矣。"由此可以看出，卫气还具有温煦作用。卫气行于脉外，固护于表，正常生理状态下，皮肤的触感是温热的，当人体生命活动异常时，手脚等部位的皮肤则会变凉，如大量失血等情况。卫气行于表，故可推测古人是根据人体在病理状态下的皮肤温度降低，得出在表之卫气具有温煦的功能，其功能失常则温度下降。

二、血

《灵枢·决气》云："中焦受气取汁，变化而赤，是谓血。"《灵枢·邪客》云："营气者，泌其津液，注之于脉，化以为血，以荣四末，内注五脏六腑，以应刻数焉。"《灵枢·痈疽》云："黄帝曰：余闻肠胃受谷，上焦出气，以温分肉，而养骨节，通腠理。中焦出气如露，上注谿谷，而渗孙脉，津液和调，变化而赤为血。"由此可知，血源于中焦脾胃运化生成的水谷津液。血行于脉内，血脉之气藏于心，如《素问·脉要精微论》云"夫脉者，血之府也"，《素问·平人气象论》亦云"脏真通于心，心藏血脉之气也"。血还具有营养身与神的功能，如《素问·五脏生成》云"诸血者皆属于心，诸气者皆属于肺，此四肢八溪之朝夕也。故人卧血归于肝，肝受血而能视，足受血而能步，掌受血而能握，指受血而能摄"，《素问·八正神明论》云"故养神者，必知形之肥瘦，荣卫血气之盛衰。血气者，人之神，不可不谨养"。关于血的濡养功能，可能源于古人对大失血患者的观察。身体强壮之人面色红润，一旦失血过多则面色苍白、身体虚弱，此无疑是血可充养人体的直接证明。正如《黄帝内经太素》云："血脱者，色白，夭然不泽，其脉空虚，此其候也。以无血，故色白。无血润肤，故不泽。脉中无血，故空虚。以为不足，虚之状也。"

三、津液

关于津液的功能，《灵枢·五癃津液别》云："水谷皆入于口，其味有五，各注其海。津液各走其道，故上焦出气，以温肌肉，充皮肤，为津；其留而不行者，为液……五谷之津液，和合而为膏者，内渗入于骨空，补益脑髓，而下流于阴股。阴阳不和，则使液溢而下流于阴，髓液皆减而下，下过度则虚，虚故腰背痛而胫酸。"《灵枢·决气》云："何谓津？岐伯曰：腠理发泄，汗出溱溱，是谓津。何谓液？岐伯曰：谷入气满，淖泽注于骨，骨属屈伸，泄泽，补益脑髓，皮肤润泽，是谓液。"津液的化生来源于水谷精微，六腑与肾参与了人体津液的转化与代谢过程，如《灵枢·本脏》所云"六腑者，所以化水谷而行津液者也"，《素问·灵兰秘典论》所载"膀胱者，州都之官，津液藏焉，气化则能出矣"，以及《素问·逆调论》中的"夫水者循津液而流也，肾者水脏，主津液，主卧与喘也"。从《黄帝内经》中有关津液的论述可以发现，津液的作用主要体现在濡养骨髓、腠理、皮肤。古人对于津液濡养作用的认识则很可能源于对自然界草木生长过程的观察，草木需要雨水甘露的滋养才能不断生长，人体对于水的生理需求就好比植物对水的渴求。雨后的枝叶较燥热环境下的枝叶更加润泽，植物长期缺水则会枯萎。隐喻映射至人体，人体也需要津液的滋养以维持生命活动的正常进行。如出汗后的皮肤会更加光亮润泽，未出汗的皮肤则相对干燥。

古代医家对于人体气血津液的认识以隐喻思维为基础，结合了古人对自然界水循环的思考，对战争中防守作战力量的体验，对河流流通性的观察，这些具身经验综合在一起形成了古代医家对于人体气血津液的隐喻认知，并指导着各种气血津液病证的治疗。隐喻为古人提供了认识人体未知部分的方法，同时也为人体疾病的治疗提供了新思路。

第七章　人体结构的庭院隐喻

第一节　庭院外观与面部特征

《灵枢·五色》中"其间欲方大，去之十步，皆见于外，如是者寿，必中百岁"，提出了在望色之始，应先从远处对面部特征进行整体观察。古今医家多将望色等同于面部色诊，此即基于"人脸即人"这一部分代整体的转喻。建筑是古人产生空间概念的重要来源，通过身体经验感知人体与建筑间相似的空间特性，逐渐发展出"人体是建筑"的系统性隐喻，并用衡量建筑的尺度衡量人体，建立起建筑高大坚固与人体长寿的关联。经由概念间的等量代换构建出"人脸是建筑"的隐喻，又从视觉的偏重出发，将对庭院外观的感知用于对人体面部特征的描述，并由此认识整个人体的情况，这体现出中医学司外揣内的思维方法。

一、庭院布局与面部空间

《灵枢·五色》云："明堂者鼻也，阙者眉间也，庭者颜也，蕃者颊侧也。"明堂是宏大雄伟的礼制性建筑；阙指大门左右的两个对称的台子；庭多指堂前的空地；蕃，通藩，意为篱笆。鼻隆起于面，故古人用明堂称鼻；两眉对称，中有空缺，与两台之间空出道路相近，故称眉间为阙；额部即眉毛与发际线围成的开阔空间，与前庭类似，故称其为庭；颊位于面部两侧，似篱笆围绕房屋，故以蕃称颊侧。廊院式庭院以回廊围合而成，在中间偏后的位置居中设立主体殿堂，是早期大型庭院的主要布局形式。鼻之上为眉间、眉间之上为额、鼻之两旁为颊侧，其垂直分布与庭在堂前、中有阙门、两侧有藩卫堂的水平空间关系相近，构成了近似"廊院式"的庭院布局。同时，明堂作为庭院核心部分，也提示鼻在人体面部的重要性，如《灵枢·五阅五使》中的"色见于明堂"，体现出古代医家对鼻部望诊的重视。

二、高台建筑与长寿的关系

宫殿式庭院是古代庭院中规模最大、建筑水平最高的类型，外观恢宏庄严。高台建筑是典型的宫殿式庭院建筑，隋唐以后，逐渐演变为崇厚高大的建筑台基，成为中国古代建筑艺术的显著特征。作为外表壮观，象征着崇高、长生与权力的建筑形式，高台建筑对早期中医理论中多种建筑隐喻概念的产生和长寿者的形象塑造都起到了较大的作用。

《灵枢·天年》云："使道隧以长，基墙高以方，通调营卫，三部三里起，骨高肉满，百岁乃得终。"《灵枢·五阅五使》曰："明堂广大，蕃蔽见外，方壁高基，引垂居外，五色乃治，平博广大，寿中百岁。"从论及寿夭的描述中，可以总结出《黄帝内经》所言长寿面相的主要特征，即"基墙高以方"（同"方壁高基"）与"骨高肉满"。基与墙（壁）在面部的释义主要有两种：一种以骨骼为基，以肌肉为墙；另一种以下颌为基，以面颊两侧为墙。这两种说法各有理据，见于《黄帝内经》的不同篇章。高台建筑以坚实的夯土台为地基与主体，从中挖出房间，做出墙壁，墙体等附属构筑物与夯土台组成有机整体。夯土台多呈方形，映射至面部指方形的面颊。《灵枢·经脉》曰："骨为干，脉为营，筋为刚，肉为墙……足少阴气绝则骨枯，少阴者冬脉也，伏行而濡骨髓者也，故骨不濡则肉不能著也，骨肉不相亲则肉软却。"古代医家将骨视作主体，肉视作墙，提出"骨肉不相亲"的说法，其很可能是在高台建筑的影响下，认识到人体骨骼的重要作用及骨骼与肌肉间的依存关系。古人将高台建筑高大方正、坚固持久的特征映射到人脸及人体，认为"基墙高以方"与"骨高肉满"是拥有"高大坚固"身体之人的面部特征，并认为形体愈高大、骨骼愈粗壮、肌肉愈坚固则寿命愈长，正如《灵枢·寿夭刚柔》所云，"若形充而颧不起者骨小，骨小则夭矣。形充而大肉䐃坚而有分者肉坚，肉坚则寿矣"。可以认为，《黄帝内经》中的长寿形象很大程度上源自高台建筑。如果高台建筑的象征意义或其本身不曾出现，"基墙高以方"和"骨高肉满"是长寿面相特征的观点可能便不会出现，中医学对寿夭判断标准的描述也可能会有所变化。

此外，高台建筑具备防潮、防腐、抵御敌害的基本作用，演变而来的建筑台基亦保留了同样的功能。古代医家出于解释人体生理、病理的需要，进一步将高台建筑和台基的作用与人体功能相连。不坚固的建筑与台基的防御作用也较差，映射至人体表现为五脏不坚者更易被邪气侵袭，如《黄帝内经太素》对《灵枢·天年》中"不能终寿而死者"的注语"其五脏皆不坚，夭者亦四：五脏皆虚，易受邪伤，为夭一也"。"五脏不坚"反映于外部则为《灵枢·寿夭刚柔》中的"墙基卑，高不及地"，意为脸瘦削、骨骼肌肉塌陷，属于中医学所说的先天禀赋不足，具此特征之人更易被邪气所侵，提示临证之时应适当关注患者的面部和体格特征，提高望诊精准度。

第二节　建筑之门与人体之门

门由门扇、门轴和门锁构成，且其开启与闭合控制着建筑空间的开放和关闭，在"人体是建筑"的隐喻下，古代医家赋予了人体之"门"相近的形态与功能。其中，门的结构启发古代医家构建出人体内的无形之门，即杨上善等学者认同的"关、阖、枢"；门的开阖辅助古代医家完成了对消化过程的半隐喻性认知，为古人认识人体与外界及人体自身时刻进行着的物质交换奠定了基础。《难经·四十四难》云："唇为飞门，齿为户门，会厌为吸门，胃为贲门，太仓下口为幽门，大肠、小肠会为阑门，下极为魄门，故曰七冲门也。"《素问·五脏别论》曰："所以然者，水谷入口，则胃实而肠虚；食下，则肠实而胃虚。"七冲门隐喻概念的出现表明古代医家具备了基本的解剖知识，结合用胃、肠举例说明的水谷运输过程则可发现，古代医家知道人体摄入、咀嚼、运输、消化、吸收和排泄食物的过程是井然有序的，且在独立的空间进行，即食物在"门"开启时才能穿过"门"进入下个阶段。

一、出入建筑与出入人体

实用性建筑只有通过人或物的出入才能发挥作用，而人体与其相似的特性是古人很容易通过体验获取的知识。《素问·六微旨大论》云："出入废则神机化灭，升降息则气立孤危。故非出入，则无以生长壮老已；非升降，则无以生长化收藏。是以升降出入，无器不有。"根据经验主义哲学，人们不断将身体体验为容器和容器中的东西，并用"容器"这一术语对大量活动进行概念化处理。《素问·六微旨大论》中的"器"与《素问·六节藏象论》"脾、胃、大肠、小肠、三焦、膀胱者，仓廪之本，营之居也，名曰器"中的"器"，即《黄帝内经》所谓的具备升、降、出、入功能活动的"容器"。"器"概念的出现意味着古代医家已从经验中抽象出容器图式。诚然，饮食与排泄是人类最基本的身体经验，但基于视觉的空间体验对人类的认知同样会产生很大的影响。古代医家通过观察自然界的空间现象（如动物进出洞穴），并结合自身的经验（如进出房屋、身体的各种代谢活动等），从种种表象中提炼出器与出入的概念，再借此认识人体，形成了如《素问·四气调神大论》中"春夏养阳，秋冬养阴，以从其根，故与万物沉浮于生长之门"的养生观念。建筑隐喻加强了人们对出入的认知，是产生"器"这一抽象概念尤为重要的前期阶段。有"器"便有"门"，"门"是物质进出的通道，人体之门的通畅则是进行各种生命活动的前提条件，因此，保证出入畅通是重要的养生之道。

二、门与人体之关、阖、枢

将开、阖、枢作动词解的开阖枢一说被广泛接受，上文也从门之开阖的动态过程论述了七冲门概念的形成。但在门之功用被映射至人体时，门之结构同样为各代医家所普遍使用，故本文采纳将关、阖、枢作名词解的关阖枢一说，对门的三种主要构件映射至人体的过程及作用展开分析。

《素问·阴阳离合论》云："是故三阳之离合也，太阳为开，阳明为阖，少阳为枢……是故三阴之离合也，太阴为开，厥阴为阖，少阴为枢。"据《黄帝内经太素》校勘，"开"字应作"关"，杨上善指出关、阖、枢的本义分别为门闩、门扇、门枢，并结合脏腑经络对三阴三阳的含义做出了阐释，体现出古代医家借用关、阖、枢三者相互独立的作用及相互配合的关系，从而构建三阴三阳的功能与联系的隐喻认知过程。为便于理解，首先说明关、阖、枢的始源域所指的具体形象。以"关"为例，《黄帝内经太素》注曰："三阳离合为关阖枢以营于身也。夫为门者具有三义：一者门关，主禁者也。膀胱足太阳脉主禁津液及于毛孔，故为关也……三阳为外门，三阴为内门……脾脏足太阴脉主禁水谷之气，输纳于中不失，故为关也。"在描述生理功能的基础上，古代医家还发展出太阳、太阴开（关）折，阳明、厥阴阖折，少阳、少阴枢折等病理表述。如《灵枢·根结》云："故开折则肉节渎而暴病起矣，故暴病者取之太阳，视有余不足，渎者皮肉宛膲而弱也……故开折则仓廪无所输膈洞，膈洞者取之太阴，视有余不足，故开折者气不足而生病也。"若"开"为"关"之误，则说明古代医家将门闩的封禁之义赋予足太阳膀胱与足太阴脾，使得前者可于体表固摄津液，后者可固摄水谷之气。腠理不固则易患病势急、病位浅的病证，还会影响与之相通的三焦；脾气不固则无法化生水谷精微，导致格拒与洞泄。关、阖、枢三者在始源域中较之开、阖、枢具有更强的整体性，提示如果病在足太阳膀胱，可结合临床表现，考虑从与其合而成外门的足阳明胃和足少阳胆论治。可见关、阖、枢能够很好地解释《黄帝内经》中三阴三阳的生理与病理变化，还能为三阴三阳病的治疗提供思路。

综上所述，关、阖、枢是古代医家创造的解释性理论，目的是将未知的问题转化为熟悉的语言表达，使其能够在已知的语境中得到解答。在用门之关、阖、枢解释三阴三阳前，人们尚不明晰关阖枢理论下三阴三阳的具体状态，是门的形态启发了古代医家的认知。

第三节　庭院与脏腑

解释人体内部的生理病理现象是古代医家运用隐喻的根本原因与目的。根据庭院内部情况对人体脏腑的构建是中医学建筑隐喻的深层结构，人体脏腑亦具备与建筑建立隐喻映射的基础。下文将以臧、府、仓廪等同属"房"范畴的单体建筑和建筑之室为例，通过庭院式建筑与人体结构间的映射关系，论证建筑隐喻在中医理论构建中的作用。

一、臧、府与脏、腑

"臧"有贮存大量珍贵物品之处的意思。"府"的本义为古时国家收藏文书之处，后又引申出治事之所、官邸等含义。二者虽都具空间属性，但臧贮存的东西更多、更珍贵，府无论是作为治事之所还是住宅，所藏物品都相对较少，且人或物也会更频繁地出入。

在《黄帝内经》成书的年代，脏腑二字均不存在，古代医家直接用建筑中的臧与府命名中医学的脏与腑，构建了"脏是臧"和"腑是府"的隐喻。脏腑的分类见于《素问·五脏别论》，曰："所谓五脏者，藏精气而不泻也，故满而不能实。六腑者，传化物而不藏，故实而不能满也。"可见，其分类依据是生理功能的不同，而结构决定功能，因此，须承认古代医家早已知晓脏和腑的不同形态特征，由此将偏于实体结构的五脏称作"臧"，将中空有腔的六腑称作"府"。此后，作为始源域的臧和府不断强化着脏腑在古代医家认知中的差异。例如，后世医家普遍认为脏比腑重要，脏病也较腑病更为严重，如《金匮要略》中的"血气入脏即死，入腑即愈"便体现出这一观念。

二、仓廪与脾胃

《礼记》曰："发仓廪，赐贫穷。"仓廪即贮藏米谷的场所，在古人心中有着极其重要的地位。脾胃居于身体中央，中心比边缘重要是人类最原始的经验之一，而其内部空间比其他消化器官宽阔，很容易让古代医家联想到贮藏粮食的仓廪，进而形成"脾胃是仓廪"的隐喻。仓廪能贮藏，又可从中运出粮食，脾胃同样能贮存与运输饮食物，如《素问·经脉别论》云"饮入于胃，游溢精气，上输于脾"。可以看出，古代医家把仓廪贮存的功能赋予胃，把其运输的功用赋予脾。《管子·牧民》中的"仓廪实则知礼节，衣食足则知荣辱"，说明中国古代文化历来重视粮食、粮仓及其所象征的物质文明，而这种重视必然会转移到为人体之仓廪的脾胃上，加深其在古代医家认知中的重要性。可以认为，"脾胃是仓廪"的隐喻潜移默化地催生了中医学"重脾胃"的思想。

三、建筑之室与人体之室

"室"原指寝卧的房间，后泛指具有房间性质的场所。"血室"一词最早见于《伤寒论》，后世医家对血室的部位有肝、胞门、子户、子宫、冲脉、冲任等多种说法。从认知语义学的角度，张仲景用具有房间性质场所之义的室应是想为人体中的血停留之处命名。"户"本意为单扇门。胞门、子户之称与室字在中医学中的隐喻义不符，故血室最初的含义更可能是肝、子宫或冲任二脉等能储存血的场所。正如《伤寒论纲目》所述："主冲者就其源头处言，主肝者就其藏聚处言，血必由源而出，不有源，则无根，血必聚处而藏，不有聚，则散漫无所收，于此二处而为血之室，其旨同也。"此外，古人为了繁衍后代而进行的性行为多发生于寝卧之室，若从室字的本义考虑，古代医家遵循隐喻和转喻两种认知机制提出的"人体之室"，应指人体中与生殖有关的生理活动的发生场所，故在诸多说法之中，血室指代子宫的可能性最大。冲任二脉与生殖功能也有密切关系，故血室指代冲脉或冲任的可能性大于肝。《中西汇通医经精义》云："女子之胞，男子名为精室，乃血气交会，化精成胎之所，最为紧要。"由此可见，精室之室亦作此解。

第八章　病因病机概念隐喻

第一节　病因的特征

中医病因学说的一个重要特点是"由果析因"。各种不同的致病因素作用于人体后，由于病因的性质不同，会引起机体不同的病机改变，人体是一个有机的整体，"有诸内者，必形诸外"，从而在外部表现出不同的临床症状和体征。中医认知病因的方法主要是以病因所致之临床表现为依据，通过分析症状、体征来推求病因。

一、病因的隐喻性

中医学从一开始就选择了以日常语言来阐释疾病的发生发展过程，故中医学的病因病机理论大多是从舞姿上来推测谁在起舞，其首要任务是完成一种解释。换言之，中医语言的主要作用即解释临床事实。解释的目的在于使人理解，而要使人理解就一定要使用人们熟悉的东西，即古人所谓的"近取譬"或"远取诸物，近取诸身"，解释事物时可以取之于身，而释身可以取之于物。当然，所谓的以物释身，必须依赖于我们自身的经验。中医学对看不见的东西更多是应用想象、类比和隐喻来进行解释，而西医学则强调实证，注重对事物的观察与检测。如果套用蒯因对"本体论"的两种划分，可以说西医学的本体论是"本体论的事实"，中医学的本体论是"本体论的承诺"。例如，《金匮要略·黄疸病脉证并治》云"然黄家所得，从湿得之"，根据这一论述我们可以得出黄疸病的病因是湿邪的结论。在此基础上，假设我们正面对着一个黄疸病患者，而这个患者又恰巧有乙型肝炎，那么当我们在对这位患者的病因进行分析时，从中、西医的角度将会分别说出下面两句不同的话，"病因是感受湿邪"，"病因是感染乙肝病毒"。这里的"是"意味着什么？当我们说出"病因是感受湿邪"和"病因是感染乙肝病毒"这两句话时，其中"是"字的意谓相同吗？不难发现，尽管这两个语句都是指称此患者当下的状态，但两者的判定标准明显不同。中医学的"病因是感受湿邪"是从患者的状态中抽取出一种"湿热"的属性，而西医学所言"病因是感染乙肝病毒"则是因为在患者的血液中检测出了乙肝病毒表面抗原、e抗原或e抗体等。如果我们对"病因是感受湿邪"做进一步分析的话，便会发现这里的"湿"是借用了日常语言，即以自然界之湿热状态来说明人体的状态，故而具备隐喻性。

在以往的研究中，人们已逐渐认识到中医语言的隐喻特征，并将其归结于"类比"思维方法的运用。研究者们已基本达成以下之共识：《黄帝内经》在"气－阴阳－五行"哲学思想的指引下，运用以取象比类为主的传统思维方法，在长期积累的丰富的临床实践知识的基础上认知各类致病因素。这种基于取象比类探求病因的思维方法必须具备两个基本条件：一是以反复的临床实践观察所获得的相当丰富的感性实践资料为基础；二是对影响人类生存的各种因素都要达到一个从表面现象到内在规律、由个别到一般的深刻认知水平，诸如气候因素、地域因素、社会因素等。

二、病因的体验性

中医病因理论是先人们长期以来基于生活和临床实践经验的概括与升华，其语言的跨域运用并不是任意的，而是和古人自身与外界的互动体验密切相关，这些体验主要来源于身体空间、农业生产、自然气候和政治战争四个方面。身体经验为中医学病因的理解与表达提供了客观的认知理据，也就是说，中医病因学说大部分是在人们耳能闻、目能视、身所处的各种感知体验的基础上不断抽象构建而成的，身体空间、农业生产、宇宙自然、政治战争等古人熟悉的场景，均为中医病因学说提供了可运用的隐喻材料。

（一）基于身体空间的体验性

人类生活在头顶蓝天、脚踩大地的物质空间里，我们的祖先是从自己和自己所处的空间开始认识世界的，身体部位和空间方位是人类形成抽象概念的两个重要基础。不同民族虽产生了不同的语言文化，却因共同的生物属性而拥有相似的身体体验。古希腊著名的哲学家普罗泰戈拉曾指出"人是万物的尺度"，中国古人也具有"体认"的思维特征，常把人体本身作为衡量外部世界的标准和尺度，从许多耳熟能详的汉语词汇中可见一斑，如山脚、山腰、山头、桌面、桌脚、针眼等。人体作为独立的实体，是一个三维立体的容器，需要进行食物的纳入、氧气的吸入，食物残渣和二氧化碳的排出等生理活动。人通过自身的皮肤与外界分隔开来，并且通过感觉器官感知身体与周围环境的相对位置、关系、方向、运动等。基于这些直观、具体的体验，人类最先形成了可以直接理解的、最基本的方位概念，如"内－外""前－后""左－右""上－下""深－浅""中心－边缘"等。这些方位词跨域投射并构建了中医学的一些重要概念，如"外感""内伤"等。

（二）基于生产生活的体验性

中国大部分地区处于中温带、暖温带和亚热带，季风气候发达，温暖湿润、四季分明的气候特别适宜开展农业生产活动，肥沃疏松的土壤也为农业的发展提供了良好的地理条件。中国特定的自然环境，孕育了人们以农耕为主体的经济形态，农业生产成为中国传统社会的主要经济基础。中华民族重视农业的历史可以追溯至传说中的神农氏和尧、舜、禹时代，历代君主均对农业生产重视有加，以农立国。古人在运用语言表达思想的时候，会不自觉地受到农业生产活动的影响，可以认为，中医病因病机概念的产生与古人的农业生产活动密切相关。

土地是农耕社会最基本、最重要的生产资源。土地能够化生万物，中医理论将脾胃与五行中的土相配属，将土化生万物的功能赋予脾胃，认为机体生命活动能够正常进行有赖于脾胃运化水谷精微，化生气血津液，如果脾胃运化功能障碍，则会导致人体气血不足，肌肉瘦削软弱，甚至痿弱不用等病证。依赖土地的心理体验促进了中医学重视人体脾胃的学术思想的产生，与土地相关的隐喻表达也普遍存在于中医语言中，如《素问·玉机真脏论》曰"脾脉者土也，孤脏以灌四旁者也"，又如《素问·太阴阳明论》言"脾者土也，治中央"。

节气指导农作，在一年四季周而复始的气候变化和自然景象，以及农业生产由播种、生长、收获、收藏再到播种的不断循环的启示下，古人逐渐建立起"循环往复"的概念思维，认为宇宙万物皆处于周而复始的循环运动中，一切自然现象和社会人事都在产生、发展、消亡的程序中循环。《礼记·祭义》中的"阴阳长短，终始相巡，以致天下之和"，揭示了日与月为一阳一阴，昼夜或长或短，终始相接，周而复始，天下的和谐便由此而生。这种循环无端的观念也被中医学家隐喻映射至人体的生理、病理机制，形成人体生理功能不断周而复始的隐喻性认识，如《灵枢·动输》谓"营卫之行也，上下相贯，如环之无端"，又如《素问·举痛论》言"经脉流行不止，环周不休"。中医学认为，在正常生理条件下，人体的营卫、经络循环不已，而当人体的气血、营卫、经络不能正常循环运行时，人体就会产生各种疾病，如《灵枢·营卫生会》述

"此外伤于风，内开腠理，毛蒸理泄，卫气走之，固不得循其道。此气慓悍滑疾，见开而出，故不得从其道，故命曰漏泄"。

（三）基于大自然的体验性

农耕经济最显著的特征就是对自然气候的依赖。在年复一年的生产过程中，人们松土、播种、收获、贮藏等一系列的农业活动与自然界春夏秋冬的时令紧密联系，具有明显的季节性。如果顺应自然时令播种耕作，又风调雨顺，就容易获得大丰收，人们的生存就会得到保障；如果延误了农时，又遇到了洪涝、干旱等天灾，收成必将受到影响，生存也就会受到威胁。春、夏、秋、冬前后相继，白昼、黑夜交替循环，这些都是人类意志无法控制、改变的客观现象，再加上我国古代以一家一户为单位的小农生产方式，对于突如其来的天灾，人们往往难以承受其所带来的巨大伤害，进而形成了敬畏自然、顺应天意的生存观。在这种生存观的影响下，古人非常关注自然现象，且十分强调人与自然的和谐相处。

先民们与自然共生共处的宇宙观，即"天人合一"的思想，催生了"人是自然化的人"和"自然是拟人化的自然"这两个基本的概念隐喻。前者是自然隐喻，即把人体看作一个"小世界"，与自然界这个"大世界"的结构、运动、变化等各个方面息息相关，是自然界的缩影，如"风胜则动""湿胜则濡泄""水不涵木""水火未济"等都是借用大自然的现象来说明人体的病理变化。后者则是把人体的身体、特征、行为等作为衡量自然界的尺度和认识自然的工具，即将自然界的现象比作人的思维、行为等，如将外来的致病因素称为"客气""贼风"。通过人类与自然这两个不同概念系统间的相互映射，中医病因理论中出现了一系列的自然隐喻和拟人化隐喻。

（四）基于政治战争的体验性

我国古代实行以君主为核心的中央集权政治体制。据史料记载，我国从夏朝开始便设有中央政府机构，并建立了官吏制度。中央集权的政治特点是君主独揽大权，拥有至高无上的权力，权力由地方向中央逐渐集中，无数大小官僚作为君权的代表，对百姓实行专制统治。中国古代社会虽然经历了许多次政权更替，但新王朝所建立的政治制度基本都与前朝类似，这种长期固定的政治制度也潜移默化地影响了人们对人体生理、病理规律的认知。如《素问·灵兰秘典论》将人体脏器的功能类比于国家官员的职能，形成如"相使""君主之官""相傅之官""将军之官""臣使之官""主不明则十二官危"等一系列隐喻语言，不仅形象生动地说明了人体脏腑的生理功能、相互关系及重要程度，还表明人体的五脏六腑是统一的整体。

古代军事思想产生得很早，考古发掘的材料证明，早在公元前13世纪，商代卜辞里就有关于战争的记录。在原始社会，较著名的战争有神农氏攻打燧人氏之战，黄帝征服中原各族之战，禹攻打共工、三苗之战等，都是规模较大的部落之间的战争。这是因为生产力水平越低，人们对自然环境的依赖就越大，各部落、国家之间为了争夺有限的自然资源常相互抢夺地盘，故而战争频发。数千年来，中国合久必分，分久必合，经历了多个朝代，历史发展的长河中有无数次大大小小的战争，频繁的战争、战斗成为古人十分熟悉的现象。可以认为，在古人的认知中存在大量有关"战争"概念的形象特征，这也奠定了中医病因理论的认知基础。如在表达外来致病因素侵犯或内部致病因素损伤人体时，中医语言多采用"攻""伤""犯""扰"等词汇。《伤寒论》第116条言"火气虽微，内攻有力"，《金匮要略·血痹虚劳病脉证并治》云"食伤，忧伤，饮伤，房室伤，饥伤，劳伤，经络荣卫气伤"，《素问·八正神明论》言"八正之虚邪，而避之勿犯也"，《素问·阴阳别论》谓"阴争于内，阳扰于外"。在描述致病因素的潜伏性质时，古人多运用"伏""留""藏"等词汇。如《金匮要略·痰饮咳嗽病脉证并治》曰"必有伏饮"，《金匮要略·脏腑经络先后病脉证》云"色鲜明者有留饮"，《金匮要略·疟病脉证并治》述"邪气内藏于心"。

第二节　病因的隐喻

取象比类是在深刻观察事物并获得直接经验的基础上，运用客观世界具体的形象及象征性符号进行联系和推论，然后通过比喻的修辞方法予以表述，以达到反映客观事物普遍联系及规律的思维过程。这种思维方法几乎贯穿于《黄帝内经》全书，其中，取象比类在六淫、七情、饮食劳逸等病因理论的形成过程中的作用则尤为显著。如前所述，中医病因理论的构建借用了大量的日常语言，中医学的病因也并非像西医所言之病原体等真实可见的病因。古代医家对于病因的认识源于其对周围环境的体验，可以说中医病因的原型即是人们的生活因素，而生活因素之所以变成致病因素，则是其失常所导致的。

一、六淫是六气太过或不及

《素问·宝命全形论》言："人以天地之气生，四时之法成。"天地之气是人类生存的基本条件，人一刻也离不开天地四时阴阳之气的滋养。然而，四时气候随时都在变化，并不是处于一个恒定的温度与湿度之中。古人认为人的健康有赖于四季正常的气候，当极端气候出现或气候变化太快时，病邪就很可能会入侵人体而致病。古代医家认为外感致病因素主要包括自然界变化过于剧烈的六气，并将过于猛烈的风、寒、暑、湿、燥、火六种气候称作"六淫"。"淫"有太过、浸淫之意，它并没有一个绝对值，不是零下20℃的低温就是寒邪，也不是40℃以上的高温就是热邪。六淫是一个相对概念，其以人是否发病为标准，故致病性是划分自然界正常气候（六气）与致病因素（六淫）的关键所在。

在判断疾病病因时，古代医学家应是首先凭借自己和患者的直观体验，从疾病与自然气候、生活环境的直接联系寻找病因。《素问·异法方宜论》揭示了生活在东方之人肤色黑、多发痈疡是多食当地盛产的鱼和盐之故："故东方之域，天地之所始生也，鱼盐之地，海滨傍水。其民食鱼而嗜咸，皆安其处，美其食。鱼者使人热中，盐者胜血，故其民皆黑色疏理，其病皆为痈疡。"《素问·阴阳应象大论》则指出春天受了风气的伤害，夏季就容易发生飧泄："春伤于风，夏生飧泄。"这种探寻因果关系的方法对于认知病因有着一定的作用，但存在很大的局限性，在没有显微镜及各种现代生化检验的时代，很多时候古人都无法找到引发疾病的物质，如细菌、病毒等各种有害的病原体或化学物质等，许多诱因亦杳无踪迹，很难知晓疾病是在什么条件下发生的。因此，中医寻找病因更多是基于症状、体征等临床表现来推求原因，并不能直接观察到其背后的因果关系。

《素问·至真要大论》指出各种疾病都是风、寒、暑、湿、燥、火等六气的化与变："夫百病之生也，皆生于风寒暑湿燥火，以之化之变也。"由此得知，中医理论所论述的"六淫"病因概念已不再是自然界的风、寒、暑、湿、燥、火等气候概念，而是古人在大量的观察与实践基础上，不自觉地运用隐喻认知的手段，将致病特点与自然界气候进行类比，基于人与自然的相似性，通过隐喻映射形成的抽象概念。中医学的六淫并非六个具体事物，而是六个范畴，只是对自然界致病因素的一种归类。《素问·阴阳应象大论》中的"风胜则动，热胜则肿，燥胜则干，寒胜则浮，湿胜则濡泄"，提示风邪致病以动摇为特征，火热之邪会引起痈疡红肿，燥邪会使阴液干涸，寒邪会损伤阳气而导致水停浮肿，湿邪则会使脾失健运而溏泄。古人借用肉眼可见的自然界的气候现象来阐释人体的病理征象的认知过程，即是自然界六种气候向人体致病因素跨域映射的过程，其概念范畴经历了由真实病因向隐喻病因的转变，且完成了从外感病因到内伤病因的跨越。

可以以中医学中的"寒"为例分析这类隐喻病因的形成。当我们说患者"感受寒邪"时是什么意思？我们又是在什么情况下说出这句话的？患者发病前若有气候的变化，且没有及时增添衣被保暖，或因天气炎热而过分贪凉后出现"发热恶寒，身痛无汗，脉浮紧"的症状，此时我们便会说患者感受了寒邪。患者有无感寒经历并不是主要因素，关键是要有"发热恶寒，身痛无汗，脉浮紧"的症状。简要而言，"寒邪"这一概念的形成来自人们的体验与联想。气候的寒冷是人们可以感受到的，因此很容易会将因气候变化感受到的寒冷与人体发病时的恶寒联系起来，认为人体之所以出现恶寒是感受了自然界的寒冷，并称其为寒邪。很明显，寒邪之寒是对自然界寒冷之寒的借用，我们应该时刻清楚这是一个隐喻，体内之寒邪与自然界的寒冷存在于两个不同的域。

前已言及，六气之所以能够致病是因其超过了人体自身的调节能力，这种对过度的认识同样来自对自然界现象的观察。以风为例，微风只会使树叶和细树枝摇动不息，大风则可使小的树枝折断，古人通过对风吹叶脱枝折等自然现象的观察，很容易得知任何事物状态的改变都有一个阈值。同样的，在描绘自然的语言中，以"春风拂面"或"北风怒号"来形容所处环境的风况，实际上所指称的还是描述者对风的感受，即风的强度是否在他的耐受范围内。通过自然隐喻的跨域映射，中医学形成了一套系统又独特的"六淫"病因辨证理论，为中医认识和诊疗疾病提供了有效方法和基本原则，使得中医学家在临床辨证论治的过程中，能够对各种复杂的症状进行类比和归类。

二、七情是情志过激

《素问·阴阳应象大论》揭示了情绪过激会导致疾病："人有五脏化五气，以生喜怒悲忧恐。故喜怒伤气，寒暑伤形。暴怒伤阴，暴喜伤阳。"若将人的情志加以总结，可分为喜、怒、忧、思、悲、恐、惊七种，故称"七情"。七情是人体对外界刺激产生的情志反应，适度的情绪波动是人体正常的生理活动；而突然、强烈或长期的情志刺激如果超过了人体可以负荷、调节的范围，正常的七情便会转化成致病因素，导致脏腑气血功能紊乱，引发内伤疾病。

《金匮要略·脏腑经络先后病脉证》中的"如水能浮舟，亦能覆舟"，体现出古人对事物"一体两面"的认识。凡事都有两面性，在一定条件下呈现出有益的一面，在另一条件下就可能变成有害的。能够"浮舟"或"覆舟"的水，其流速、波涛大小等方面均不同，但当我们谈及"水"时，并不会描述其所处的条件，对于七情亦是如此。作为致病因素的七情绝不等同于正常的情绪变化，但当我们谈到七情致病时，便是将"七情"这一词语泛化，而非用其指称正常的情绪。

同六淫一样，七情致病也是以人是否发病为标准。每个人对于情感的耐受能力不同，处理方式也各异。中医病因学说中的七情也是一种隐喻，较为常见的喜、怒、忧、思、悲、恐、惊七种人的正常情绪被用于指代相对少见的七种过激的致病情绪，二者处在不同的域，一个是生理域，一个是病理域。因此，需要注意的是，古代医家在论述七情致病时，"喜、怒、忧、思、悲、恐、惊"并非指人类的正常情绪，而是七种可以致病的过激情绪，其仍是对日常语言的借用。

第三节 病机的特征

"病机"二字首见于《素问·至真要大论》。该篇数次提到病机，并强调其重要性，如"谨候气宜，无失病机"，"审察病机，无失气宜"，"谨守病机，各司其属"等。《说文解字·木部》曰："主发谓之机。"张介宾在《类经·疾病类·病机》中提出的"夫病机为入道之门，为跬步之法……机者，要也，变也，病变所由出也"，提示病机为疾病变化的规律，掌握病机是治病的关键。病机学说着重于研究疾病的发展规律，旨在揭示疾病的主要矛盾，阐释疾病形成、进展、变化及转归过程的内在机制。对于病机的判断可协助诊断、指导治疗，具有未病先防、既病防变的意义。在援物比类等隐喻思维方式的作用下，中医病机学说中充斥了大量的概念隐喻，如《素问·四气调神大论》中对"治未病"的形象譬喻："夫病已成而后药之，乱已成而后治之，譬犹渴而穿井，斗而铸锥。"

一、以和为贵，和则健康

按照中医学的标准，怎样的表现才能算是健康？《素问·平人气象论》曰

"平人者，不病也"，提示健康的标准是"不病"，包括生理和心理两方面。《素问·生气通天论》则如此描述健康的状态："阴平阳秘，精神乃治。"此处论及若人的阴气平和，阳气固密，那精神状态也会是正常的。《素问·生气通天论》对健康的身体做出了具体描绘，"是以圣人陈阴阳，筋脉和同，骨髓坚固，气血皆从。如是则内外调和，邪不能害，耳目聪明，气立如故"，认为"圣人"达到了阴阳平衡的状态，其筋脉调和、骨髓坚固、血气顺畅，如此则内外和谐，邪气不能侵害，耳目聪明，气机正常运行。从上述文献可以看出，阴阳失调是中医学对人体病理状态的高度概括。《素问·至真要大论》提及治病就是在求取阴阳的平衡，即"以平为期"。此即张仲景《伤寒论》第58条所谓"阴阳自和者，必自愈"。可知能否达到"和"的状态是中医学评价人体健康的关键指标。

《金匮要略·脏腑经络先后病脉证》中"若五脏元真通畅，人即安和"，以"安和"意指健康，而健康的条件则是"五脏元真通畅"。为何仲景用"安和"两字来概括健康的意涵？事实上，若运用气血理论来阐释"五脏元真通畅"，其所描述的生理状态即为气血安和，如《素问·调经论》言"五脏之道，皆出于经隧，以行血气，血气不和，百病乃变化而生，是故守经隧焉"，又如《灵枢·天年》云"五脏坚固，血脉和调"。《说文解字》云"安，静也"，"和，相应也"。安和二字合起来有"与平静呼应"之意，说明在仲景看来，身体健康并不是一种静止状态，而是一种与平静相应、看似平静的动态平衡。《国语·郑语》论："夫和实生物，同则不继。以他平他谓之和，故能丰长而物归之；若以同裨同，尽乃弃矣。"此论阐明了"和"是"以他平他"，提示"和"是和谐，是把两种及以上不同但相关的东西结合在一起并使之达到均衡的状态，如此可以产生生长万物的效果；反之，若"以同裨同"，即将相同的事物叠加在一起，则会扼杀生机。

儒家的立论基础在于人和人的关系，而道家的立论基础则在于探讨人与自然的关系，但儒、道两家都在探讨如何构建和谐的关系。古人很早就认为"不同"才是事物发展的根本，"不同"才可以相济相成。这样的认识应该源自对自然界的观察与日常生活的体会，就像一首动听的乐曲是由许多不同的音符所构成的；一道色香味俱全的佳肴需要多种食材的适当搭配。以上所述的重点是在诸异中求"和"，唯有"和"，音乐才会悦耳；唯有"和"，菜肴才会可口。"和"的主要精神是协调不同，达到和谐统一，而其中各个不同的事物还能够继续发展，正如《礼记·中庸》所言"万物并育而不相害，道并行而不相悖"。

人体是一个复杂的机体，外有五官九窍，内藏经络脏腑，古代医家以"和"代表健康，强调人体所有的器官、结构和生命物质运作的协调、和谐与各司其职，以达到动态的阴阳平衡。这种"安和"观的形成，既深受天人相应哲学思想的影响，也与古人的生活体验密不可分。

二、和则必通，不通则病

如前所述，仲景认为人安和的生理条件是"五脏元真通畅"，这一表述跳出了阴阳的诠释体系，采用了另一套解说健康的系统——"通"的理论，这也证明中医学是一种可从多角度解释人体生理、病理现象的医学。中医学对人体的阐释并不是凭空形成的，而是自己的身体与客观世界互动后的结果。那么此处所言之"元真"为何呢？徐忠可在《金匮要略论注》中言："从无形言之，则为元真。"《推求师意·内伤》曰："元真者，造化之元气也。"故可知元真指元气、真气。《素问·六微旨大论》云："出入废则神机化灭，升降息则气立孤危。故非出入，则无以生长壮老已；非升降，则无以生长化收藏。是以升降出入，无器不有。"在古代医家看来，生物的神机、气立与精气的升降出入运动息息相关。精气之升降出入极为重要。没有出入，就不会有生命体的发生、成长、壮实、衰老与灭亡的一系列过程；没有升降，也不会有物质的发生、生长、变化、收敛及闭藏的循环过程。人体的生命活动同样自始至终都存在着升降出入的运动形式，如果升降出入的基本生命活动受到了阻碍，人体健康必定会受到影响。《素问·灵兰秘典论》中的"主不明则十二官危，使道闭塞而不通，形乃大伤"，指出如果心君不明智顺达，那么包括其本身在内的脏腑就都面临着危险，而导致各脏腑之精气往来活动的通道闭塞不通，形体亦将受到严重伤害。

《医宗金鉴》认为"若五脏元真通畅，人即安和"这一条文应为《金匮要略》之纲领，"此篇乃一书之纲领，前人误编为次篇，先后失序，今冠于首，以统大意"，揭示仲景医学是十分重视"通"的医学，"通"也是治病的关键。可以说，"若五脏元真通畅，人即安和"是仲景医学的逻辑起点，"通"是"和"的充分必要条件。日常生活中的诸多经验都会促使古人认识到"通"的重要性，以及"不通"给人带来的苦楚与不便：生活中如果遇到水道淤阻，涨潮或下雨时水便会泛滥成灾，以致淹没农田、冲毁房屋；若道路壅塞，就只能鹅行鸭步或改道而行；田渠受阻，则无法灌溉作物；鼻不通气，则会出现嗅觉迟钝、昏昏欲睡等。古人在构建中医理论时，日常生活中的深刻经历自然会成为其认识或描述人体的知识背景。从认知科学的理论来说，一个新事物能够被认知，进而形成新的定义或概念，既往的生活体验起着非常重要的作用。感觉是人脑对事物的个别属性的认识，人类对人体内外世界的感知，首先凭借的便是自身的感觉器官。只有在感性认识的基础上，才有可能进行进一步的认知加工。因此，古人对"通"与"不通"的直观感受应是中医学以"通"为贵思想出现的基础性和关键性因素。

中医学认为人体以肝、心、脾、肺、肾五脏为中心，以胆、小肠、三焦、胃、大肠、膀胱六腑为辅助，以精、气、血、津液为物质基础，通过经络将脏腑、五官九窍、四肢百骸联系起来，构成一个有机整体。"五脏元真通畅"讲的是五脏与六腑通畅，经络通利，元真之气在一身上下内外畅通无阻。换言之，元真之气若能在五脏六腑、三焦腠理、经络血脉之中顺畅地流动，人便可安和无病。再者，"五脏元真通畅"还意味着人体内充满了各种用于联络与交流身体各部分物质或信息的通道。对于人体内部物质的运输，古人基于天人相应的观念，认为人体内的生命活动遵循自然规律，从而借用诸多自然现象来理解和阐释肉眼不可见的生理机制。《素问·八正神明论》中的"是故天温日明，则人血淖液而卫气浮，故血易泻，气易行；天寒日阴，则人血凝泣，而卫气沉。月始生，则血气始精，卫气始行；月郭满，则血气实，肌肉坚；月郭空，则肌肉减，经络虚，卫气去，形独居"，指出脉管内气血的盛衰和流动会随着天气冷暖与月之盈缺而变化。气候温和晴朗时，血液运行流利，卫气浮于表，气候寒冷阴霾时，则血液运行滞涩，而卫气沉于里；月亮初生时，血气开始旺盛，卫气开始畅行；月圆时，人体血气充实，肌肉坚实；月黑无光时，则肌肉瘦削，经络空虚，卫气功能衰退而独留形体。

《说文解字》曰："通，达也。""通"与"郁""滞"相对。脏腑若郁滞，便可能出现水道阻塞、传化物停滞、水谷精微无法输布、气血循行受阻或经络不通等状况，从而变生多种疾病，如二便不通、身体浮肿、肌肤甲错、食欲不振、筋骨不利、妇人经血不来或乳汁不下等。《丹溪心法·六郁》论及六郁及其相应的临床表现："当升者不得升，当降者不得降，当变化者不得变化也，传化失常。六郁之病见矣。气郁者，胸胁痛，脉沉涩。湿郁者，周身走痛，或关节痛，遇寒则发，脉沉细。痰郁者，动则喘，寸口脉沉滑。热郁者，瞀闷，小便赤，脉沉数。血郁者四肢无力，能食便红，脉沉。食郁者，嗳酸，腹饱不能食，人迎脉平和，气口脉繁盛者是。"这里说明了气、湿、痰、热、血、食之六郁可以阻碍元真之气的运行，以致清阳不升，浊阴不降，秽浊在人体滞塞，发为实证。中医学认为，致病因素是可以积累的，当各种浊气越聚越杂，越聚越多，元真之气愈少，恶浊之气愈多，便会开始腐化脏腑、经络而生恶病。此外，《秘传证治要诀及类方·诸痛门·头痛》提出人体"塞则为痛"的观念："诸头痛。有因气，因痰，因虚，及外感四气，或酒食所伤，或作劳失力以致头痛……塞则为痛。"书中还指出气、痰、虚、六淫、酒食、劳累等因素均会阻塞人体的通道或管道。需要强调的是，虚证也会使元真不通，如《内外伤辨惑论·辨阴证阳证》亦言"气伤脏乃伤，脏病则形乃应。是五脏六腑真气皆不足也"。故治病当求本，实则泻之，虚则补之，对于真气不足所致的不通，需要依靠后天之本滋养元气来治疗，如《脾胃论·脾胃虚实传变论》云"元气之充足，皆由脾胃之气无所伤，而后能滋养元气"。

人与自然界息息相通。"若五脏元真通畅，人即安和"的观点一方面反映出人与自然界和谐统一的天人相应观；另一方面也体现出人体脏腑、经络、气血、津液、营卫之间相互沟通、联系的整体观。在结构复杂又彼此相通的人体内，通道或管道是实现生理活动的路径，却也是疾病传变的道路，一处患病可能牵一发而动全身，无怪仲景在同篇章中谆谆告诫，定要未病先防、既病防变："若人能养慎，不令邪风干忤经络，适中经络，未流传脏腑，即医治之。四肢才觉重滞，即导引吐纳，针灸膏摩，勿令九窍闭塞。"中医学里，"通道或管道是病邪入侵与疾病传变的途径"之述是一种隐喻映射，当管道或通道内充满了畅行无阻的元气时，病邪也就没有了可以凭借的途径，病安从来？透过隐喻，"元真通畅"之意显而易解！

第四节　病机的隐喻

一、病机语言中的战争隐喻

经验主义认知观强调隐喻映射不是凭空产生的，语言中的概念和意义是一种基于身体经验的心理现象，是人类通过自己的身体和大脑与客观世界互动的结果，并通过体验而固定下来，可知中医学家对战争隐喻的运用并不是任意的。如前所述，战争很早便出现在古人的生活中，频繁的战争行为和争斗场面在古人的认知中形成了大量有关"战争"的形象特征。中医学的理论基础形成

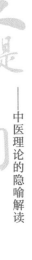
于春秋战国时期，彼时，古代医家在隐喻思维的作用下，基于疾病与战争某些特征的相似性，不自觉地运用取象比类的表达方式，通过熟悉的、具象的"战争"概念体系来认知和表达不熟悉的、含混的"疾病"概念体系。随着时间的推移，原先用来描述"战争"的词汇被广泛地用于描绘和解释疾病发生、发展及变化的机理，逐渐成为中医学中约定俗成的语言表达，最终构成了中医病机理论的重要部分。

（一）战争隐喻语言示例

中医学选择了"战争"这一结构隐喻来理解疾病过程，围绕着"疾病是战争"的概念隐喻形成了一系列的语言表达。

在表达人体防御或抵抗致病因素时，古代先贤多使用"卫""守""御"等词汇。如《素问·生气通天论》云："阴者，藏精而起亟也；阳者，卫外而为固也。"《素问·脉要精微论》曰："得守者生，失守者死。"《金匮要略·中风历节病脉证并治》述："荣卫俱微，三焦无所御。"

在表达人体正气与致病因素相互较量时，多采用"搏""击""争""追""逐"等词汇。如《金匮要略·水气病脉证并治》曰："热潜相搏，名曰沉。趺阳脉浮而数，浮脉即热，数脉即止，热止相搏，名曰伏。沉伏相搏，名曰水。沉则络脉虚，伏则小便难，虚难相搏，水走皮肤，即为水矣。"《金匮要略·水气病脉证并治》云："风气相击，身体洪肿。"《素问·评热病论》云："邪气交争于骨肉而得汗者。"《伤寒论》第116条言："因火为邪，则为烦逆，追虚逐实，血散脉中。"

在表达人体正气不足以抵抗邪气，疾病进一步发展、变化，或者正气充盛促使邪气消退，疾病减轻、消除时，多运用"失""衰""进""退""胜""负"等词汇。如《金匮要略·血痹虚劳病脉证并治》云："夫失精家少腹弦急，阴头寒，目眩，发落，脉极虚芤迟，为清谷、亡血、失精。"《金匮要略·五脏风寒积聚病脉证并治》谓："阴气衰者为癫，阳气衰者为狂。"《伤寒论》第342条言："伤寒厥四日，热反三日，复厥五日，其病为进。寒多热少，阳气退，故为进也。"《素问·疟论》曰："夫疟气者，并于阳则阳胜，并于阴则阴胜，阴胜则寒，阳胜则热。"《伤寒论》第256条述："其脉不负者，为顺也；负者，失也。互相克贼，名为负也。"

在表达疾病进一步恶化，预后不良时，多采用"亡"等词汇。如《素问·生气通天论》云："风客淫气，精乃亡，邪伤肝也。"

除了单个字词，中医病机语言中还普遍存在着如"正邪斗争""邪胜正衰""闭门留寇"等固定的战争隐喻词组或短句。

（二）战争语言释义

翻检《汉字源流字典》和《汉语大字典》就能发现，与战争相关的字词大多是会意字或形声字，有的字最初就与战争相关，还有些则是在汉字的演变过程中被扩大了本义。如"攻"字，据汉代许慎所著《说文解字》记载，"攻，击也"，本义为攻打、进攻。"伤"，《说文解字》曰"伤，创也"，本义为创伤，篆文中的"伤"字为人受箭伤之意。"伏"，《说文解字》述"伏，司也"，本义为守护，引申为藏匿、伏击之意。"守"，《说文解字》载"守，守官也"，本义为官吏的职责、职守，引申为保护、防卫之意。"搏"，《说文解字》言"搏，索持也"，本义为搜捕、捕捉。"逐"，《说文解字》云"逐，追也"，本义为从后面追赶，引申为竞争之意。"胜"，《说文解字》谓"胜，任也"，本义为能承担、禁得起，引申为胜利之意。"亡"，《说文解字》道"亡，逃也"，本义为逃跑、逃亡，引申为失去之意。

（三）战争与疾病间的相似性

正如我们一再强调的，隐喻在本质上是一种认知方式。两种看似毫无联系的事物之所以会被相提并论，是因为人们发现了两者间的相似性，并产生了联想，进而在始源域和目标域之间建立起隐喻映射。一般来说，人们总是习惯用先习得的或者认知显著性强的概念系统去映射后习得的或者认知显著性弱的概念系统。相形之下，发病机制更加复杂和模糊，因肉眼观察不到身体内部的各种反应和变化，故难以对其进行理解和描述，认知显著性较弱；而战争过程则较为清晰和形象，结构分明，人们能够比较容易地观察或体验到，认知显著性较强。因此，古代医家使用战争词语来描述疾病。

一场战争有明确的发生时间、地点及参战双方。一方发动战争，侵略对方领地，称为攻方；另一方展开防卫，抵御进攻，称为守方。参战部队一般由不同兵种组成，配合作战，如古代陆地战争有将军、步兵、骑兵、战车兵、弓弩兵、伙食兵等。战争过程中，交战双方相互对峙、试探、搏斗、厮杀，进行人力、物力、财力等多个方面的较量。战争双方均以取得胜利为最终目标，往往以一方战胜和征服另一方为结束。双方兵力若相差悬殊，弱者便会节节败退甚至不战而降，可迅速分出胜负；如果双方兵力均较为强盛，势均力敌，战事则会十分激烈；倘若双方兵力均较弱，战事便会趋于缓和，短时间内难以分出胜负，从而形成一种持久或拉锯的状态。若是将上述 4 种战争情况映射于疾病的发展，我们可以用正盛邪衰、正虚邪盛、正邪俱盛、邪恋正虚来概括。战争情况往往瞬息多变，战机稍纵即逝，每次交战之后，双方都会有不同程度的人员伤亡和物力损失，战力强弱也因此发生变化，从而影响下次作战的胜负。

在认知疾病发生、发展的过程中，人们看到疾病与战争之间具有很多相似的特征。人体是疾病发生、发展的地点；外来致病因素（邪气）和机体抵抗疾病的生理物质（正气）是疾病涉及的双方；正气包括维持人体生命的气、血、精、津液等，致病因素则可包括六淫、疠气、内伤七情等单独或相兼而成的邪气。《素问·评热病论》中的"邪之所凑，其气必虚"，《素问·刺法论》中的"正气存内，邪不可干"，均说明古代医家认为是机体先出现了"正气不足"的状况，才会导致病邪的汇聚。邪气是发动战争的攻方，人体则是抵御进攻的守方，而疾病的发展、预后和转归都取决于正邪双方的力量对比。也就是说，虽然邪气是发病的必要条件，但起决定作用的是人体正气的强弱。

疾病和战争虽然是不同领域的范畴，却都有发生、发展、高潮及结束的完整过程，都存在双方力量的较量，且随着每次较量双方都会出现力量盛衰的改变，都以战胜对方为最终目标。此外，二者都会给人们带来痛苦不适的体验和不同程度的破坏，人们会采取措施避免二者的发生。古代医家很容易基于这些相似性将疾病和战争联系在一起，不自觉地将描述战争的词汇跨域引入中医病机语言中，使疾病发生、发展这一肉眼不可见的过程得到更为形象的描述和表达。疾病与战争间的映射过程见表14。

表14　疾病与战争间的隐喻映射

	始源域 P（战争）	目标域 S（疾病）
过程	发动、发展、高潮、结束	发生、发展、高潮、结束
地点	战场	人体
双方	攻方与守方	邪气与正气
发动	攻方侵犯守方领地	致病因素进入机体
防守	守方抵御入侵，保卫家园	机体抵抗致病因素
类型	速胜战 / 持久战	急性病 / 慢性病
特征	瞬息多变，稍纵即逝	病机复杂，变化多端
较量	兵力、物力、财力的强弱变化	物质与能量的盛衰消长变化
体验	痛苦、死亡	不适、痛苦、死亡
目标	战斗胜利	恢复健康

中医学中"疾病是战争"这一概念隐喻的认知基础是疾病和战争间的相似性，并与古人的社会生存体验密切相关。虽然"疾病是战争"的说法没有明确出现在中医理论中，但中医病机语言明显受到了它的影响，可以认为，战争隐喻是理解和表达中医学病机不可缺少的基本知识。

二、病机十九条的火热病机

《素问·至真要大论》中的病机十九条是中医病机理论的最早系统论述与临床实践纲领，后世研究者不胜其数。既往研究多从临床实践和文意分析的角度进行：有学者基于"诸呕吐酸，皆属于热"探讨胃癌术后反流病的辨治；有学者通过分析历代医家对病机十九条的阐述，总结其学术价值；还有学者结合《黄帝内经》的其他篇章与后世阐发，解析病机十九条后"十六字"所提示的病机辨治方法。然鲜有人从隐喻认知的角度论述病机十九条的产生过程，下文运用隐喻分析的方法，论证自然界之火与热和人体之"火"与"热"间的隐喻关联，力求阐明病机十九条中火热病机形成的隐喻认知过程。

（一）自然界之火热

火在自然界极为常见，是影响自然生态系统与人类社会发展的重要因素之一。人类对火的使用开始于上古时期，据《韩非子·五蠹》记载："民食果蓏蚌蛤，腥臊恶臭而伤害腹胃，民多疾病。有圣人作，钻燧取火，以化腥臊。"然火在给人以便利的同时，也会带来灾难。许慎在《说文解字》中指出："火，毁也，南方之行，炎而上，象形。""毁"，有燃烧、毁坏、焚毁之意。火会蒸发物体中的水分，如"赤日炎炎似火烧，野田禾稻半枯焦"便形象地反映出庄稼在阳光的曝晒下脱水枯萎的情形。

《素问玄机原病式·五运主病》云："人近火气者，微热则痒，热甚则痛，附近则灼而为疮，皆火之用也。或痒痛如针轻刺者，犹飞迸火星灼之然也。"这段文字描述了人接近自然之火的体验，此即以自然之火认识人体之火的明证。古人通过自然之火热来隐喻认知人体，将人体中类似自然界火热特征的生理、病理现象，归为人体之火热所致。

自然之火具温暖照明之用，可以毁物，能蒸发水分；且火焰升腾跳动、闪烁不定。火与热在古人的认知中紧密相连，火热之异则体现在作用范围与温度上，无形之热的作用范围一般大于有形之火，火作为热源则具有比热更高的中心性。火周围的温度会随着与火源的距离增大而逐渐降低，故而在古人看来，火的温度高于其所释放之热气。上述种种特点在自然之火热映射至人体之火热后，在人体内部均有不同程度的体现，以下将逐一辨析之。

（二）人体之火热与太阳

火释放热量，故火与热总是同时出现。烈日当头，天气则往往炎热难耐，太阳与火都会带来炎热感觉的现象，促使古人认识到太阳、火间的相似性。具体而言，在极端高温时出现的自燃与昼热夜凉的日常经验，使得古人很容易在转喻和隐喻的双重作用下，将常在炎热天气及白天出现的太阳与给人带来温暖和光亮的火相联系，为人体之"日"与人体之"火"间的关联埋下伏笔。

清代陈念祖《医学实在易》云："盖人与天地相合，天有日，人亦有日，君父之阳，日也。"心为阳中之太阳，以阳气为用，心之阳气能促进心动、温通血脉、振奋精神，使人之生机不息，可以认为，人体之"日"即为心。古人的生活经验使他们认为普照万物的太阳具有火热之特性，心为阳中之阳和心主神明的生理特性自然也离不开人体之"火热"。人体生理之"火"的作用部分体现在心阳的功能上。唐宗海在《血证论·脏腑病机论》中所言"心为火脏，烛照万物"便展现出心、火、日三者间的认知关联。火为热之源，热为火之势，人体的生理之"热"则可理解为心阳对全身的温煦作用。

此外，《素问·灵兰秘典论》云："心者，君主之官也，神明出焉。"可见，古人不仅通过日与火来认识心，还将心视作人体之君主，并认为心具有主神明或神志的功能。"心为君主"与"心为火脏"的隐喻交杂，扩展了生理之"火"的作用范围与病理之"火"的致病范围。

（三）火病机的隐喻分析

"诸热瞀瘛，皆属于火。"《素问玄机原病式·六气为病》注："瞀，昏也，如酒醉而心火热甚，神浊昧而瞀昏也。瘛，动也，惕跳动瘛，火之体也。""瞀"是神昏之意，神昏属神志病证，火与日、心、君主间的隐喻联想使得病性属阳的神志病证常被古代医家认为存在着"火"的病机。"瘛"指筋脉痉挛、肌肉抽动，可看作火焰的跳动性在人体的体现。另外，自然之火过度可蒸干水分，人体之火过度也会伤津耗液，以至发生痉挛抽搐，这种现象多见于暑病或温病逆传心包之时，属急危重症，故将此条归为火邪之病机而非温热之邪更符合临床实际。

"诸禁鼓栗，如丧神守，皆属于火。"《素问吴注·卷二十二》云："禁与噤同，咬牙也。鼓，鼓颔也。慄，战也……乃烈焰鼓风之象，其属于火也明矣。"可见，古人借助"烈焰鼓风"时"火"的跳动闪烁之象，来理解人体火热内盛、心神不安的临床表现。

"诸逆冲上，皆属于火。"火的炎上之性使古代医家认为病势向上的病证多由"火"所致。如《金匮要略》指出气从少腹上冲咽喉的奔豚病是由火邪引起，便是此条病机在具体病证中的体现。又如刘完素在《伤寒标本心法类萃》所言"凡呕吐者，火性上炎也"，可见呕吐因其病势向上，亦常被古人归为火之病证。

"诸躁狂越，皆属于火。"躁与狂越均为心神不安的阳性病证，故被归为由火所致，原因同前，这里不再赘述。

"诸病胕肿，疼酸惊骇，皆属于火。""胕肿"即足肿，"疼"指疼痛，"酸"指酸软无力。此条病机所述为下肢流火、丹毒等引起足背肿胀的相关病证，即属"疔疮疖肿"一类病证。与全身发热等症状相比，其病证范围明显更为局限，与前文总结的火热作用范围之异相符。《素问玄机原病式·五运主病》言："或疑疮疡皆属火热。而反腐烂出脓水者，何也？犹骨肉果菜，至于热极，则腐烂而溃为污水也。溃而腐烂者，水之化也。"刘完素为解释疮疡腐烂流脓所构建的隐喻涉及热极为火和火可毁物的特点。生活中，燃烧时迸溅的火星会在衣物上烧出窟窿，还会烧伤皮肤，这些日常经验很可能让古人认为体内的火邪也会使皮肤、疔疮溃烂，此即认知疮疡等有创面的外科病证的一种可能的隐喻思维过程。

（四）热病机的隐喻分析

如前所述，自然之火的可感范围相对集中，而热是由火辐射而来，其范围较大，热度亦不及火。值得思考的问题是：第一，热病机的病证范围是否也较火病机广泛？第二，热病机的病证表现出的发热等症状的程度是否较轻？第三，热病机的病证是否与心、神志等病证相关？对这些问题的解答将有助于进一步厘清火热病机的认知来源。

"诸胀腹大，皆属于热。"此证多以脾胃湿热为病机。如李东垣《兰室秘藏》言："伤酒食面，及厚味之物，膏粱之人，或食已便卧，使湿热之气不得施化，致令腹胀满。"又如朱丹溪《格致余论》言："湿热相生，遂成胀满。"这类病证因多食助热生湿之物，或兼有脾运失常，致使热积壅滞，形成里实热闭的证候，较之前文分析的火之病证，其临床表现更轻。

"诸病有声，鼓之如鼓，皆属于热。"鼓起源于原始社会，最初用来给舞蹈助兴，据《礼记·明堂位》记载"土鼓蒉桴苇草，伊耆氏之乐也"。鼓之所以能够发出洪亮的声音，与其外形特点关系密切。《释名·释乐器》云："鼓，廓也。张皮以冒之，其中空也。"鼓外坚中空，其声镗镗。具有肠鸣有声、腹部胀满、叩之声音响亮等症状和体征的病证便很可能引发古人与"鼓"有关的联想。这类病证的致病机理为体内之气与未化之饮食水谷一同闭塞于腹部，在热邪的作用下发生膨胀，所发出的声音则由气水等相搏而成。气机闭塞和水液代谢障碍均属全身性症状，与疗疮疖肿等以火为病机的病证相比，其症状范围更大，热象也不甚明显。

"诸转反戾，水液浑浊，皆属于热。"在这组症状中，"转"是左右扭转，"反"是角弓反张，"戾"是全身曲俯，三者均在形容筋脉拘挛。稻田中的禾苗常因天气炎热而枯萎弯折，让古人联想到人体的筋脉因感受热邪而出现挛急。值得注意的是，虽然"诸转反戾"与"诸热瞀瘈"的"瘈"都有筋脉拘挛扭转之意，但二者的临床表现有所不同，以热为病机的病证不会出现神志症状，说明其热象多不剧烈，不常影响心神。杜甫在《夏日叹》描绘了炎热的天气将湖水蒸发，露出湖底淤泥，泥水浑浊的常见场景："飞鸟苦热死，池鱼涸其泥。"热可致水液浑浊属于古人关于热与水的日常经验，故而当人之泪、汗、涎、涕、唾、小便等水液代谢产物出现浑浊时，古代医家会倾向于认为是热邪所致。一般来说，水液愈浑浊，颜色愈深，热也愈盛，阴液伤耗便愈重。水液代谢出现异常同样属于全身性的问题，符合热邪致病范围更为广泛之特点。

"诸呕吐酸，暴注下迫，皆属于热。"首先，此条病机描述的病证与前文"诸逆冲上，皆属于火"的病证都有呕吐上逆的表现。但此组病证"吐酸"与"下迫"并见，涉及的发病部位还有胃、小肠、大肠等与消化、传化饮食水谷有关的脏腑，范围更加广泛，符合古人对火热作用范围不同的隐喻认知。其次，古人在烹饪时，若容器中的水过多，则易因沸腾而溢出。这一情景映射到人体病证之中，则可让古代医家将上逆之"呕吐"与涌泄之"下迫"相连，并将其归咎于热邪。如《金匮要略·呕吐哕下利病脉证治》云："干呕而利者，黄芩加半夏生姜汤主之。"此证病机即为湿热内扰，邪热下迫大肠。虽然半夏泻心汤也兼有"呕而下利"，但其临床常用于以"心下痞"为主的病证，故而古代医家未将半夏泻心汤证总结为完全由热邪所致。

所处环境和生活经验的不同，使得古人对火热的理解很可能与现代词语的含义大相径庭。遵循古代医家的隐喻思维路径，找出其认知根源，才能正确理解以火热为病机的病证，从而更好地指导临床实践。

三、"六气皆从火化"与"六气皆能化火"

宋金名医刘完素借五运六气理论之框架，重点发挥病机十九条中的火热病机，创立了火热论。其对火热邪气的偏重直接影响了易水学派和丹溪学派的学术思想，更为温病学派的产生奠定了基础。"六气皆从火化"和"六气皆能化火"都是对火热论思想的总结，顾名思义，前者是在说火化六气，后者则指六气化火，但两种观点均强调火热病机的主导性与中心性，旨在说明火热证在临床上极为多见。既往研究已较为全面地梳理了火热论思想的形成与发展过程，但尚无研究从隐喻认知立场分析其成因。下文运用隐喻分析的方法，分别对"六气皆从火化"和"六气皆能化火"的病机命题进行分析，解读中医学家重视火热邪气、认为火热病机广泛存在的认知层面原因，以期促进当代医家对火热病机的理解与应用。

（一）"六气皆从火化"的隐喻分析

1. 六气与火邪的溯源

六气作为病因的记载最早见于《左传》，火作为病因最早见于《脉书》等简帛文献。在《黄帝内经》的运气七篇中，火与风、寒、暑（热）、湿、燥一同构成病因之六气。以下通过分析中医学六气和火邪概念的形成与变化过程，解析"六气皆从火化"等火病机观点产生的前提。

（1）源于自然气候的六气

古人基于呼吸、饮食或排泄等进－出趋向性动作，建立起明确的身体内外界限，艰难的生存环境又让他们对外界充满戒备，这种基于本能的认知使他们很容易认为疾病等不适是由外部事物所致。如《左传·昭公元年》云："天有六气，降生五味，发为五色，征为五声。淫生六疾。六气曰阴、阳、风、雨、晦、明也。分为四时，序为五节，过则为灾。"中医学对病因的认识便始于"阴、阳、风、雨、晦、明"这六种气候变化现象。《左传》的"六气"为病因理论之初始，虽然原文叙述较为模糊，但仍能看出古人把疾病的产生归咎于某种自然现象的太过。

成书于《左传》《黄帝内经》之间的《引书》对人得病的过程则有更为具体的论述："人之所以得病者，必于暑湿风寒雨露，腠理启阖，食饮不和，起居不能与寒暑相应，故得病焉。是以春夏秋冬之间，乱气相薄遝也，而人不能自免其间，故得病。"可见，古人将"暑湿风寒雨露"等自然气候当作潜在致病因素，认为"乱气"（逆乱的自然之气）能够通过腠理进入人体引发疾病。《引书》的病因病机理论除了将外部非正常的自然气候视作病因，还描述了其侵入人体的具体方式与过程，较之《左传》所言"六气"更为成熟。

（2）源于自然之火的火邪

据与《引书》成书年代相仿的《脉书》记载："在身，炙痛以行身，为火疢。火疢，赤气殹。"炙之本义为用火烧烤。《广雅·释诂一》云："疢，病也。"《脉书》中的"火疢"是由火所致之病的最早记载，其特征与人被自然之火烧灼时的情形和感受十分相似，强调的是身体有如火烤般蔓延的热痛感。火疢同火烧一样都会让人感到明显的灼热和疼痛，并伴有患处的红肿。因此在身体出现类似的不适时，古人便很可能会联想到自然之火或其散发的热量，进而运用与火或热有关的概念来命名、记述这类病证。此即从自然之火到中医病理之火（火邪）的隐喻认知过程，亦为中医病因病机理论中火、热常被相提并论的隐喻认知根源。

如前所述，这一时期的古代医家倾向于认为疾病是由外部事物侵入身体所致，故此时的自然之火与火邪间无明确界限，火邪即指引起疾病的自然之火。然而客观上，火无法进入人体，因此在古人的认知中，自然之火只能通过其所散发的热量侵入体内。间接而非直接作用于身体，可知最初的火邪致病方式较为复杂。《脉书》所载的全部疾病里，只有"火疢"在命名后又加上了"火疢，赤气殹"的解释。《尚书·洪范》云："赤者，火色也。"如果"赤气"只是对火之形态的形容，未免画蛇添足。经过上述分析，我们认为其所指更可能是有形之火散发的无形热气。换言之，"赤"字或为对火之特性的概括，或为对患者皮肤色红的描述，"气"字则很可能是为了强调火通过无形之热气致病，体现出古代医家对火邪致病过程的重视和思考。

（3）"火"并入"六气"之列

随着临床需求的增加，根据相似的情形和感受建立起的外因致病理论已无法解释全部的症状体征，因此，中医学对病因病机的诠释出现了抽象化、复杂化的趋势。对火邪的认识表现为：古代医家开始用自然之火的特性塑造火邪的致病特点。如《素问·至真要大论》云："夫百病之生也，皆生于风寒暑湿燥火，以之化之变也……诸热瞀瘛，皆属于火……诸禁鼓栗，如丧神守，皆属于火……诸逆冲上，皆属于火……诸躁狂越，皆属于火……诸病胕肿，疼酸惊骇，皆属于火。"由此可见，病机十九条中的火邪不完全等同于自然之火，而是指由性热、炎上、伤津耗气等特点组成的非实体隐喻概念。

综上，火邪在"赤气"，或称热气的作用下摆脱了自然之火形态的限制，经过种种认知加工后，和风、寒、暑、湿、燥合称为六种无形邪气，其致病范围也逐渐扩大。《说文解字·日部》云"暑，热也"，"暑"与"热"在古代常常混用。《黄帝内经》用"燥火"取代了《引书》中的"雨露",形成了"六气皆从火化"语境下的"六气",即风、寒、暑(热)、湿、燥、火,并于病机十九条中提出火病机 5 条与热病机 4 条。由此可见,对火热病机的偏重早已在中医理论中显露。

2. 畏火、恶火观念由来已久

《释名·释天》云:"火,化也,消化物也;亦言毁也,物入中皆毁坏也。"可见,古人早已认识到火的双重性。作为始源域的自然之火既可为人所用,又可毁物,故作为目标域的中医之火同样具备对人体有利和有害的两方面特性。学会生火、用火对人类文明意义非凡,使古人对火怀有崇拜与敬畏之情,中医生理之火的重要性很大程度上就来源于此。另一方面,火又能引发火灾、烧伤身体,严重危害人们的生命财产安全,让人产生畏惧和厌恶之情。上文已对"六气皆从火化"这一病机观点进行分析,故下文将侧重探讨畏火、恶火观念,及其在古代医家认知病理之火过程中的意义。下文先从字形字义、道儒思想和医学经典三个层面揭示中国古代的畏火与恶火观念。

(1)字形字义层面

《左传·宣公十六年》云:"凡火,人火曰火,天火曰灾。""灾"字在甲骨文中尚有多种写法,在后来的籀文、小篆、汉隶、楷书中则均以"火"为旁。《左传》中"火"代火灾的概念借代和"灾"的字形演变过程表明,在古人的认知中,火易成灾,且火灾逐渐成为灾害范畴的典型成员。《左传·哀公五年》云:"二三子间于忧虞,则有疾疢。"《金匮要略·脏腑经络先后病脉证》云:"千般疢难,不越三条。""疢"即"火疢"之"疢",亦从"火",有疾病之义,说明火邪所致之病也是疾病范畴的典型成员。"灾""疢"二字体现出火灾与火邪为病在其各自范畴中的代表性,且人们在使用此二字时会不断深化火与灾害、疾病间的认知关联,畏火、恶火观念也随之加深。这里所说的火是广义范畴的火,既包括自然之火,也包括来源于自然之火的火邪。

(2)道儒思想层面

《道德经》云:"上善若水。水善利万物而不争,处众人之所恶,故几于道。"《荀子·宥坐》记载孔子观水,认为水有九德:"夫水,遍与诸生而无为也,似德……是故君子见大水必观焉。"儒家、道家"崇水"思想的背后即为与之相对的恶火、畏火思想。又如《易经·说卦传》云:"燥万物者,莫熯乎火;说(悦)万物者,莫说(悦)乎泽。"可见,古人将水火进行对比,认为火之燥性可害万物。先秦道家、儒家对《黄帝内经》的理论体系与语言表述都有很大影响，《黄帝内经》时期的医家将火和燥列为六种主要病因之二，儒、道两家对水、火的相关论述便很可能起到了一定作用。水是中国哲学的核心隐喻，可以认为，崇水思想的盛行也会促进畏火、恶火思想的流传。

（3）医学经典层面

《伤寒论·辨太阳病脉证并治中》云："微数之脉，慎不可灸，因火为邪，则为烦逆，追虚逐实，血散脉中，火气虽微，内攻有力，焦骨伤筋，血难复也。"此处的火邪指采用灸法时侵袭人体的自然之火，张仲景采用了"火气"的说法，其义应与《脉书》中的"赤气"相同。虽然脉微数的患者用灸法后出现不适的现象确可通过临床观察得到，但"焦骨伤筋"等说法无疑是以自然之火烧焦、损伤物体的现象为始源域映射而来，而非张仲景真的看到了火邪如何烧焦、损伤骨骼和筋脉。由此可知，自然之火毁物的现象对张仲景认知火邪为病产生了很大的影响。这也证明对自然之火的负面情绪会促使古代医家在构建具体的隐喻映射时，倾向于选择从火带来的巨大危害认识火邪致病的严重性。《伤寒论》对火逆证等火邪为病的探讨则将这种畏火、恶火的观念传至后世。

3. 由畏火、恶火到"六气皆从火化"

从上述分析可以看出，畏火、恶火观念普遍存在于古代医家的认知中，而这种观念在中医理论里，除表现为如《伤寒论》中对于灸法等火疗法的慎重使用外，还可表现为探寻致病因素时对火邪的偏重。也就是说，中医病理之火的重要性源自古人对火根深蒂固的畏惧与厌恶，而畏火、恶火观念的强度则在很大程度上决定了古代医家对火邪的重视程度。下文从宋代的火灾情况出发，分析畏火、恶火观念对偏重火邪观念的促进，并以刘完素的具体表述为例，论证重火观念在形成"六气皆从火化"等火热论病机观点中的作用。

（1）火灾严重将畏火、恶火观念推至极点

据考证，因人口增长、木质建筑密集、战乱、寺院香火不断等原因，宋代（960—1279 年）火灾较前代更为频发，其中，又以刘完素（约 1110—1200 年）所处的年代尤甚。南宋建炎、绍兴年间（1127—1162 年），短短 36 年有记载的重大火灾就有 40 起之多，每起少则焚毁数百家，多则上万家，火灾的范围与持续时间都远超前代。火灾更是宋代毁坏房屋最多、最严重的灾害。有学者统计，南宋火灾不仅发生频率高于北宋 1 倍之多，其损毁房屋的数量也远超北宋，最严重的两次竟导致都城临安 70% 以上的房屋被毁。可以想见，宋人对火的畏惧与厌恶之情无疑也会达到极为严重的程度。宋代火灾题材的诗词比前代显著增加，宋元话本亦多有言及火灾之处，这说明火灾给生产生活带来的巨大损害已影响到人们的思想与创作。

刘完素在《素问玄机原病式》中援引道家、儒家的"崇水"观念，写道："夫水数一，道近而善，火数二，道远而恶。水者……润下而善利万物，涤洗浊秽以为清静，故上善若水。水火相反，则下愚如火也。火者，外明耀而内烦浊，燔焫万物，为赤为热，为苦为焦，以从其己，躁乱参差，炎上而烈，害万物，熏燎鲜明，以为昏昧……故《易》曰：润万物者，莫润乎水。又言，离火为戈兵……是知水善火恶。"尽管道儒思想对秦汉之后的古代医家而言并不陌生，但在刘完素之前却未见有医家如此明确地表达出对火的厌恶。

（2）偏重火邪理论的形成

刘完素所著《素问玄机原病式》按照"五运主病"和"六气为病"的结构进行论述，"六气为病"下的"火类""热类"占据全书大半篇幅，足见其对火热病机的偏重。《素问玄机原病式》云："诸痛痒疮疡，皆属心火。人近火气者，微热则痒，热甚则痛，附近则灼而为疮，皆火之用也。或痒痛如针轻刺者，犹飞迸火星灼之然也。"这里的"火气""火星"均为对自然之火的描述，体现出刘完素通过自然之火伤人的现象来理解火邪为病的症状，且认为"火"可以带来"热"。这种火化热的例子在刘完素的论述中十分常见，热证常被他认为是由火邪所致，如"胃膈热甚则为呕，火气炎上之象也"。发热是火的基本性质，刘完素同其他许多古代医家一样，常以火热并用的方式论述火邪的致病过程。

如前所述，早在火最初具备病因身份时，古代医家便给予了火邪额外的关注，《黄帝内经》中六气与病机十九条的提出也体现出对火热病机的偏重。不过彼时的重火观念尚不明显，如《素问·风论》中有"风者百病之长也"的论述，可见当时的古代医家对风邪为病同样很重视，远未达到认为"六气皆从火化"的地步。火邪的始源域既为自然之火，考虑到畏火、恶火观念在中医理论中的表现与作用，以及宋代尤其是南宋的火灾对人们生活与思想造成的显著影响，我们有理由认为，严重的火灾情况正是刘完素开创火热论的决定因素。也就是说，直到火灾之频率与危害突破了人们的承受极限，固有的畏火、恶火观念也达到极点，重火的病机理论才得以出现，而强烈的畏火、恶火观念又为宋人所共有，因此刘完素的重火思想也能够在当时被人们广泛接受。

（3）重火观念下的"六气皆从火化"

在上文所述火热关系的基础上，选取《素问玄机原病式》和《黄帝素问宣明论方》中的部分原文，以论证偏重火邪的观念在形成风、寒、湿、燥"从火化"过程中的作用。

"凡人风病，多因热甚，而风燥者，为其兼化，以热为其主也。俗云风者，言末而忘其本也。所以中风瘫痪者，非谓肝木之风实甚，而卒中之也，亦非外中于风尔。由乎将息失宜而心火暴甚，肾水虚衰不能制之，则阴虚阳实而热气怫郁，心神昏冒，筋骨不用，而卒倒无所知也。"可见，中风等此前医家认为是由风邪引起的病证，被刘完素解释为由火邪引发热邪，进而化生风燥。此即重火观念下风从火化，或称火化风的具体例证。

"或言寒战为脾寒者，未明变化之道也。此由心火热甚，亢极而战，反兼水化制之，故寒栗也。""由表气虚而里气热，亢则害，承乃制，故反战栗也，大抵本热，非病寒也。或伤寒病寒热往来者，由邪热在表而浅，邪恶其正，故恶寒也，邪热在里而深，邪甚无畏，物恶其极，故不恶寒而反恶热也，表里进退不已，故为寒热往来也。"刘完素运用亢害承制理论，将寒栗这一既往中医理论中典型的寒邪所致之症解释为火热极甚所化之现象，更据此将伤寒也释作热邪所致。此即重火观念下的火热化寒之观点的具体论述。

"湿本土气，火热能生土湿，故夏热则万物湿润，秋凉则湿复燥干也。湿病本不自生，因于火热怫郁，水液不能宣行，即停滞而生水湿也。"刘完素以火生土的五行相生规律，以及夏季炎热潮湿、秋季凉爽干燥的气候变化为据，提出人体内的火热邪气也会导致水湿产生。但炎热与潮湿间并无因果关系，可见依然是由于对火热的重视，才会产生湿病必从火热化生的观点。

"下迫：后重里急，窘迫急痛也，火性急速而能燥物故也。转筋：《经》云转反戾也。热气燥烁于筋，则挛瘛而痛，火主燔灼，燥动故也。或以为寒客于筋者，误也。"除了火耗津液致肠燥下迫与火灼、热气化燥伤筋致痉挛疼痛外，《素问玄机原病式》在论述鼻衄和渴症时还两次引用了《易经·说卦传》中的"燥万物者，莫熯乎火"，可见刘完素将燥亦视作火之性质，燥邪为病的症状体征同样常被他归咎于火邪。

综上，在偏重火邪观念的作用下，刘完素认为火热邪气广泛存在，甚至将部分原本中医理论中由风、寒、湿、燥等病邪所致的临床表现看作火热邪气化生引起的现象。由此形成的"六气皆从火化"也并非客观事实，而只存在于中医学家的认知中。

从隐喻角度解析"六气皆从火化"的成因，可以发现古代医家的畏火、恶火观念是促使其产生偏重火邪观念的重要因素，而刘完素很可能就是在宋代火灾严重的影响下，形成了火热论与"六气皆从火化"的学术思想。不仅火热论如此，其他理论亦是如此。中医理论是一种基于隐喻认知的理论，该理论的隐喻构建以自然、社会为始源域，这意味着中医学的内部多样性由其自身特质所决定，是难以改变、不容忽视的。事实上，每个中医师在处方用药时都会不可避免地受到自身经历或所处时代的影响，这也是中医学百家争鸣、历久弥新的关键之所在。所以，我们应正确看待这一现象，既要兼收并蓄、博采众长，也要积极发挥自身能动性，如此方能实现中医理论之创新。

（二）从火的生成性谈"六气皆能化火"及其演变

宏观上，自然之火是物质燃烧时产生的光和热。燃烧现象在生活中十分多见。人们的生产生活离不开火，火也会损害人的生命健康和物质财产，故自然之火给古人留下了深刻印象，成为古人理解其他事物的基本始源域。古代医家利用熟悉的自然之火解释陌生的病理现象，构建出隐喻性病因——火邪，并以自然之火的性质塑造火邪的致病特点。如自然之火具有发热、升腾向上、跳动闪烁、蔓延迅速等特性，在隐喻思维的作用下，古代医家认为火邪具备性热、炎上、躁动不安、致病迅速等特点，并将对应的症状、体征归因于火邪所致。下文从火的生成性出发，结合风、寒、湿、燥化生火热的具体过程，解读以"六气皆能化火"为代表的"化火"病机观点形成的隐喻思维过程，以期促进对火热病机的理解与阐发。

1. 火的生成性

自然之火无法凭空出现，必须通过可燃物的燃烧才能产生，这一特点可称为生成性。尽管中医学理论中没有明确提出火邪只能由其他邪气转化而生，但如"六气皆能化火"等理论把火邪放在生成物位置上的病机观点，便可视作未曾言明的火邪生成性之体现。下文将阐述自然之火的生成性，然后分析火邪生成性的形成过程，以论证"六气皆能化火"等"化火"病机产生的前提。

（1）自然之火的生成性

《周易·象传》云："离，丽也，日月丽乎天，百谷草木丽乎土，重明以丽乎正，乃化成，天下柔丽乎中正，故亨。"可见，《周易》中的"离"为附丽、依附之意。《周易·说卦传》载"离为火"，指出离卦象征"火"。"丽"与"火"通过"离"相连，这说明在春秋战国时期人们就发现了自然之火依附于他物的特性，这也意味着古人知道必须先有其他物质才可能有附于其上的火。由此可见，火的生成性确实早已蕴含在古人对自然之火的认识中。

不同于长期存在的事物，自然之火具有更复杂的生成过程。《五行大义·论相生》云："五行各定形，唯火钻灼方出者。"《淮南子·天文训》云："故阳燧见日，则燃而为火。"在冶铁术出现后，人们又开始用火镰、火石取火。总之，古人只能通过摩擦、聚光、敲击等费时费力的方法生火，而火在人们的生活中又扮演着至关重要的角色，故生火的过程必然会成为人们认知陌生事物时极为关键的经验基础。如今，人们虽没有如此丰富的生火经验，但自然之火只有在可燃物燃烧时才能产生是人们的基本常识。因此，自然之火特殊的生成性是人们很容易归纳出的性质，应与自然之火一同成为人们开展认知活动的基本始源域。

（2）化火结构与火邪的生成性

古代医家常将疾病的发展变化归因于原致病因素的转化与新致病因素的生成。如《素问·水热穴论》云："帝曰：人伤于寒而传为热何也？岐伯曰：夫寒盛则生热也。"又如刘完素认为，风、寒、湿、燥皆可化生火热，诸如此类的转化与新生是中医病机理论的重要组成部分。原致病因素在某种状态下转化为新致病因素，这种转化与生成过程可表示为 $X \wedge C \rightarrow Y$，读作 X 在条件 C 下，转化为 Y。$X \wedge C \rightarrow Y$ 的结构是对中医病机的一种抽象概括，有助于理解、认识病机。为了探讨"六气皆能化火"，设 X 为除火热外的任一病因，C 为化生火热的条件，Y 为火热邪气，如此"六气皆能化火"所包含的"化火"病机即具备 $X \wedge C \rightarrow Y$ 的结构（注：因"六气皆能化火"的具体内容涉及火邪与热邪，故 X 需将热邪也包含在内）。当中医学家尝试认知原有病邪转化生成新病邪的动态过程时，共有的 $X \wedge C \rightarrow Y$ 的转化与生成结构便很容易促使中医学家联想到可燃物转化生成自然之火的过程。在患者的症状体征可与火邪所具其他性质相贯通的情况下，中医学家选择与火的生成过程有关的始源域构建隐喻映射，提出具有化火结构的病机观点。可见，在隐喻思维的作用下，自然之火的生成性映射至中医学理论构成了火邪的生成性，从而表现为病机命题中的化火结构。概括而言，自然之火的生成性即为化火结构出现的前提，下面将展开更为详尽的论述。

2. "六气皆能化火"的形成与意义

"六气皆能化火"是后世医家对刘完素火热论思想的概括，也是火邪生成性的典型体现，其含义为风、寒、湿、燥4种病邪在不同情况下均可化生火热。与火、热一样，中医学的风、寒、湿、燥均为源于自然事物的隐喻概念。结合前文分析可知，在中医学家运用六气，或以六淫间的转化解释疾病的发展变化时，对自然之风、寒、湿、燥生火化热现象的观察和感受会极大地影响其观点的形成，使得中医学家很容易产生"六气皆能化火"等具备化火结构的病机观点。下文将解析"六气皆能化火"的具体经验基础，并以风、寒、湿、燥

4种邪气化生火热的过程为例，论证其各自对中医学家提出"化火"病机观点的促进作用。

（1）火与热的关系

发热是自然之火的基本特性，火邪因此被赋予了性热的基本特点，古代医家常将火热相提并论，以强调火之热性对人体的危害。《黄帝素问宣明论方》云："小儿惊风者，皆由心火暴甚而制金，金不能平木，故风火相搏，而昏冒惊悸潮热，此证皆谓热甚而生风。"又有《素问玄机原病式》云："言为心声，犹火燔而鸣，故心火热则多言，犹醉而心热，故多言也。"类似的例子还有许多，证明刘完素未明确区分火与热，且常将热视作火邪的致病特点，由此形成了以火邪为中心的火热邪气致病学说，这也是火热论之所以称作火热论而非火论、热论或热火论的原因所在。

（2）风火兼化

古人在生火时，常需通过吹或煽动来加快空气流动，增加可燃物与氧气的接触，使火星变为火焰，再加上对燃烧现象的观察，人们不难发现自然之风能够增大火势，这可能是促使中医学家认为风邪可化生火邪的主要经验基础。自然界不仅有风吹火旺的现象，火焰上方的热气流也会与周围空气形成对流，产生可以被人们感受到的风。自然之木生火，以及风火相生相化的现象是促使古代医家提出风火二邪"兼化"的决定性因素，正如《素问玄机原病式》所言："所谓风气甚而头目眩运者，由风木旺，必是金衰不能制木，而木复生火。风火皆属阳，多为兼化，阳主乎动，两动相搏则为之旋转。""兼化"有相兼与转化双重含义，这里侧重于对转化过程的探讨，但二者有时难以完全分开。换言之，在原有病邪转化为新病邪后，后者的生成未必会导致前者的消失，新旧病邪有时会相兼为病，如前文所引风火兼化的原文便记述了风邪化生火邪后，火邪又与风邪相兼为病的过程。

古代医家常用风邪来指代邪气，如《素问·上古天真论》中的"虚邪贼风，避之有时"，"虚邪""贼风"含义相同，为致病邪气的总称。《金匮要略》也有类似的表述，"客气邪风，中人多死"，表明风邪被古代医家视作病因的代表，即病因范畴的典型成员。基于原型范畴理论，典型成员的特性会成为该范畴的主要特征，从而在范畴化时影响人们对非典型成员的描绘。从这个角度来说，风能与火兼化的特性可在一定程度上促使古代医家得出其他致病因素也能与火发生兼化的结论。另外，自然界风化火的现象极为常见，经隐喻映射而来的风邪化生火邪的观点也易于形成，二者均可直接提高化火结构出现在中医学家思维中的频率，同样有助于其他"化火"病机的提出。

（3）寒湿化火热

如前所述，古代医家常将火热相提并论，这一特点尤其体现在对寒湿化火热过程的论述中。人们在感到寒冷并产生不适后，时常会出现发热，如《素问·调经论》云："阳受气于上焦，以温皮肤分肉之间，今寒气在外，则上焦不通，上焦不通，则寒气独留于外，故寒栗……上焦不通利，则皮肤致密，腠理闭塞，玄府不通，卫气不得泄越，故外热。"此处描述了寒邪侵袭机体致腠理闭塞，卫气郁而化热的"寒气"致"热"过程。《伤寒直格》云："人之伤于寒也，则为病热。古今亦通谓之伤寒热病……六经传受，自浅至深，皆是热证，非有伤寒之病。"因此，《黄帝内经》和《伤寒论》中关于寒邪入侵人体产生热证的论述是刘完素创立火热论的重要理论依据。

在夏季，高温与潮湿常并存，潮湿的天气还会让人感觉更加闷热。古人很容易总结出自然界湿热共存或湿生热的规律，映射至中医理论则为湿热相兼或湿化热的病机。如《素问·六元正纪大论》云："四之气，畏火临，溽蒸化，地气腾，天气否隔，寒风晓暮，蒸热相薄，草木凝烟，湿化不流，则白露阴布，以成秋令。民病腠理热，血暴溢，疟，心腹满热胪胀，甚则胕肿。""四之气"即太阴湿土之气。后世医家进一步丰富了《黄帝内经》的湿热理论，使其成为中医病机理论的重要组成部分。刘完素虽未直接阐明湿化火热的认知过程，但对自然界与人体中的湿热相兼亦有所论述，如"故诸水肿者，湿热之相兼也。如六月，湿热太甚，而庶物隆盛，水肿之象明可见矣"。

《素问玄机原病式》云："夫六气变乱而为病者，乃相兼而同为病，风热燥同，多兼化也，寒湿性同，多兼化也。性异而兼化者有之，亦已鲜矣。"尽管认为少有"性异而兼化者"，刘完素等医家依然继承发展了寒湿化火热的病机观点。寒、湿与火、热"性异"，故具备较高认知难度的寒、湿化火热一类病机观点或可成为中医学家认同或认知其他病邪"化火"的依据，如《临证指南医案》云"前议肝病入胃，上下格拒。考《内经》诸痛，皆主寒客，但经年累月久痛，寒必化热，故六气都从火化。河间特补病机一十九条亦然"。此处虽言"六气都从火化"，但从前句可以看出，实为"六气皆能化火"之意，且体现出叶天士以寒化热为据论证刘完素"六气皆能化火"的思想。

（4）燥极化火

《温病条辨》云："前人谓燥气化火，经谓燥金之下，火气承之，皆谓是也……乃《素问》所谓燥化于天，热反胜之。"吴鞠通指出，之前医家所言

"燥气化火"均是由《黄帝内经》的亢害承制理论演变而来。燥在五行属金，《素问玄机原病式》所言"病燥过极则烦渴，反兼火化制之也"便是对"金极似火"的应用。尽管刘完素是运用现有理论形成了燥邪极而化火的认识，但亢害承制理论自身也应有其相应的认知依据。王冰在《重广补注黄帝内经素问·六微旨大论篇第六十八》中注释"金位之下，火气承之"时云："锻金生热，则火流金。"从捶打金属时温度升高，甚至会迸溅火星的现象来解释亢害承制中的"金化火"，便展示出古代医家认知"燥金"极而化火的一种可能途径。

《周易》中有"水流湿，火就燥"的说法，火能够蒸发水液、烤干物质，燥物与发热一样，亦是自然之火的基本性质，因此，燥极化火不仅是亢害承制规律的体现，还意味着有时在古人的认知中，火蕴含的燥性为达到极点的燥，其燥性所引发的危害亦极为严重。在"整体代部分"的转喻思维作用下，人们会将火的性质中燥之极扩大至火自身，使火逐渐成为"极"之象征，火邪亦逐渐具有极度、严重的象征意义。如后世温病学家余霖在《疫疹一得》中言："瘟既曰毒，其为火也明矣……火之为病，其害甚大，土遇之而赤，金遇之而熔，木遇之而燃，水不胜火则涸，故《易》曰：燥万物者，莫熯乎火。古人所谓元气之贼也。"由此可知，古代医家对于燥极化火的认识很可能是促使其认为火邪致病的重要原因。这则会导致中医学家在从病邪转化角度认知疾病进展时，更容易认为致病严重的火邪是由他邪转化而来。不难发现，燥极化火也会在一定程度上促进化火结构的形成。

3. 广泛存在的化火结构

刘完素创立的火热论进一步提高了火热病机在中医学中的重要性。此后，张元素提出脏腑之火的病机学说，李东垣创阴火学说，朱丹溪提出相火理论，温病学派应运而生。"六气皆能化火"和"六气皆从火化"均是后人对火热论思想的概括，而非刘完素的原话。与"六气皆能化火"相同，后来的许多火热病机观点均具备化火结构，如朱丹溪所说"气有余便是火"。火热论是刘完素在特殊的"恶火"时代背景下所创，其更多是在强调火热邪气的广泛性与中心性，而非拘于六气化火。事实上，火热论的许多观点都是将既往中医学理论中由风、寒、湿、燥引发的症状体征解释成火热引发的现象，体现出对火化六气的认识。如《黄帝素问宣明论方》云："湿病本不自生，因于火热怫郁，水液不能宣行，即停滞而生水湿也。"然而，后世医家在传承、运用火热论时，却格外重视六气化火的过程，而对火化六气的阐发不足，甚至将本应意为火化六气的"六气皆从火化"也释作六气化火。由此可知，在火的生成性作用下，火邪的生成过程得到了中医学家更多重视与诠解，化火结构的盛行即为明证，与之相反的火化六气则逐渐无人问津。

"六气皆能化火"经过了历代医家的层层认知加工，时至今日已远不仅是刘完素的个人学术观点。相似的生活体验与隐喻思维方式使得中医学家们建立起"六气皆能化火"的共同认知，中医学病机理论中的化火结构也愈发普遍。此外，化火结构的广泛存在也提示我们不能完全被火的生成性左右，而应对"六气皆从火化"等将火热邪气放在 $X \wedge C \rightarrow Y$ 中 X 位置上的病机观点予以更多的关注与发挥。临证之时，我们还应辨清标本，正确区分火化六气与六气化火，而非一概从六气化火论治。

四、"痰生百病"的隐喻分析

据考证，秦汉至晋无"痰"字，人们将咳出的黏液称作"涕""沫""汁"等。痰字及其含义始出于隋代，《诸病源候论》将痰之成因简述为"诸痰者，此由血脉壅塞，饮水积聚而不消散，故成痰也"。至宋金元时期，医家开始格外重视痰邪的"因果二重性"，如元代朱震亨在《丹溪治法心要》中提出"百病中多有兼痰者"的观点。此后，丹溪学派医家从痰论治咳嗽、呕吐、泄利、眩晕、惊悸、寒热、诸痛、痞满、癫狂、健忘、壅塞、四肢麻木等多种常见病证，极大地拓展了中医学从痰论治疾病的范围。明清医籍中关于痰邪致病广泛的表述愈发多见，如《濒湖脉学》载有"痰生百病食生灾"，《景岳全书》中载有"有云怪病之为痰者，有云痰为百病母者"，《醉花窗医案》中载有"凡不可名状，无从考核者，大抵皆痰为之也"，说明"痰生百病"的观念最晚在明代便已为较多医家所接受。

通过对痰之源流的梳理分析可以发现，古代医家对痰邪的认识始于咯出的黏液，自丹溪学派提出体内痰邪常见后，在面对病因不明的疑难杂症时，众多医家也总会考虑是由痰邪所致。与此同时，在古人认知中痰邪可致之病愈发增多，痰病学说也在医家形成学术观点的过程中得到不断拓展。现代关于"痰生百病"的相关研究或着眼于这一现象的发展历程，或寻找痰邪与西医学病理变化间的关联，或以"怪病多痰""痰生百病"为据论治多种疾病。这些研究对痰病的诊断和治疗具有重要意义，但均忽视了痰邪致病广泛的认知层面成因。下文将运用隐喻分析的方法，解读"痰生百病"理论的形成过程，展现中医学的独特认知方式。

（一）痰邪常见易生

古代由于卫生条件较差，古人极易遭受病原微生物的侵害，通过西医学研究可知这些致病微生物刺激呼吸道便会导致痰液的大量分泌。痰液作为在人体内产生、能被人体感知，且十分常见的病理产物，必然会受到古代医家的格外关注。以下从痰邪之概念、本源和特性三个方面，解析痰邪常见易生的原因；通过解答痰邪是什么、从何处来、到何处去三个问题，分析"痰生百病"产生的前提。

1. 痰邪之概念

《诸病源候论》云："热痰者，谓饮水浆结积所生也。言阴阳否隔，上焦生热，热气与痰水相搏，聚而不散，故令身体虚热，逆害饮食，头面嘈嘈而热，故云热痰也。"可以发现，"痰"在刚出现时便被古代医家赋予了病理产物与致病因素的双重含义，而"痰液"被赋予了引发疾病的可能性。痰液向痰邪的转变可归结为转喻的作用，与隐喻类似，转喻同样根植于日常经验，很多时候通过直接的物理联系或因果关系形成联想，且不止于语言层面的替代。咳痰及痰液排出后短暂的舒适感很容易让古人直接将具有实体、肉眼可见的痰液当作引起咳嗽，甚或与咳嗽并见的其他症状的直接原因。这里作为转喻概念的痰，或称痰邪，体现了"致病因素代病理产物"的思维过程，也是一切痰病相关理论的起点。

2. 痰邪之本源

确立痰邪为致病因素后，探究痰病的本质是古今医家对"痰"进行深入研究的必经之路。由于认识手段有限，古人无法知晓痰液的形成机制，因此中医学所言之痰邪本源及其生成过程其实是古代医家在转喻的基础之上，以隐喻的形式构建的。前文关于中医学水液代谢的研究提出"人体水代谢就是自然界水循环"，并运用隐喻结构理论对其进行分析，推理出自然之水停聚会危害农作物生长这一日常经验，映射至人体这一目标域即为人体之水蓄积会影响身体的机能。此隐喻映射下的痰邪成因虽与《诸病源候论·痰饮病诸候》所言"饮水积聚而不消散"相符，但是，古人在认识人体的生理病理时，不可能按照固定的线性顺序进行，中医理论由历代医家共同搭建而成，更加剧了其自身的混沌性与发散性，导致后人自上而下的解读往往无法准确反映实际发生的认知过程。

关于痰邪本源的探索，更符合古代医家思维方式和中医理论自身特性的路径是：在身体不断体验着咳痰的同时，人们逐步建立起对"水"的感性认识。

这里的水不是由氢、氧两种元素组成的无机物的水，而是广义范畴的水，或称"水家族"。无论是自然界的雨水和湖泊，还是人体维持生命所必需摄入的水分和排出的尿液，抑或是人和动物受伤时流出的血液，都在不断加深认知主体对于水的意象。当意象的强度突破阈值，便会优先以家族内的一个或多个中心成员为原点，出现向未知领域（潜在目标域）的自发性扩散，形成可供后续调用的无意识隐喻映射。水在生活中随处可见，与水有关的现象变化多端，且不乏令人印象深刻者，为古人提供了充满活力的经验基础。广义来说，水就是痰邪的本源，而源于不常见事物的病邪往往会增加古代医家认识其生成过程的难度，因此"水家族"的常见预示着"水家族"病邪的常见。

在饮用水、河流或湖泊等"水家族"中心成员与痰邪间的潜在映射关系出现后，从体内排出的液态物质痰便很容易让古人将其与人体内部的液体相连，即中医理论中同源的血与津液。而血与津液在正常人体中同样存在，因此古人倾向于将痰邪看作其异常状态下的病理产物。如《明医杂著》所述："人之一身，气血清顺，则津液流通，何痰之有？惟夫气血浊逆，则津液不清，熏蒸成聚而变为痰焉。痰之本水也，原于肾；痰之动湿也，主于脾。"因血色红，而痰少见红色，所以人们往往将津液视作痰之本源，将津液代谢失常视作痰邪的生成机制，人体内的大量津液出现异常又易导致痰邪等"水家族"病邪的产生。

3. 痰邪之特性

《丹溪治法心要》言："痰之为物，在人身随气升降，无处不到，无所不之，百病中多有兼此者，世所不识。""痰随气行"，说明痰邪具有极强的流动性，并将其看作痰邪可达身体各处的原因。然而，从病理关系方面分析，作为津液代谢失常的病理产物，痰邪应易于阻滞气机，而非随气而行。这一矛盾再次证明，痰邪并非古代医家用于指代某种物质的概念，而是源自日常经验，不断修饰而来的隐喻概念，且在此过程中会不可避免地出现逻辑错误。

《景岳全书》云："痰之与饮，虽曰同类，而实有不同也。盖饮为水液之属，凡呕吐清水，及胸腹膨满、吞酸嗳腐、渥渥有声等证，此皆水谷之余，停积不行，是即所谓饮也。若痰有不同于饮者，饮清澈而痰稠浊。饮惟停积肠胃，而痰则无处不到。"痰邪在古人的认知中亦保留了体积小的特性，被认为可发生于体内细小之处，如咽喉、心窍等，于是在病理状态下，遍布人体的津液便可于各处滋生痰邪，痰邪也由此能够"无处不到"。这种解释兼顾痰邪致病因素与病理产物的双重身份，因此更为合理，但无论古代医家经由何种认知路径形成这一认识，痰邪的"无处不到"都是其成为常见致病因素的充要条件。

（二）"痰家族"的形成

对痰邪病因身份的关注是医家决定从痰论治的开始。我们在以痰邪作为病因的基础上，从痰邪与其他病邪粘连进而相兼为病的角度展开分析；应用维特根斯坦"家族相似性"概念修正后的范畴理论，解读"痰家族"的形成及痰邪的泛化在"痰生百病"观念形成中的作用。

1. 黏稠引发粘连

黏稠，即黏度大，是痰邪的另一个显著特性。据考古发现，新石器时代晚期出现了大量的土坯墙，砖间涂抹黏泥，部分墙体还经过了火烤，黏泥的作用是将砖粘在一起，且火烤后其黏性还会增强。由此可知，越黏稠的物质越容易与其他物质粘连这一认识很早便存在于人们的知识体系之中。

物质间的粘连映射至病邪间的关系，体现为两种或两种以上的病邪相糅于人体的同一处；物质粘连后产生新的用途，则提示古代医家病邪"粘连"后也会产生新的致病特点，因而比未粘连者更难治愈。在此认识的基础上，痰邪的黏稠性使古人更易形成痰邪会与众多邪气相粘连，继而相兼为病的观点。《金匮钩玄》云："块在中为痰饮，在右为食积，在左为血积。气不能作块，成聚块乃有形之物，痰与食积、死血，此理晓然。"虽然痰邪与瘀血、食积等有形邪气的粘连，对古代医家来说更易构建与理解，但无形邪气在经过实体化的隐喻后，亦被认为可与痰邪粘连，且同样难以消散，如《诸病源候论·痰饮病诸候》中的"热气与痰水相搏，聚而不散"。病邪的"同时性"可由人们通过身体经验和隐喻联想获知，但"同地性"在绝大多数情况下只能通过认知加工而来。因此，邪气间的粘连并非对客观现实的反映，而更可能是古代医家为了描述难治疾病的复杂临床表现所提出的隐喻性病机表达。

2. 融合带来泛化

如前所述，痰邪由人体产生，可被人体感知，又有十分常见的本源，所以在古人的认知中分量更重。痰邪与其他病邪间的粘连不仅存在于古代医家构建的病机之中，还体现在概念层面，因此在与其他病邪组成并列词组时，人们总会有意或无意地向痰邪倾斜。换言之，在粘连发生，痰邪分别与众多病邪融为一体后，便被古人一并视作痰邪，造成痰邪与融合体间的泛化关系，并组建出"痰家族"。《赤水玄珠》云："热痰则多烦热，风痰多成瘫痪奇症，冷痰多成骨痹，湿痰多成倦怠软弱，惊痰多成心痛癫疾，饮痰多胁痛臂痛，食积痰多成癖块痞满。"可以看出，热痰、风痰、冷（寒）痰、湿痰、惊痰、饮痰与食积痰等病证均被古代医家视作痰病，烦热与热邪相应，瘫痪等疑难杂症与风邪相应，骨痹与寒邪相应，精神倦怠、肢体软弱与湿邪相应，等等。不同的病邪与痰邪相兼，组成融合体后，又在痰邪自身致病特点的基础上产生不同的临床表现。这时的"痰家族"成员虽仍主要以有形痰液维系彼此间的关系，但每个成员都给痰邪注入了新的含义，使痰邪能够引起的症状体征愈加多样。

（三）由有形到无形

一般认为，有形之痰指咯出的痰液，无形之痰是对体内痰邪的总括。痰邪由有形到无形不仅意味着从病理产物到致病因素的转变，更意味着痰邪逐渐与痰液分割，成为中医理论中独特的隐喻性病因。我们将聚焦痰邪由有形痰液到体内痰邪，再到能"生百病"的无形痰邪的历程，以论证此过程中痰邪致病的范围如何扩大。

1. 由有形痰液到体内痰邪

在痰向病因方向的转喻完成后，通过体外痰液认识体内痰邪的隐喻过程便会自发启动。《冯氏锦囊秘录》云："在脾经者名曰湿痰，脉缓面黄，肢体沉重，嗜卧不收，腹胀食滞，其痰滑而易出。在肺经者名曰燥痰，脉涩面白，气上喘促，洒淅寒热，悲愁不乐，其痰涩而难出。在肝经者，名曰风痰，脉弦面青，四肢满闷，便溺秘涩，时有躁怒，其痰青而多泡。在心经者，名曰热痰，脉洪面赤，烦热心痛，口干唇燥，时多喜笑，其痰坚而成块。在肾经者，名曰寒痰，脉沉面黑，小便急痛，足寒而逆，心多恐怖，其痰有黑点而多稀。"以热痰从痰块展开的隐喻认知过程为例，凝结成块的痰液让古人联想到多种包含"加热浓缩"的人类活动和自然现象，如晒干的食物或淤泥，热度在其中发挥的作用使古人认为人体内也应有同样的"热"，才能将痰液浓缩成块后排出体外。此即以痰块为中介，通过外界的热来认识体内热邪的隐喻思维过程，亦即通过有形痰块来认识体内热痰的隐喻思维过程。有形痰液和体内痰邪的同时在场展示出痰邪由有形到无形的中间阶段，可以看出，此时体内的痰邪很可能被古代医家理解为痰液在体内的前身。

2. 由体内痰邪到无形之痰

当古人不再以有形痰液为依据判断痰邪的存在时，意味着他们对痰邪的认识来到了无形之痰的阶段。无形之痰致病可向两个方向展开，一是引起未见有形之痰的痰病，二是引起病因未明的病证。"痰家族"逐渐形成时，痰病的范畴也不断扩大，咳痰等痰病最初的典型症状所占的比重则越来越小。换言之，有形之痰的重要性在痰邪的泛化过程中逐渐减弱，痰病不再完全代表痰液，痰液与咳痰也不再是诊断痰病的必要条件。因此，遇到临床表现包含于或部分包含于痰病症状体征集合的疾病，即使未见有形之痰，古代医家也会倾向于将其判断为痰病，而此前未包含于内者，则进一步扩充了痰病的临床表现。

无形之痰的第二重含义体现在古人将自身即为隐喻概念的痰邪当作始源域，映射至未知病因的二次隐喻认知过程。这一过程发生在对痰邪的认知趋于成熟的后期阶段，随着"痰家族"的日渐庞大，原先的典型症状被庞杂的症状表现淹没，特异性转变为多样性。古代医家难以概括出新的典型性表现，更无法掌握所有的症状体征，只能形成"痰邪致病广泛、变化多端"这一高度概括的认识。痰邪自身的特性被模糊，成为隐喻认知疾病机制的工具，在面对无从下手的病证时，人们往往会联想到痰邪，也更可能将其归咎于痰邪。至此，"痰邪可致百病"的概念已基本形成。

从隐喻的角度分析"痰生百病"的成因，虽然选取的论据多为古代医籍，也多选择从古人的视角进行论述，但类似的思维方式同样存在于许多当代中医研究者的认知中。以上分析旨在还原"痰生百病"这一命题的形成过程，而非判断其真假，"痰生百病"等观点带来的得与失亦不在考虑之列。临床上，从痰论治得到的正反馈还会不断促使人们认为痰邪致病广泛。然而，用二陈汤等祛痰剂有效，并不能证明疾病是由痰邪所致，通过疗效认识病因，或通过广泛的疗效认识病因的广泛都是不合逻辑的。

张介宾在《质疑录》中批判"无痰不作眩"的说法，指出"痰者，身之津液也。气滞、血凝，则津液化而为痰，是痰因病而生者也。若云无痰不作眩，似以痰为眩病之本矣。岂知眩晕之来也，有气虚而眩，有血虚而眩，有肾虚而眩"。同样，现代临床疾病千变万化，我们更要避免被"痰生百病"的观念束缚，避免过于依赖作用广泛的方剂，临证之时应详查病因，准确辨证，方能正确施治。

第九章 诊法的隐喻认知

第一节 寸口脉总论

《黄帝内经》论及寸口、脉口或气口的条文达 80 多处。寸口诊脉的部位为桡骨茎突内侧的一段桡动脉。医家通过分析寸口脉的位置、速度、形状、节律、强度等，得出相应的临床意义，用于指导疾病诊疗。寸口配属五脏的诊脉法，是寸口诊脉法的重要内容之一。本节通过追本溯源，分析形成这种配属的过程和思维方式。

一、寸关尺配属五脏的形成过程

《素问·脉要精微论》中详细介绍了尺肤诊脉法："尺内两旁则季胁也，尺外以候肾，尺里以候腹。中附上，左外以候肝，内以候膈；右外以候胃，内以候脾。上附上，右外以候肺，内以候胸中；左外以候心，内以候膻中。"尺肤诊脉的位置在左右手各分为"上""中""下"三部，且每部又分"内""外"两个部分，分别对应五脏及人体的某些部位，为寸关尺配属五脏的形成奠定了基础。

《难经·二难》云："脉有尺寸，何谓也？然，尺寸者，脉之大要会也。从关至尺是尺内，阴之所治也；从关至鱼际是寸口内，阳之所治也。故分寸为尺，分尺为寸。故阴得尺内一寸，阳得寸内九分。尺寸终始，一寸九分，故曰尺寸也。"在《黄帝内经》的基础上，《难经·二难》明确提出了寸关尺三分法。"寸""尺"以"关"为参照点，"关"至鱼际方向为"寸"，反之为"尺"，分别对应尺肤诊脉中的"上""中""下"三个部位。

在《黄帝内经》《难经》的基础上，晋代王叔和在《脉经·两手六脉所主五脏六腑阴阳逆顺第七》中言"心部在左手关前寸口是也……肝部在左手关上是也……肾部在左手关后尺中是也……肺部在右手关前寸口是也……脾部在右手关上是也……肾部，在右手关后尺中是也"，明确提出左、右手的寸关尺三部分别配属心肝肾、肺脾肾。至此，寸关尺配属五脏的模式最终形成，并沿用至今。

二、"脉"与方位词及"寸""关""尺"的原义

汉字的造字方式及字形的演变分别蕴含着汉字的最初含义及发展过程，亦体现出隐喻的思维方式。

《说文解字》中对脉字的解释为"衇，血理分衺行体者。从辰，从血"，"脈，衇或从肉"，指分布在全身的血管。《说文解字》中载："派，别水也。从水从辰，辰亦声。"派是水的派生字，其含义为分叉的水流。从脉的字形来看，古人已认识到脉中含有血液，且血与水具有相似的流动性。

《说文解字》中记载"左，手相左助也"，"右，相助也"。左、右的象形字分别为 、 ，其最初的含义分别为左手、右手。随着汉字的发展，二者演变为方位词。

《说文解字》曰"上，高也。此古文上，指事也"，"下，底也。指事"。上字的含义为"高"，下字的含义为"底部"。上下为反义词，亦为两分法思想的代表。《说文解字》亦曰："中，内也。从口。丨，上下通。"此处，中字的含义为"内"，位于上下之间，上到中的距离与中到下的距离相等。中这一概念的出现则标志着上中下三分法思想的确立。

《说文解字》云"寸，十分也"；"尺，十寸也……周制，寸、尺、咫、寻、常、仞诸度量，皆以人之体为法"。寸、尺皆为度量单位，十分为一寸，十寸为一尺。《说文解字》云："关，以木横持门户也。"关，指用木栓横穿门的栓孔，使门户紧闭。

随着汉字的不断演变，寸、尺除作为度量单位外，亦可分别指寸口脉的上部和下部；关则在在本义的基础上，演变为连通寸尺的关键部位之义，即寸口脉的中部。

《脉经·辨尺寸阴阳荣卫度数》曰："从关至尺是尺内，阴之所治也。从关至鱼际是寸内，阳之所治也。故分寸为尺，分尺为寸。故阴得尺内一寸，阳得寸内九分。尺寸终始一寸九分，故曰尺寸也。"此处指出寸部至尺部的总长度为一寸九分。较为公认的是，关、寸各为六分，尺为七分，由此可知，在关于寸口脉的定义与描述中，寸、尺被赋予的长度短于两者作为常用度量单位时的长度。

三、寸关尺配属五脏的隐喻分析

（一）基于相似位置的隐喻

在中国古代，候寸口脉是古人推测五脏状况的重要方式之一。寸口脉的寸、关、尺三部具有相对位置，而分布在人体内的五脏亦处于不同位置。那么基于位置的相似性，寸、关、尺三部又是如何与五脏建立起联系的？

古人在解剖尸体的过程中，能详细观察到人体内脏器的特征。如《灵枢·肠胃》中详细记载了胃、小肠、回肠的位置、形态、长短、大小、容量、重量等特征："胃纡曲屈，伸之，长二尺六寸，大一尺五寸，径五寸，大容三斗五升。小肠后附脊，左环回周叠积，其注于回肠者，外附于脐上，回运环十六曲，大二寸半，径八分分之少半，长三丈二尺。回肠当脐，左环回周叶积而下，回运环反十六曲，大四寸，径一寸寸之少半，长二丈一尺。广肠傅脊，以受回肠，左环叶脊，上下辟，大八寸，径二寸寸之大半，长二尺八寸。肠胃所入至所出，长六丈四寸四分，回曲环反，三十二曲也。"

心肺居于胸部，配属两寸；肝脾居于膈上，配属两关；两肾居于脐下，配属尺部。心肺、肝脾、双肾在人体内的位置分别为上、中、下，寸、关、尺亦分别与寸口脉的上、中、下相应。首先，基于上、中、下位置的相似性，寸、关、尺分别与心肺、肝脾、双肾建立起隐喻映射关系。其次，寸、关、尺配属五脏使用了一对一（一个部位配属一脏）的原则。寸、关、尺（双手）的数量为六个，五脏的数量为五个，如需实现两者一一对应，则需要调整五脏的数量，而肾为双数，故为五脏和六个部位的一一配属提供了可能性。再次，基于左右位置的相似性，根据脏器在体内所处相对位置的左右分别映射至左右手。如左肾配属左尺，右肾配属右尺；相对于同时分布于左右胸腔的肺而言，心在人体胸腔内偏左侧，所以将心配属左寸，而肺便只能配属于右寸。

综上，寸、关、尺三部配属五脏的原则包括上中下、左右位置相似性的配属原则和一对一原则。其中，上中下位置相似性的配属原则和一对一原则又是左右位置相似性配属原则的前提和基础。

（二）左肝右脾——"气"的运行规律

人体内的正常肝脾位置为左脾右肝，然而寸口脉中却为左关候肝、右关候脾，让人不禁疑惑为何没有遵循左右位置相似性的配属原则。

事实上，最初的中医脏腑概念虽为解剖器官，但其后逐渐演变为功能单位。西医学中肝脏的某些功能其实隶属于中医学脾的功能，换言之，中医学所言肝、脾不能与解剖学意义上的肝、脾画等号。同样的，寸口脉配属五脏，也不是严格按照解剖位置进行配属，而是在一定范围内包含了医家对于脏腑气机升降规律的认识。

气，甲骨文为 三，金文为 ≧、≡，篆文为 气，其字形体现出气具有流动性的特征。《医学衷中参西录·深研肝左脾右之理论》曰："肝体居于右，而其气化之用实先行于左，故肝脉见于左关。脾之体居左，而其气化之用实先行于右，故脾脉见于右关。"此处从气运行的角度阐释左、右手的关部分别与肝、脾相应的原因，即肝气行于左、脾气行于右，不失为一种合理的解释方法。

（三）关于"三"的解读

为何寸口脉分为寸、关、尺三部？又为何五脏在人体中分属上、中、下三部？"三"是否有特殊的含义？

用数字"三"命名事物或现象是古人的一种思维惯性，如时间有三伏、三九，地名有三山，伦理有三纲，中医学中有三阴三阳等。不难发现，"三"在古人认知过程中具有模式的功能。

对"三"的重视于"又"字的字形字义上亦有所体现。"又"的含义与手相关，指用手抓、握、把持等。"手"的甲骨文为 ；"又"的甲骨文为 。《说文解字》曰："又，手也。象形。三指者，手之列，多略，不过三也。"由此可见古人通常以三个手指代替五指表达"又"的字义。

《说文解字》谓："三，天地人之道也。"由此可知"三"最初为指事字，代表天地人之道，之后才演变为数字。《素问·三部九候论》提出："人有三部，部有三候。"寸口脉寸、关、尺三部的划分及五脏在人体中分属上、中、下三部，皆体现出基于"三"的分类模式和思维惯性。此外，寸口脉分为寸、关、尺三部的缘由可能还包括以下两点：其一，沿袭《黄帝内经》中的三部九候法和《伤寒论》中的三部诊脉法；其二，医家多用食指、中指、无名指三指进行脉诊。

四、脉之轻重配属五脏的隐喻分析

《难经·五难》曰："脉有轻重，何谓也？然，初持脉，如三菽之重，与皮毛相得者，肺部也；如六菽之重，与血脉相得者，心部也；如九菽之重，与肌肉相得者，脾部也；如十二菽之重，与筋平者，肝部也；按之至骨，举指来疾者，肾部也。故曰轻重也。""轻重"指切脉时用的指力。何谓"菽"？菽即为豆,《难经》中借用菽（豆）的重量,对诊脉指力的大小予以划分。指力约等于三粒豆、六粒豆、九粒豆、十二粒豆重量时所触之脉分别对应肺、心、脾、肝,重按至骨之脉对应肾。《难经》将人的手指按压寸口脉的力度对应于人体五脏（肺心脾肝肾）,是以五体（皮脉肉筋骨）为中介进行的,体现出五行学说中五体与五脏的对应关系。

皮的篆文为𩠐,其中𠂞为尸字、𠔼为又字。皮的字形反映出古代剥去人皮的酷刑。《说文解字》云:"筋,肉之力也。"筋为附于肌腱、骨的韧带组织。肉的甲骨文为𠕄。《说文解字》中说:"肉,胾肉。"骨的甲骨文为𩨸、𩨊、𩨏、𩨖。《说文解字》载:"骨,肉之核也。"骨被肌肉包裹。综上可知,古人对皮、肉、筋、骨的解剖位置具有一定的了解。

《难经·四难》云:"心肺俱浮……肾肝俱沉……脾者中州,故其脉在中。"此论体现了脾居于中部,从而对应中部的诊脉思想。古人解剖尸体时,能明确观察到五脏在体内由上到下的分布,依次为肺、心、肝、脾、肾,因此,可以推测古代医家在将五体与五脏相配属时先皮、脉、骨（由表到里）,分别对应肺、心、肾（出上到下）,又结合"脾居中"的思想,调换肝脾位置,即认为脾位于五脏中间,肝位于脾之下,所以肉、筋分别对应脾、肝。其中,皮脉骨（从表到里的结构）与肺心肾（从上到下的结构）一一配属,体现出以结构相似性为基础的隐喻思维方式。基于五体配属五脏理论,不同诊脉指力（"三菽之重""六菽之重""按之至骨"）所得到的脉象分别配属于肺心肾,亦是隐喻思维方式的体现。

综上,《难经》中诊脉力度之轻重配属五脏的思维过程涉及隐喻思维、五体配属五脏理论、一对一原则、单手配位法（未区分左右手,与寸关尺三部对应五脏的脉诊理论不同）等。

五、寸口脉与五脏的相关性

上文皆是对单个脏配属寸口的思维方式进行分析,那么整体而言,寸口脉与五脏建立相关性的缘由是什么? 其实,在《黄帝内经》《难经》的原文中,便已分别从气和胃的生理功能的角度进行了论述。

气作为中医学的基本概念之一,具有运动的特性,能周流全身,外达皮毛,内达五脏,如《素问·五脏生成》载"五脏之气"。寸口又名气口。在《黄帝内经》的基础上,《难经》以气的运行为中介,说明五脏和寸口脉的相关性，《难经·一难》云："十二经皆有动脉，独取寸口，以决五脏六腑死生吉凶之法，何谓也？然，寸口者，脉之大会，手太阴之脉动也……五脏六腑之所终始，故法取于寸口也。"寸口脉是五脏之气运行的终始之处，故可独取寸口脉以推断五脏的状况。

《素问·五脏别论》云："气口何以独为五脏主？曰：胃者，水谷之海，六腑之大源也。五味入口，藏于胃，以养五脏气，气口亦太阴也。是以五脏六腑之气味，皆出于胃，变见于气口。"此处以胃为中介，从胃的生理功能的角度间接阐述了气口和五脏的关系。

第二节　脉象隐喻

一、脉位隐喻

（一）浮脉类

浮脉被定义为轻取即得，重按稍减而不空，举之有余，按之不得。其脉象经常被形容为"如水漂木""如微风吹鸟背上毛"。仔细推敲，这两个比喻还是很精准的。"如水漂木"以《医贯》中的解释最好——"如水中漂木，虽按之使沉，亦将随手而起也"，其不仅解释了浮，更强调了浮脉如木一样会随手而起，具有向上的回复力。与之相对应的则是"如水面浮棉"的濡脉，其脉虽然轻取即得，但是重按如棉沉水，无法感受得到。"如微风吹鸟背上毛"可以认为强调了浮脉的有根之象，与之相对的则是"似杨花无定踪"的散脉。除此之外，与浮脉相似的还有芤脉与革脉。这两种脉的共同点是按之豁然中空，其中，指下感觉较软如葱管者被称为芤，较硬如皮鼓者被称为革。

单纯的浮脉主病可以归纳为表证与热证两类。这里的表证泛指一切外感，至于外感之间的区别则需要依据其他相兼脉进行鉴别。从概念构建的角度看，浮脉与表证或热证是具有相似性的。如果将人的表里内外与寸口脉相映射，寸口脉的浮位脉对应人体的最表层，那么浮脉就应当可以反映人体外感所产生的反应，这也是"寸口脉是人"的隐喻。若从"寸口脉是容器"的隐喻出发，那么对脉中血的认知便可从水映射而来，如脉浮就可以认为是热导致气血流溢与膨胀。芤脉与革脉皆可主半产漏下、亡血失精等精气血津液流失的疾病，而从

"寸口脉是容器"这一隐喻的角度来看就是"容器内水液的流失"。

（二）沉脉类

沉脉与浮脉相对，把脉时指下感觉举之不足，按之有余。与之相类的脉有伏脉、牢脉。按《脉经》所言，伏脉"极重指按之，着骨乃得"，其特点就是脉位深到骨边。牢脉"有似沉伏，实大而长微弦"，实际就是指沉脉或伏脉兼有弦、实、大、长的特点，所以牢脉与伏脉可以看作沉脉中的两种特殊表现。关于沉脉，古人常将其描述为"如绵裹砂""如石投水，必极其底""如渊泉在下"等，以上比喻的共同特点是在说沉脉之脉位在内。如果细分，"如渊泉在下"之渊泉指代血管，那么脉象或许应该是柔和的，"如绵裹砂"则是说脉象是外柔内刚的，而若以"如石投水，必极其底"为喻，这种沉脉就可能是偏硬的。可以发现，这些描述中有病脉与常脉之分。牢脉被形容为"深居在内之象也。故树本以根深为牢，盖深入于下者也；监狱以禁囚为牢，深藏于内者也"。伏脉之名与义则是基于"寸口是天地"的隐喻，伏取蛰伏之意，万物闭藏有类于万物藏于下。

沉脉类主病从部位上来分，一般都主里病。这同样是基于人体与寸口位置分布间的映射，脉深则病位在里。部位之深可以由不同的隐喻表示。如果从"寸口是天地"的隐喻来看，蛰伏与冬季有着密切的关系。如《素问·玉机真脏论》所言"冬脉者肾也，北方水也，万物之所以合藏也，故其气来沉以搏"，这是沉脉类主寒的来源；而"痛者，寒气多也，有寒固痛也"或许指出沉、伏、牢主痛的来源；而积聚癥瘕等病，第一位置较深，第二质地较硬，有"寒则牢坚""寒则闭藏"之意，通过寒、冬季、蛰伏间的关联，促使古代医家认为沉脉类可主积聚癥瘕。

（三）长脉类

长脉的脉象为首尾相称，往来端直，脉体超过寸、关、尺三部。端直如何理解？张衡在《西京赋》言"廛里端直"。"廛里"是指古代居民的住宅。"廛里端直"是说，古代住宅很齐整，很少高低错落。所以按此来理解，长脉的"往来端直"是指脉象来去均匀，不歪斜，不弯曲，也就是其他脉书中所说的"直上直下"。有关长脉脉象的类比在古代只有"长竿"一类，而长竿的形态特点则呼应了"首尾相称，往来端直"，其较长的特性与脉体超出寸口的表现是相一致的。长脉的相类脉还有弦脉与牢脉，在此不做具体描述。

长脉与两种状态有关，长脉可以主气血平和之人，如《素问·脉要精微论》所说"长则气治"，还可以主阳热实证。如何区分这两种状态呢？还需要从"长脉是长竿"这一基本隐喻来解释。长脉被后世划分到春脉或肝脉之中，按照《素问·平人气象论》所说"平肝脉来，软弱招招，如揭长竿末梢，曰肝平，春以胃气为本。病肝脉来，盈实而滑，如循长竿，曰肝病"。长竿末梢是较为柔和的，所以古代医家认为长脉有柔和之象则主气血平和，而长竿的竿体较为硬满，所以认为长脉有硬满之象便是有病之象。又因硬满说明血液充盈，可由内部有外来之邪所客或阳热迫血所致，所以长脉兼有硬满又被认为主实证或阳热病。

（四）短脉类

《脉经》将短脉定义为"应指而回，不能满部"，也就是说脉象不能满于寸关尺三部的皆可以称之为短脉。戴同父云"短脉只见尺寸，若关中见短，上不通寸，下不通尺，是阴阳绝脉必死"，可以看到其对短脉的描述与王叔和的定义是较为一致的。但是这并非短脉最主流的定义，古代医书更多地将短脉定义为"首尾俱俯，中间突起，不能满部"，也就是"如龟藏头缩尾"之象，这样短脉就更偏向只可见于关部。

虽然《脉贯》言"涩、微、动、结，皆兼短脉"，但这些脉中必见脉短或者以短为特征进行命名的仅有动脉。动脉的脉象特征基本没有争议，一般将其定义为"见与关上，无头尾，大如豆，厥厥然动摇"，指下特点为"短、滑、数"，这三个特点也均与"豆"较为相似。

《素问·脉要精微论》云"短则气病"，基于此我们常常认为短脉的主病为气虚或气郁。之前没有相关的比喻探讨短脉的主病，这里我们用《医灯续焰》中的隐喻来认识短脉的特点及其主病。《医灯续焰》认为脉动的产生为"气如橐籥，血如波澜。血脉气息，上下循环"。"橐籥"为古代冶炼时鼓风吹火的装置，所以血的运行是由于气的推动，"橐籥"太小或不顺畅都可以造成血流的不畅，进而产生动脉。动脉是一种特殊的短脉，除主短脉之病外，尤常主"惊病"，也就是《金匮要略》所言"动即为惊"，动脉有"厥厥然动摇之象"，这与受惊时的状态有相似之处，可以认为，动脉主惊的认识来源于此。

二、脉势隐喻

（一）滑脉

滑脉的脉象多被定义为往来滑利，应指圆滑，如盘走珠。而古人对于此种脉象的描述最常见的喻体有二：一为流水，如《濒湖脉学》所述"滑为阴气有余，故脉来流利如水，脉者，血之府也，血盛则脉滑"；一为圆珠，如《脉诀汇辨》所言"滑者，往来流利而不涩滞也。故如盘中之走珠，荷叶之承露"。无论流水还是圆珠，都是对脉中血液流利状态的形容。如果结合脉的具体表现来理解，就是《伤寒杂病论·平脉法》所云的"翕奄沉，名曰滑"。翕为浮，奄有忽然之意，"翕奄沉"就是在说脉搏应指的上下起伏很顺畅。

滑脉的主病有痰饮、食积、实热，还可见于正常人的脉与妇女的孕脉。在这些滑脉所主的疾病或状态中，有些与滑脉本身具有相似性。如痰饮一病，《金匮要略》有专篇论及，纵观全文，其疾病概念的建立与水有莫大的关系，有关四饮的论述，体现了水邪流动、不拘其部的致病特点，这种特性与滑脉给人的流利感是一致的。实热则需要从古人的基本生理观说起，《素问·八正神明论》云"天温日明，则人血淖液而卫气浮，故血易泻，气易行"，指出当温度高的时候气血运行更加流畅，因此如果患者处于疾病状态，脉象又是流利的，便可能是因为实热。《脉确》中滑脉亦主风，风与水之间也具有相似的流动性。平人与孕妇的滑脉则与这两种人的状态有关，平人气血流畅，妇女孕育胎儿时体内气血充盛，所以均可呈现滑脉。而至于食积一病，可以参考《医灯续焰》所云"不腐不化之食，象亦如之，皆有物之脉也"。

（二）涩脉

涩脉严格来说是一种复合脉象，其脉形细，脉率不规律，脉势与脉力的特点为滞涩且不均匀，在一连串的特征集合中选取滞涩这一特点为其命名，足见此特点对人们认知涩脉的重要性。此脉象的经典描述有三，分别是"轻刀刮竹""病蚕食叶""如雨沾沙"。"轻刀刮竹"是对滞涩感的隐喻描述，轻在这里应理解为"用力轻"，一般来说在物体上轻轻刮是很顺畅的，但因竹子上有节，所以会有滞涩感。"病蚕食叶"是慢且艰难的状态，这里形容脉率慢且脉力不匀，并含有滞涩之意。而"如雨沾沙"则不如前面的隐喻那么好理解，可参考《脉决汇辨》所云"通真子以如雨沾沙为喻者，谓雨沾金石则滑而流利，雨沾沙土则涩而不流也"。

涩脉主病较多，从病机角度来说有气滞、血瘀、精伤、血少、津少等，具体到疾病则有食积、反胃、痹症、下血、淋病等。以上无论哪种病证都可以从"脉是河流"这一隐喻来理解。一方面，如果河道有一段被堵塞，那么下段的水流就会变小，进而流速减慢，而被堵的部分也因为压力蓄积会出现时通时不通的情况，水流变小对应脉细，流速变慢对应脉迟，时通时不通对应脉力的不均匀，而此种因管道堵塞的情况有类于气滞、血瘀、食积、痹症、淋病等病证的临床特点。另一方面，如果河道源头水量不足，也会出现水流减少、流速变慢的情况，这种情况则有类于精伤、血少、津少、下血等。

（三）紧脉

紧脉在指下的感觉为绷急有力，坚搏抗指，其脉象的喻体可以概括为"绳索"。具体来说，仲景言紧脉"如转索无常"，王叔和言"数如切绳"，朱丹溪言"如纫箪线"。索的本意是大绳子，仲景并未对"转索无常"的具体含义做过多说明，即"转"与"无常"到底在指什么。现在我们一般将"转索无常"理解为下按绳子的感觉，比如走过用绳子与木头搭建的独木桥时，将手放在桥两边的绳子上，就会有紧的感觉，并且绳子会上下摆动，这可能就是紧脉描述中所说的弹手感。朱丹溪说"如纫箪线"，其后自己解释为"譬如以二股三股纠合为绳，必旋绞而转，始得紧而成绳"，这种譬喻强调的是脉管壁有一种旋转的趋势，而不是上下的弹手感。无论是哪种感觉，在脉象紧张的情况下都是有可能出现的。

紧脉的出现一般与寒证、疼痛与食积有比较密切的联系。这种关系是如何建立的呢？应该还是基于"寸口是天地"的隐喻。《脉诀汇辨》言："紧为收敛之象，犹天地之有秋冬，故主寒邪。""寒"在划定紧脉主病的范畴中起到了非常重要的作用，可以说由于寒的存在，疼痛被纳入紧脉的主病范畴中，因为人们有大量受寒了就会痛的经验，如《素问·痹论》所言"痛者，寒气多也，有寒故痛也"。紧脉主食积同样与其主寒有关，因食积这一概念有停滞的特性，而寒与停滞的关系也很密切。

（四）弦脉

弦脉在《素问·玉机真脏论》中被描写为"轻虚而滑，端直以长，故曰弦"，所谓端直就是形容在水平面上没有起伏，与《脉经》"举之无有，按之如弓弦状"的描述基本相同。而后世如《脉诀汇辨》所言"弦之为义，如琴弦之挺直而略带长也"，是将其与琴弦作比。以上说法基本就是以平、直、长作为弦的主要特征，并没有提到紧张度的问题。然有医家将紧脉与弦脉混为一谈，比如《金匮要略》有"脉数而紧乃弦"，《脉诀乳海》有"又曰沉紧为弦"，这里弦脉的体状就与紧脉有所相似，二者似乎只有脉率快慢和脉位深浅的区别。为什么对弦脉特征的认识会产生这种变化呢？很可能是由于古人对始源域的过分解读。当将弓弦或琴弦作为始源域时，除了能够更加形象地描述脉象外，还会让人产生更多联想，从而改变弦脉原本的含义。如《四诊抉微》言："类弓弦，细而端直，按之且劲，谓之弦脉。较弦则粗，按之且劲，左右弹指，谓之紧脉。"在这段关于弦脉的描述中除"细而端直"外，还有"按之且劲"的新形容，由此可以推测，弦脉因"端直以长"被称为"弦"，又因为"弦"被赋予"按之且劲"等其他含义，进而形成了现在人们所说的与"弦"具有更多相似点的弦脉。

弦脉主病一般为肝胆病、疼痛、痰饮、寒、疟病。弦脉脉象劲急，而"肝者，将军之官"，将军刚直勇猛与肝脉劲急存在一定的相似性。弦脉与寒主收引的特点比较相似，与痰饮病的关系则不太明确。《金匮要略·痰饮咳嗽病脉证并治》提出寒与饮的区别："脉双弦者，寒也。脉偏弦者，饮也。"寒一般比较弥漫，而饮多停留聚集于某个部位，分布不均匀，所以很可能是饮与寒的分布特点促使古代医家认为偏弦为饮，双弦为寒。

三、脉形隐喻

（一）大脉（或洪脉）类

大脉与洪脉在中医学理论体系形成的早期是不做区分的，如《脉经》所言"洪脉，极大在指下"，《四诊抉微》中也记载有"丹溪曰：大，洪之别名"，另外，《黄帝内经》中的钩脉也被认为是洪脉、大脉的另一种名称。基于这些记载可以认为古代医家形成了洪、大、钩三者所指一样的认识。三者的命名中，"大"更像一种具象描述，而"洪"与"钩"更具有概念隐喻的特征。正如《脉诀汇辨》所总结的"洪者，大也，以水喻也；又曰钩者，以木喻也"，钩脉的命名也如其所说"夏木繁滋，枝叶敷布，重而下垂，故如钩也。钩即是洪，名异实同"。按照这样的描述，钩脉并不是指脉象弯曲，而是以夏日的枝叶繁茂为喻来形容脉大，又因为枝叶繁茂后会下垂如钩，所以被称为钩脉。古代医家一般将洪脉的脉象喻为"状如洪水，来盛去衰"，除了表现脉象来时的宽大外，还说明了脉去时没有脉来时有力。另外，有医家持不同观点，认为大脉与洪脉并非一种脉象，如《诊宗三昧》云"洪脉者，既大且数，指下累累如连珠，如循琅玕，而按之稍缓。不似实脉之举按愊愊、滑脉之软滑流利、大脉之大而且长也"。这句话指出洪脉较之大脉为数，而大脉较之洪脉更大且长。

在主病方面，大脉与洪脉皆可以主热病，因热主散、主膨胀，脉大、脉洪则脉体膨胀，故而古代医家认为二者可主热病。大脉又可主病情加重，如《素问·脉要精微论》所言"大则病进"。这其中可能存在一种实体隐喻，即将病邪视作一种实体，在疾病的发展过程中，脉象的增大便很可能会被古代医家认为是产生了新病邪。

（二）细脉

现有 28 脉中有大脉却无小脉，但《四诊抉微》言"小脉，即细脉之别称"。《脉经》所言"细脉，小大于微，常有，但细耳"是基于微脉得出的概念，微脉"极细而软，或欲绝，若有若无"，可见微脉与细脉的脉象都是细而软，不同的是微脉若有若无，细脉比微脉大且常能应于指下而不绝。细脉的喻体有丝、线、发三种，如《诊宗三昧》云"细脉之微细如发"，《频湖脉学》言"细直而软，若丝线之应指""萦萦如蜘蛛丝"，皆为对细脉软而细特征的描述。

细脉主病可以概括为虚、湿、积三种，如《察病指南》所说"细为气血俱虚，为病在内，为积，为伤湿，为后泄，为寒，为神劳，为忧伤过度，为腹满"。脉为血府，若脉细直观感受是血脉容量减少，可认为是血虚；若进一步从血气关系来看，又可推断为气虚；若基于精血关系而言，又可以主精虚等。所以，将脉细最终归纳为人体内物质的减少。湿是细脉较为特别的一类主病，如《医灯续焰》言"细为阴脉，细藐不振，阴湿之候"。细脉的特征与湿邪致使脾阳不振的特点相类似，故细脉可主湿。《金匮要略·五脏风寒积聚脉证并治》记载"脉来细而附骨者，乃积也"，这也是基于"脉是河流"的隐喻说出的。如果水在河流上游积聚，那么下游的流量就会减少，相应的，脉则会变细。

四、脉数隐喻

（一）数脉类

数脉如《脉经》所言，指"去来促急"之脉，这是一种定性的描述。若对其进行定量描述，古代医家大部分定义为"一息六至"，虽然有人将"一息七至"划为数脉，但亦有将七至或七至以上重新定义为疾脉。如《脉诀汇辨》云："六至以上，脉有两称，或名曰疾，或名曰极，总是急速之脉，数之甚者也。"在没有方便、精准计时法的年代，古人以正常人呼吸次数与脉率的比例作为标准来判断脉率的正常与否，也就是《素问·平人气象论》所云的"人一呼脉再动，一吸脉亦再动，呼吸定息脉五动，闰以太息，命曰平人。平人者，不病也。常以不病调病人，医不病，故为病人平息以调之为法"。从命名的角度看，数脉的隐喻特征并不是很明显，其名称仅是对客观事实的描述。

从隐喻认知的立场看数脉主热病，可能来源于寒热与河流的关系。冬天气温低，河流容易结冰，夏天气温高，河流奔腾而去。这明显体现出热与数、寒与迟之间的关系。寒热本身是没有速度属性的，必须借助一个有形载体才能认识两者的关联。《难经》认为脉象之迟数还可用于辨别脏病和腑病，如《难经·九难》言"数者腑也，迟者脏也"，这与脏腑的特性有关。五脏藏精气而不泻，封藏属静，六腑传化物而不藏，传化为动，而动与静相比就是一快一慢，反映在脉象上就是数脉主腑病，迟脉主脏病。或称脉象过快为疾脉，但也属于数脉的范畴。疾脉主脱证，可以理解为"脉是河流"隐喻的延伸。水流速度随天气温度变化，日常生活中给水加热至一定温度，水会沸腾蒸发。而人体可以看作是盛有液体的容器，古代医家由此认为，如果过热，体内的气或血也会与水液沸腾蒸发的状态相似。沸腾蒸发是一种向外耗散的状态，这种状态映射至人体即为"欲脱"。

另外，在数脉中存在一种特殊的脉象——促脉，如《脉经》所述"促脉，来去数，时一止复来"。简单来说，就是数脉中存在歇止的情况。古人常以人之疾跑而跌为喻，如《脉贯》中所言"促脉者，数而时有一止，如疾行而蹶也"，或如《四诊抉微》所言"如趋而蹶"。促脉的主病多为虚实两端。实证中主血、气、痰、饮、食五积之病，基本观念为"促因火亢，亦因物停"。可以从两方面分别阐释脉数与脉停，火热导致脉数，积聚导致脉停，后者可以从"脉是河流"的隐喻来理解。而虚病主要是元气的衰败，主危急重症，如管道之水不足，映射至人体则表现为脉不相接续。

（二）迟脉类

迟脉也是以一息间脉的至数命名的脉象，如《脉经》所言"迟脉，呼吸三至，去来极迟"。其多主寒证与脏病，所基于的隐喻与数脉基本相同，只是描述与数脉相反。与迟脉较为类似的是缓脉，《脉经》言"缓脉，去来亦迟，小快于迟"，也就是比迟脉稍快一点，这种定义比较模糊。也有医家从指下感觉来描述缓脉，如张太素言缓脉"如丝在经，不卷其轴，应指和缓，往来甚匀"，杨玄操言"如初春杨柳舞风之象"，滑伯仁云"如微风轻飐柳梢"，这些都是指脉势而非脉的至数。从脉势或脉率两个角度描述的缓脉，其所反映的人体状态也有所不同，或指正常之脉，或指有病之脉。在脉势的隐喻描述中，缓是一种万物华安之象，所以可以主常脉，也可以是疾病恢复之时的向愈之象。在脉至数的描述中，缓则是一种稍快于迟脉的脉象，处于正常与非正常之间，多主湿。因湿性重着、黏滞，含有一种滞后、延缓意象，所以湿与缓脉存在一定相关性。而缓脉主脾病，或许与"脾主湿"有关。

与数脉相对应的脉为迟脉，与促脉相对应的脉为结脉。结脉如《脉经》言"往来缓，时一止复来"，也就是迟脉之中偶见停歇。前已言及，促脉的比喻为

"如疾行而蹶"，而结脉的比喻，则如《诊家正眼》所言"古人譬之徐行而怠，偶羁一步"，可以看出这都是相互对照而形成的比喻。结脉主阴胜。寒性凝滞，结与凝滞之意相同。结又有结而不散之意，所以又可以主积聚类疾病。结脉还可以主虚衰类疾病，可以"徐行而怠，偶羁一步"解释，人累了走得很慢容易摔倒，如果以此来认知脉象，则可得出脉率因虚损而缓慢，有时也会出现停滞的结论。

（三）代脉

代脉现今被定义为脉来一止，止有定数，良久方还。这种有规律的停歇在古代文献中常以四时有规律的迭代来解读。如《脉诀新辨》云"代脉者，迟而中止，不能自还，且止有定数，如四时之有禅代，不愆其期也，故名曰代"。此论仅仅抓住了有规律这样一个特点，这样的认识不在少数。张仲景与王叔和有关代脉的描述则有所不同。《伤寒论》中的描述为"脉来动而中止……不能自还，因而复动者，名曰代"，《脉经》中的描述为"来数中止，不能自还，因而复动"。理解这两处代脉的关键点在于"复动"一词，按照现有的认识，复可理解为"又"，也就是中间有一段停歇。而如果按照《脉义简摩》的解释"代脉动而中止，不能自还。略止而连来两至，谓之自还"，这里的复动则应解释为两至，那么代脉就可理解为脉率会有停歇，但随后会连动两下。

代脉主病的原理，《灵素节注类编》将其总结为"人之经气结而代脉见矣"，认为脉道运行不畅就会出现代脉。代脉又可以主虚，如《素问·脉要精微论》中所言"代则气衰"，后世认为代脉主元气虚衰。代脉主病基本均可从"脉是河流"的隐喻理解。

第三节　舌诊隐喻

舌诊理论是中医理论的重要组成部分，其萌芽可追溯至《黄帝内经》《难经》的成书时期。伴随着中医理论的不断发展，舌诊理论逐渐形成，至明清时期趋于成熟，因此，不同时期的古代医籍中关于舌诊的记载，可以反映中医理论的发展情况。舌诊理论大致分为舌苔理论、舌面脏腑分布理论和舌颜色理论。

古代医家对于舌苔的表述存在多种说法，从《黄帝内经》中的"舌上黄"，

《伤寒杂病论》中的"舌上胎",《敖氏伤寒金镜录》中的"舌胎",至明清时期《温病条辨》载有"黄苔",《温热逢源》则作"舌苔"。舌苔表述的改变不只是文字意义上的改变,更是不同时期医学理论发展变化的重要体现。舌面脏腑分布理论的完善是舌诊从诊察外感热病拓展至内伤杂病的一个重要环节,理论的发展过程中出现了许多看似矛盾的表述。如《伤寒指掌》中的"四畔属脾"与《医医偶录》中的"舌中主脾";《医述》中的"舌左属肝,舌右属肺"与现行《中医诊断学》教材中的"舌边主肝,舌尖主肺"等。在舌诊的发展过程中,对舌颜色的观察和描述占据了舌诊理论的主要部分。早期舌质与舌苔的颜色一直混杂不分,直到清代《望诊遵经》《舌鉴辨正》等书才将两者加以详细区分。而舌诊从外感病拓展到内伤病的另一重要环节则是确立舌颜色与脏腑、气血、津液之间的联系。本节将从舌苔理论、舌面脏腑分布理论和舌颜色理论这三部分进行分析,首先梳理舌诊理论的源流,再以概念隐喻为工具探寻医家提出不同舌诊理论的根源。

一、舌苔的源流与隐喻分析

(一)舌苔的源流

1. 舌苔的前身

《黄帝内经》中多处论及舌,但有关舌苔的描述仅一处,即《素问·刺热》所载"舌上黄"。这一时期并无关于舌苔的任何提法,仅有关于舌苔的描述,描述特点是以舌论苔,即舌质、舌苔不分,字面上论舌,实则论苔。

《伤寒杂病论》中首次出现关于舌苔的明确表述。《伤寒论》中第 129 条有"舌上白胎滑",第 130 条有"舌上胎滑",第 221 条有"舌上胎",第 230 条有"舌上白胎";《金匮要略·痉湿暍病脉证并治》中有"舌上如胎",《金匮要略·腹满寒疝宿食病脉证并治》中有"舌黄未下者"。

此后很长一段时间,医家仍沿用《黄帝内经》的表述方法,以舌论苔。如《诸病源候论·虚劳骨蒸候》的"舌上白";《诸病源候论·伤寒湿候》的"舌上尽白";《诸病源候论·热病候》的"舌上黄";《诸病源候论·口臭候》的"舌上黄白起";《备急千金要方·热痢》的"舌黄"等。宋代医家成无己的《伤寒明理论》中列有"舌上胎"一篇专论舌诊,较为系统地归纳论述了舌苔的变化特征及临床意义。直至元代,舌诊专著《敖氏伤寒金镜录》才首次以"舌胎"一词表述舌苔。

2. 苔字的出现和应用

至明代，卢之颐所著《痎疟论疏》中出现"舌苔"一词。明清时期温病学说的发展促进了"舌胎"向"舌苔"的转变。吴又可在《温疫论》中仍用"舌胎"，吴鞠通的《温病条辨》则已有"黄苔"的表述，并提倡使用"舌苔"一词。其后，《温热逢源》《中西温热串解》等均作"舌苔"。民国之后，"舌苔"一词使用增多，渐成规范。时至今日，《中医诊断学》教材以"舌苔"为规范用语。

（二）舌苔的隐喻分析

现行《中医诊断学》教材指出，舌苔是舌面上的一层苔状物，由脾胃之气蒸化胃中食浊而产生，可直接反应脾胃之气的蒸化作用。然而，从《伤寒论》首次提出"舌胎"至民国之后"舌苔"一词的使用日渐广泛，这期间医家关于舌苔的表述有所不同，对舌苔临床意义的解读亦有不同，大致有以下三类。

1. 舌胎之胎与怀胎之胎

张仲景首先用"胎"表示舌苔，但并未对其意义进行解释。《伤寒论》有7处关于舌象的记载，《金匮要略》有8处。两书共有6处所记载的舌象为描述舌苔，多以胎字表述。从条文看，张仲景描述舌苔的方法可以概括为两种：一为以"舌"论苔，如"舌黄未下者"；二是以"胎"论苔，如"舌上胎滑""舌上白胎""舌上胎"等。其中，以舌论苔的方法早在《黄帝内经》中就有记载，以胎论苔则是首次出现。此后，元代《敖氏伤寒金镜录》首次提出"舌胎"一词，但未对其内涵进行讨论。不可否认的是，彼时医家关于舌苔的认识应该与胎字的含义密切相关。胎字本义指胚胎、胎儿。口唇在闭合时，形成封闭区域，舌苔生长在口腔内的肉体组织之上。胎儿在孕妇体内，依附母体而生长。这两个现象在古代都很容易通过肉眼观察得到，因此可以推测，医家很可能认识到了两者的相似性，进而使用胎字指代舌苔。

此外，查阅胎字的解释，《尔雅·释诂》注云"始也"，《说文解字》注云"妇孕三月"，段玉裁在《说文解字注》中指出"玄应两引皆作二月。释诂曰，胎，始也，此引申之义"。由此可见，胎字本义为妇人怀孕，引申义为"始"，即事物的开始。结合上文也可以推测，医家对于舌苔的认识，或与妇人怀孕有关，或与事物的开始有关。

自《伤寒论》《金匮要略》之后，也有医籍对舌苔的产生进行论述。宋代医家成无己在《伤寒明理论·舌上苔》中提出："邪气在表者，舌上即无胎。及邪气传里，津液结搏，则舌上生胎也。"清代医家张璐在《伤寒绪论·辨舌》

中说道："舌胎之名，始于长沙，以其邪气结里，若有所怀，故谓之胎。伤寒之邪在表，则胎不生，邪热传里，则胎渐生，自白而黄，黄而黑，黑甚则燥裂矣。"结合两处论述可以发现，《伤寒明理论》中认为人体感受邪气或邪气在表并不一定形成舌苔，只有当邪气入里，与体内津液搏结时才会形成；《伤寒绪论》则进一步指出邪气侵入人体与津液搏结的状态犹如妇人怀胎。由此可以推测，张仲景运用"胎"表述舌苔，很可能是基于邪气入里与妇人怀孕状态的相似性。值得注意的是，现今认为舌苔是在胃气的作用下形成的，因此正常人也有舌苔，这与《伤寒明理论》《伤寒绪论》等医籍中关于舌苔的认识并不一致。

2. 舌苔之苔与地面之苔

明代医家卢之颐在《痎疟论疏》中首次使用"舌苔"一词，但未对"苔"字进行阐释。至清代，吴鞠通在《温病条辨·原病》中云："舌上黄者，肺气不化，则湿热聚而为黄苔也（按苔字，方书悉作胎。胎乃胞包之胎，特以苔生舌上，故从肉旁。不知古人借用之字甚多。盖湿热蒸而生苔，或黄或白，或青或黑。皆因病之深浅，或寒或热，或燥或湿而然，如春夏间石上土坂之阴面生苔者然。故本论苔字。悉从草，不从肉）。"吴鞠通指出，古人借用胎字表述舌苔的原因在于其生长在舌上，故从肉不从草；而各种病理性舌苔又犹如地面所生之苔，故应选用从草不从肉的苔字，这一选择过程也体现出其对隐喻思维的重视。除此之外，王士雄在《温热经纬》中也提及："邪入胃则生苔，如地上生草也。"石寿棠于《医原·望病须察神气论》中云："舌之有苔，犹地之有苔。地之苔，湿气上泛而生；舌之苔，脾胃津液上潮而生。"上论均是以地面之苔理解舌上之苔。陈光淞在《温热论笺正》中云："舌苔如地上初生之草，必有根。无根者为浮垢。"

在《温病条辨》成书之前，叶天士在《温热论》中提出"前云舌黄或浊，当用陷胸、泻心，须要有地之黄。若光滑者，乃无形湿热，已有中虚之象，大忌前法"，并在辨治方法中提到"虚实难辨之时，可辨胎之地"。据此可以推测，叶天士关于舌苔的"有地""胎之地"一类论述，或为后来"土坂之阴面生苔""舌胎如地上初生之草，必有根"等说法出现的缘由。

在《黄帝内经》《伤寒论》《金匮要略》为数不多的舌象记载中，关于舌之润燥的表述占有相当比重，如《黄帝内经》中的"舌干""舌本干"，以及《伤寒论》《金匮要略》中的"舌上白胎滑""舌上胎滑""舌上燥而渴""舌上干燥""舌燥"等。自此之后，观察舌苔的润燥一直是辨舌苔的重要组成部分。古代医家可以观察到湿润的石壁、树干或土面等处生长出青苔，以及舌苔生长在潮湿的舌体之上的现象，进而将两者相联系，并逐渐用苔字指代舌苔。

舌诊在内伤疾病诊断中的应用也在一定程度上促进了"舌胎"向"舌苔"的转变。上文提及，在中医学家以舌胎表述舌苔的年代，中医学认为只有外邪入内才会出现异常舌象，这种现象与妇人怀孕的状态相似。而随着中医内伤杂病的诊疗经验逐渐丰富，医家发现人体内部发生紊乱时也会出现舌苔的异常，胎字的使用依据也就随之发生动摇。医家转变观念，寻求突破，最终在多种因素作用下，其表述方式由舌胎逐渐过渡到舌苔。

3. 舌胎之胎与炱煤之炱

日本医家山田正珍在《伤寒论集成·卷七》中对《伤寒论》第238条中的"舌上白胎"做出如下解释："胎与炱古字通用。炱，煤也。字本作炱。小补韵会炱字注云：说文灰，炱煤也。徐曰，火烟所生也。字典云：炱。集韵：或书作炲。汤来切，音胎。玉篇：炱煤，烟尘也。合而考之。胎之为炱，明甚。痉湿暍篇云：舌上如胎者，以丹田有热，胸中有寒。如字可味矣。一说云：胎，苔也。非也。盖炱者，火烟所生。而伤寒舌胎，亦是热气所生。于义尤为深切著明。若夫苔者，水气所生。与伤寒舌胎之义冰炭相反。下笔详慎，智虑周密者，当不应若是。"不难看出，其认为仲景虽言"胎"，但实为"炱"，舌苔的产生应为邪气入里，而后见于舌上，之所以用"炱"字，则是因为邪气在内所呈现的火热之性与煤炭燃烧产生的火烟相似，体现出烟气凝积而成的黑灰与伤寒舌苔的隐喻映射过程。

二、舌面脏腑分布

（一）舌面脏腑分布理论源流

舌与脏腑、经络、气血、津液有着密切的联系。其中，与舌体相联系的经脉有：足太阴脾经连舌本、散舌下；足厥阴肝经络舌本；手少阴心经之别系舌本；足少阴肾经循喉咙，夹舌本；足太阳膀胱经经筋结于舌本。现行舌面脏腑分布理论认为：舌尖多反映上焦心肺的病变；舌中多反映中焦脾胃的病变；舌根多反映下焦肾的病变；舌两侧多反映肝胆的病变。

1. 舌诊经络理论的提出及影响

《黄帝内经》提出部分经络循行与舌体相关联，此乃舌诊经络理论的雏形。现代舌诊的经络理论基本沿用《黄帝内经》，并未做出太多改动。《伤寒论》仅在太阳病篇和阳明病篇能够见到有关舌象的记录，其他篇章并未出现，书中亦未明确舌体与太阳、阳明二经的关系。《黄帝内经》《伤寒论》中对异常舌象的记载多与外感热病有关，为后世很长一段时间内将舌诊运用于外感病的诊治奠定了基础。

唐宋医学著作零散地记载了舌与经脉的联系和舌体本身出现的部分疾病。《诸病源候论》特设《唇口病诸候》篇章，《外台秘要》有"舌论一首"，其理论仍是沿袭《黄帝内经》。宋代医家在沿用前期舌诊理论的基础上，通过经络将脏腑与舌象联系起来，如《三因极一病证方论·卷之十六》记载"舌者，心之官，主尝五味，以荣养于身，资于脾，以分布津液于五脏。故心之本脉，系于舌根；脾之络脉，系于舌傍；肝脉，循阴器，络于舌本。凡此三经，或为风寒湿所中，使人舌卷缩而不能言，或忧怒思恐所郁，则舌肿满而不得息，心热则破裂生疮，肝壅则出血如涌，脾闭则白胎如雪"。此时，在以经络串联舌与脏腑的基础上，医家开始将异常舌象与脏腑直接相连，但所涉及的脏腑只有心、肝、脾三脏。

2. 舌面脏腑分布理论的萌芽和完善

明代医家薛己在《口齿类要·舌症四》中言："经言：舌乃心之苗，此以窍言也。以部分言之，五脏皆有所属；以症言之，五脏皆有所主。"这是早期明确指出舌与五脏相关联的论述，也是舌诊原理从经络转向脏腑的萌芽。

武之望《济阴纲目·卷一百零五》言："心之本脉系于舌根，脾之络系于舌两旁，肝脉循阴气络于舌本，肾之津液出于舌端。分布五脏，心实主之。"其"分布五脏，心实主之"实乃《口齿类要》中"五脏皆有所属""五脏皆有所主"的另一种表述，在前人基础上补充说明肾脏与舌的相关。至孙文胤作《丹台玉案》云："心之本脉系于舌根，脾之脉络系于舌两傍，肝脉循阴气络于舌本，肾之津液出于舌端。分布五脏，心实主之。故曰诸经皆会于口。外感风寒传经者，则舌苔自白而黄，变黑者死。卒中者，则舌强而短，舌卷不言者死。内因七情气郁，有舌强壅肿或短者，痰热肺胀也。有舌上出血如泉者，肝热也。有舌上生疮破裂者，心热也。有舌苔干涩如雪者，脾热也。舌上有一二黑点者，肾虚也。又有木舌。"其中，除沿用脾、肝、肾、心与舌相联系的舌诊经络理论外，还补充论述了异常舌象如何反映具体的五脏病证，完善了"分布五脏，心实主之"的理论。

此后，医学书籍中陆续出现脏腑、部位等与舌面各区相应的各种理论。《伤寒舌鉴·白苔总论》中"有舌中、舌尖、舌根之不同，是寒邪入经之微甚也"，从外感病角度出发，阐释不同舌苔分布的具体内涵。《秘本伤寒第一书·舌上三图总论》云："伤寒治法虽脉证以为准，而尤重察舌胎以分经。如舌之尖属心经，舌中至根属肾经，两旁肝胆，四边脾经，铺面白胎是肺经，满舌皆是胃经。又舌尖是上脘所管，舌中是中脘所管，舌根是下脘所管。此舌上一定之部位也。"这里指出各区舌苔所对应的脏腑，并提出以上、中、下三脘分主舌苔的舌诊理论。有研究者指出，舌诊萌芽于早期外感热病过程中的舌象记录，早期以诊察舌苔为主，当舌诊理论逐渐发展完善，诊舌也由重舌苔转向重舌体，舌诊中也逐渐出现脏腑与舌对应的脏腑分布理论。《秘本伤寒第一书》中将肺对应于舌面的白胎，当是舌诊的应用由外感疾病诊断过程转向内伤疾病的一个典型表现。

《医医偶录·卷一》云："舌尖主心，舌中主脾胃，舌边主肝胆，舌根主肾。"这里将脾胃所主分部改为"舌中"。《医述·卷十一杂证汇参》言"五脏之精，皆由脾胃而上贯于舌，舌尖属心，舌本属肾，舌中属脾，舌左属肝，舌右属肺"，改变了肝、肺所主的舌面部位。《舌鉴辨正·卷一》云："舌根主肾、命、大肠、小肠、膀胱，舌中左主胃、右主脾，舌前面中闲属肺，舌尖主心、心包络、小肠、膀胱，应大肠、命，舌边左主肝、右主胆，舌尖统应上焦，舌中应中焦，舌根应下焦。"此时，舌诊理论不仅包含五脏，还广泛地纳入六腑与命门、心包络等，且书中一改以往诊舌重苔的观点，明确提出"古人以胎色分门，今改为从舌色分门。盖舌为本，胎为标也"，并将舌诊正式应用于内伤疾病的诊断中。时至今日，舌诊理论中的经络、脏腑分布并未再有大的改动。

（二）舌面脏腑分布理论的隐喻分析

1. "舌尖主心"与"舌根主肾"

从舌面脏腑分布理论的发展可以看出，心与肾脏在舌面的分布自始至终并无变化，即舌尖主心，舌根主肾。舌诊的脏腑分布理论来源于经络学说，《秘本伤寒第一书·舌上三图总论》云："舌之尖属心经，舌中至根属肾经。"这是最早对于舌体经络分布的明确划分。后《伤寒指掌·卷一》云："舌尖属心。舌根属肾。"其已省去经络，直接将舌体与心肾二脏相联系。众所周知，《黄帝内经》《难经》所载关于心肾二经与舌体的联系为手少阴心经之别系舌本，足少阴肾经循喉咙，夹舌本。这与《秘本伤寒第一书》中的观点并不一致。在将心肾二脏对应于舌体时，医家改变了心肾对应的部位，但并未解释其是如何认识这种改变的。

王景韩于《神验医宗舌镜》中指出舌体反映脏腑的生理基础为："原夫舌禀坤顺之体而有乾健之用，内应五脏六腑，外应十二经脉……其在人也为心窍，肺与肝膈膜与之相连，脾与肾系络与之相贯。色赤也属火，主津液也属水，其藏血也类木，其运气也类金，其善味而居中也类土。脏腑相为联络，五行相为输应，亦甚彰明较著矣。"对于舌体分布则解释为："此舌与身俱来，此部分即与舌俱来。舌之胎色，内应脏腑。舌之一定部分，亦犹乎脏腑之一定部位也。故脉有脉之部分，面有面之部分，而舌亦自有舌之部分。"即言舌、脉、面均可为脏腑状况的外在反映。古人对于舌、脉、面的分布则皆参考了人身体结构的分布。

《黄帝内经》时期的医家对于人体解剖虽无系统的认识，但确有关于五脏六腑位置的初步观察。如果将舌体看作一个单独的结构，那么舌尖主心、舌根主肾就意味着心与肾在舌体的分布是首尾两端。这与古代人体解剖知识中心肾分居膈上、膈下的位置关系相似。舌体生长于口腔之内，舌根与口腔直接相连，舌尖游离并依靠舌根与口腔相连。舌尖向外与人体上部相应，舌根在内与人体下部相应。当把冠状面的五脏位置投射于水平面的舌体时，即为舌根对应肾脏，舌尖对应心脏。

2. "四边主脾"与"舌中主脾"

现今的舌面脏腑分布理论以舌中主脾。然初期的舌面脏腑分布理论认为"四边主脾"或"四畔主脾"，提出"四边属脾"的著作是《秘本伤寒第一书》，其后，《伤寒指掌》首次提出"四畔属脾"，两书均未进行解释。翻阅《秘本伤寒第一书》可以发现，此书有别于当时的其他医学著作，书中论述内伤、外感皆从八卦图进行分析探究，是当时少有的从易学角度阐发《伤寒论》的著作，如序中所说："雍正初年间，有德清沈月光先生修身养性，学道深山，独得仲景真传……书中所论内伤外感，气运阴阳，表里虚实，直接从八卦图中穷源探本，辨析精微。"细查书中八卦图，外圆内方，皆从中起，总成于五数，即河图洛书之五数，不离于中土，以人身脾胃居中。由此可知，本书的思想渊源或与河图洛书有关。河图洛书是阴阳五行术数之源，对于中医理论的形成和发展影响深远。其中的五行配五脏促进了中医理论中脾不主时观点的产生。河图定五行先天之位，东木西金，南火北水，中间土。五行左旋而生，土为德为中，中土自旋。故河图五行相生，乃万物相生之理也。五行与四时相配，则春木应东方，夏火应南方，秋金应西方，冬水应北方，中土无季节相配，但却有着调控其他四行的功能。这一理论应用于中医学，则有脾不独主时，而应四时的观点，即《素问·太阴阳明论》言："脾者土也，治中央，常以四时长四脏，各十八日寄治，不得独主于时也。"结合《秘本伤寒第一书》序中所述，可以推测，医家在认识舌面脏腑分布时，或许是受河图中五行配五脏模式的影响，将舌之中对应于脾脏，即脾脏属土，居中，协调、促进其他四脏的生理功能正常发挥，而将舌面对应五脏时，则为脾胃应四边，以类脾主四时。

3."舌左属肝"与"舌右属肺"

《秘本伤寒第一书》中论述的舌面脏腑分布理论以肝胆主两旁。在此书之后，舌面脏腑分布理论中肝、肺的分布转变为"舌左属肝，舌右属肺"，这应该与五行方位密切相关。《医述》言："五脏之精，皆由脾胃而上贯于舌，舌尖属心，舌本属肾，舌中属脾，舌左属肝，舌右属肺。"可以看出，在舌面脏腑分布理论中，五脏分属五个不同部分。上文已提及，《医述》中舌中属脾是根据五行中五脏与五方的对应关系而来。在五行系统中，东方属木，南方属火，西方属金，北方属水，中央属土，即木与金、火与水应处于两组相互对立的方位，土居中央。对应于五脏，则肝与肺、心与肾应处于相互对立的方位，脾胃居于中央。当把这种五脏–五方关系映射于舌面之上时，脾胃对应舌中，其他四脏的相对位置则有待确定。《秘本伤寒第一书》中将舌尖对应心脏，舌根对应肾脏，前文已论述其原因，在此基础上，将舌尖对应南方，舌根对应北方，则舌的左边对应东方，舌的右边对应西方，即舌左属肝，舌右属肺。

4."舌尖属心肺""舌中属脾胃""舌边属肝胆""舌根属肾"的隐喻分析

现今的中医学家所应用的舌面脏腑分布理论为：舌尖属心肺，舌中属脾胃，舌边属肝胆，舌根属肾，其五脏与舌面的对应方式显然不同于上文所说的五脏–五方对应模式。这种理论是在将人体分为上、中、下三焦的基础上，将上、中、下的方位隐喻映射于舌体，继而将舌体从舌尖至舌根划分为舌尖、舌中、舌根三部分。人体与舌体上下相应，由此，处于上焦的心、肺二脏主舌尖，处于中焦的脾、胃、肝、胆主舌体中段，处于下焦的肾脏则主舌根。中医理论中，脾胃属土，为后天之本、精血化生之源；肝胆属木，是机体气机条达的重要保障。相较而言，中医学中脾胃的功能比肝胆更为重要。因此，依据重要事物位于中央的中心–边缘图式，脾胃应处于较为核心的位置，对应舌体中段的中部；肝胆功能相对次要，应处于较为边缘的位置，对应于舌体中段的两边。

（三）小结

通过梳理不同时期舌面脏腑分布理论的文献，发现舌诊经络理论是舌面脏腑分布理论的基础。舌面脏腑分布理论的构建过程大致可分为两个步骤和三个阶段。两个步骤分别为舌诊经络理论的提出和舌面脏腑分布理论的完善。三个阶段分别指经络分属舌面、经络所属脏腑分属舌面和五脏分属舌面。在此期间，不同医家提出多种不同观点。本节从概念隐喻视角分析了"舌尖主心"与"舌根主肾"，"四边主脾"与"舌中主脾"，"舌左属肝"与"舌右属肺"，"舌尖属心肺""舌中属脾胃""舌根属肾""舌边属肝胆"等舌面脏腑分布认识，发现方位隐喻、人体的基本结构和医家的学术背景是舌面脏腑分布理论的认知根源。

三、舌颜色之演变与隐喻分析

（一）舌之常色的演变

1. 舌之常色由红赤变为淡红

现多将正常舌象概括为"淡红舌，薄白苔"，但在此前的很长一段时间，中医学家均视红赤为正常舌色，直到清代才有医家提出平人舌色为淡红。成无己最早提出正常舌色为红色，"舌者心之官，法应南方火，本红而泽"，可以发现，正常舌色为红色是成无己运用五行推理得出的。但不可否认的是，红赤为正常舌色的认识确有其经验基础。一方面，部分平人在季节或情志影响下，舌的颜色可呈现为红赤；另一方面，在早期的诊疗实践中，中医学家对包括舌颜色在内的正常舌象的认识较为粗浅。然而，准确认识正常舌象是医家精准识别异常舌象的前提，红赤是一种较大、较为模糊的颜色范畴，若用其表示舌的正常颜色，则很可能难以为异常舌色提供明确的对照。另外，红赤范畴虽较大，但远不如其他颜色范畴的出现更能引起医家的关注，并将其识别为异常症状。因此，尽管"红赤为热"是中医色诊理论中的普遍认识，但"舌红赤为热"的出现却远远晚于"舌黄、舌黑为热"。

2. 舌红与舌淡红的认知成因

从五行同行相关的"舌－心－火－赤"逻辑链条阐释正常舌色为红赤的观点不仅能够囊括以往较为粗略的经验认识，而且有利于舌诊理论与中医固有理论的融合，但也局限了医家对正常舌象的进一步认知。如对"舌红"这一舌色范畴的细分在元代即已形成，出现了"舌淡红""舌纯红"等，但古代医家对正常舌色的认识直至明清时期仍停留于红赤。医家对正常舌象的解释也仅仅是在五行同行"舌－心－火－赤"的基础上稍加演绎。如《医灯续焰》云"舌者心之苗，其色赤，其形尖而善动，火之象也"，从舌与火在颜色、形态方面的相似进行双重比拟；《医学真传》言"舌者，心之窍。心，火也。舌红，火之正色也；上舍微苔，火之蕴蓄也；此为平人之舌色"，可见舌色红与舌上薄苔之形成皆从心火来解释。

随着观察对象的扩大和舌诊经验的积累，医家逐渐认识到正常舌色为淡红，其相应的阐释也随之发生变化，由五行火行拓展到不同行的颜色与脏腑，如《舌鉴总论》所载"舌乃心苗，心属火，其色赤。心居肺内，肺属金，其色白，舌故当舌地淡红，舌胎微白……乃火藏金内之象也"。古代医家从心肺的位置关系得到启发，"心居肺内""火藏金内"，进而认为正常舌象的淡红色为肺金的白色包裹心火的赤色所呈现的颜色。又如傅松元《舌苔统志》谓"舌色淡红，平人之常候"，"红者，心之色；淡者，胃之气……故凡流之心，必赖胃气充荣，如舌之正红无粉气者，乃心脏失胃气之真色"。胃如土之生长万物般滋养五脏，平人之舌淡红则为胃气充荣滋养心之真色的表现。中医学家从不同角度构建起舌色与脏腑间的关系，映射形成不同的隐喻以解释正常舌色。

（二）以"水火是寒热"为核心阐释病理舌色的形成机制

舌诊首先是在外感病，尤其是在伤寒的诊断过程中使用的诊断方法，早期的舌诊专著多以"伤寒"命名，也有学者认为舌诊是基于刘完素的火热论学说建立的，是用于辨别温热病的诊法。无论是伤寒还是温热病，舌象信息对于外感病中寒热病机的判断都是极为重要的。元代《敖氏伤寒金镜录》共载有36种舌象，前12种为敖氏所作，以描述红舌为主；后24种为杜清碧补入，主要包括白、黄、黑三种舌象颜色的变化及辨证用方。明代医家薛己多次刊刻此书，并在序中从五行角度对五种舌颜色的寒热病机进行了系统论述，其论述以"水火是寒热"这一隐喻为基础，通过五行同行或不同行间的生克乘侮关系建立起舌颜色与寒热病机的联系，体现出古人利用自然界的寒水、火热来隐喻认知人体的思维方式。五行吸纳融合了自然界之木、火、土、金、水的客观特性，并在升降、寒热、颜色等不同方面与客观事物相对应，被古代医家用于解释、推导各种相关的临床经验。

薛己在《敖氏伤寒金镜录》的序言中总结道"舌红为热，心火之色也，或赤者，热深甚也"，由红舌与心火颜色相同转变为红舌体现火热之病机；"舌白者，肺金之色也，由寒水甚而制火，不能平金，则肺金自甚，故色白也"，"舌青者，肝木之色也，由火甚而金不能平木，则肝木自甚，故色青也"，均为己所生之行制约不胜之行而"自甚"，故寒水甚而色白，火甚而色青；"舌黄者，由火甚，则水必衰，所以一水不能制五火而脾土自旺，故色黄也"，"舌黑亦为热者，由火热过极，则反兼水化，故色黑也"，舌黄为火甚制水衰而脾土自旺，舌黑则解释为火极反兼水化。后世医家进一步将夫妻、母子等家庭关系引入五行，如《伤寒观舌心法》云"土黄色见于舌，乃子在母位"，"今反见白色……

盖寒邪是北方水之寒邪也。金仗水势，妻协子势，而胜故侮其夫"。可以发现，上文所引文献均是将不同的舌颜色与五行中的水火相关联，以解释不同病理舌色出现的原因。

（三）以五行为枢纽的舌颜色脏腑配属

五行学说是中医学解释青、赤、黄、白、黑五种舌颜色临床意义的主要理论，五行为舌颜色与脏腑之间联系的枢纽。

1. 外感病中，白黄应肺胃以分表里

在外感病中，除了通过五行解释寒热病机外，肺属金色白与胃属土色黄也被广泛用以解释表里病位。肺色白，与皮毛相合而主表证，因而白苔主表。《伤寒观舌心法》云："伤寒邪初在表者，在于皮毛之间。皮毛者，肺之所主。肺属金，金色白。故初则白沫，次则白涎、白滑，再次则白胎。"医家通过白色、肺脏同属金，肺合皮毛，以及皮毛为表来解释寒邪在表则出现白苔。因为胃色黄，属阳明，阳明病相对于太阳病其病位在里，以及舌黄未下可用下法等认识在《伤寒论》《金匮要略》中均有条文阐述，舌诊理论中更突出胃，以加强黄色与里证的联系，"热聚于胃，则舌为之黄，是热已深矣"，"邪入于里，舌必见黄色，乃胃邪之象，宜调胃承气汤下之"，舌苔黄则表明热邪已聚胃入里，故应用下法。

2. 内伤病中，五色应脏腑反映脏腑虚实

除了帮助诊断外感病，舌诊也逐渐被中医学家用于观察内伤病的变化。清代医家杨乘六提出："经络脏腑之病，不独伤寒发热有苔可验，即凡内外杂症亦无一不呈其形，著其色于舌。"医家对舌颜色意义的改造是多方面的。舌颜色不仅可以是某行某脏邪气实盛的充盈外现，也可以由脏腑虚弱，不能涵摄蕴藏真气所致。《舌鉴总论》云"红乃脏气所蕴所发，白为津液所布所结"，红舌蕴藏脏气，而不仅是火热邪气，白苔体现津液结布，而不仅是寒邪在表；黄苔既可因"阳明腑实，胃中火盛"，也可由"邪遏胃虚，土气洋溢"导致；黑舌不仅因为"火极反兼水化"，也是"心肾之气败绝于内，脏之真色外见于舌"的体现。

更为直接的是，医家将五色与五脏、五腑对应以确定脏腑病位。如《临症验舌法》即以舌之五色应五脏五腑为纲，提出青、黄、赤、白、黑五色分别表示病位在肝胆、脾胃、心小肠、肺大肠、肾膀胱，并配以主方。但这种五色与脏腑的系统对应并没有见于更多舌诊著作，且本书中具体的辨证遣方与药物加减化裁是根据舌质与舌苔的特点辨别阴阳虚实来进行的。正如医家在书中所言

"是以阴阳虚实,见之悉得其真;补泻寒暄,投之辄神其应",对阴阳虚实的辨别才是投以"补泻寒暄"等治法的根本依据。因此,即便舌色与脏腑的对应过于死板,有违实际经验,主要基于阴阳虚实辨别的处方用药在临床上仍可获得效验。

(四)以舌颜色的博喻释五行越界之色

如前所述,五行学说为阐释舌颜色的临床意义提供了多角度、多层次的理论依据。对于难以融贯或超出五行范畴的舌诊经验,医家寻之于颜色的多重比喻以构建新隐喻。

1. 黑为燔炭之色与"舌黑为热"

在中医理论中,黑色常与水、寒相应,属肾。热证时舌出现黑色,不仅与以往的色诊理论相左,且只运用五行学说难以获得融洽解释。正如医家程国彭所问:"夫寒证舌黑,本色也。而热证反赤为黄,反黄为黑者,何也?"敖氏将热证出现黑苔解释为君火炽盛、反兼水化,可以认为是受到刘完素六气化火理论影响,于五行中引入"变化"这一要素,亦可以看作是阴阳与五行学说的融合,水火既分阴阳,又被纳入五行的范畴。"重阳必阴""重阴必阳"源于四季寒暑交替中给人感受最明显的寒热变化,阴阳具体到医学实践中更多指寒热,而寒热恰恰是水火的本性,阴阳之水火也由此将互相转化的性质传递给了五行之水火。

杜清碧在"极热则有兼化水象,故色从黑而应水化"的基础上,提出"譬如火之自炎。初则红,过则薪为黑色炭矣"。薪柴燃烧之后会由红色变为炭黑色,这一意象在一定程度上说明了热证舌颜色由红而黑的变化过程,得到了后世医家的广泛认可和引用。颜色是物质的属性,人们对颜色的认识常通过与生产、生活物资的相互联想来完成。《说文解字》中将黑色解释为"火所熏之色",而五行学说中黑色被归为水行,与北方、寒冷、幽暗等意象相关联。因此对"舌黑为热"的恰当解释,必须于五行学说之外,从自然现象与日常生活的具体事物中寻找新类比,同时将黑色与火关联。这种符合普遍经验的解释也有助于医者理解与认同"舌黑为热"这一说法。

2. 从颜色的构成解释病邪与病位

观察舌颜色是舌诊的主要部分,舌形态、舌苔质地润燥的诊察经验长期以来混杂于舌颜色的记载中。颜色从舌的诸多特质中凸显,有时甚至可以代表舌整体。以事物的突出局部代表该事物即转喻。无论是在临床实践还是舌诊理论中,舌颜色都被认为能够比较灵敏地反映病邪病位的变化。同一类颜色或不同颜色逐渐加深，均反映邪气的逐渐深入，如苔色由白而黄、由黄而黑，表明邪气由表入里，病位愈深。若舌颜色在红黑、白黄黑之间变化，则反映了病邪出入、病情进退。

对于舌诊中出现的不属于五行范畴的其他颜色，医家常从颜色的形成过程解释或认识病邪与病位。"蓝色为白色之变，主寒"，蓝色被视作由白色变化而来，因此延续了白舌的主病，即主寒；"蓝色苔者，乃肝木之色发见于外也"，蓝色被视为青色的变色，故主肝病；"微蓝者是肺微有气也。如靛花六分、淀粉四分，和匀其色则微蓝也"，微蓝色可由靛花和淀粉调和而成，淀粉色白则反映尚微有肺气；"灰色即黑苔之轻者也，与黑同治"，灰色被视为浅黑色，故而治法与黑苔相同；"灰黑舌者，足三阴互病，如以青黄和入黑中，则为灰色也"，灰黑色为青、黄、黑三色的混合，故可反映肝、脾、肾足三阴经的病理状态。综上，在舌诊理论中，某种舌颜色代表的病位、病机取决于如何解释该颜色的形成过程，或者说，日常生活中颜色的构成启发了医家对舌颜色临床意义的解释。

（五）小结

五行学说中同一行的相互关联及不同行的生克制胜是医家构建颜色隐喻以解释舌象意义的理论基础，阴阳辩证思维方式则始终贯穿其中，弥合了病因病机解释与辨证论治实践的差距。在外感病中，对舌颜色的阐释依据以"水火为寒热"为主；在内伤病中，对舌颜色的解释以"五色应脏腑"为基础。当从阴阳学说与五行学说中难以获得满意的解释，甚至只能得出相互矛盾的结论时，颜色的博喻促进了舌颜色理论中新解释的出现。

第十章 治则治法的隐喻

第一节 治则的隐喻

中医学治则包括预防和治疗两个方面，是在整体观念和辨证论治思想指导下制定的预防和治疗疾病的原则。未病之时，倡导未病先防，患病之后，则强调尽早治疗，具体又包括治病求本、扶正祛邪及三因制宜等，以下将逐一展开介绍。

一、不治已病治未病

《素问·四气调神大论》提出"是故圣人不治已病治未病，不治已乱治未乱……夫病已成而后药之，乱已成而后治之，譬犹渴而穿井，斗而铸锥，不亦晚乎"，说明了"未病先防"的重要性。《备急千金要方·论诊候》进一步提出"古人善为医者，上医医未病之病，中医医欲病之病，下医医已病之病"，认为能做到"医未病之病"的医生才具有"上医"的水平。古人以"渴而穿井""斗而铸锥"来类比说明预防疾病的重要性，正是基于日常经验来构建预防疾病的观念。经验是隐喻产生的基础，因此，我们有理由推断：古人"未病先防"的观念是以"预防灾害发生"为始源域发展而来的。

（一）未雨绸缪

人类的发展史就是与各种灾害的抗争史。《左传·宣公十六年》云："凡火，人火曰火，天火曰灾。"《说文解字》注云"按经多言灾，惟此言火耳，引申为凡害之称"，并言"十五年传曰：天反时为灾，地反物为妖。民反德为乱，乱则妖灾生"。此处将"灾"的外延进一步扩大为影响广泛、深远的各种天灾兵祸。毫无疑问，这些灾祸给社会和人民带来的损失是极大的。因此，古人必然会考虑如何从源头上杜绝灾祸，或者说预防灾祸的发生。在天人合一的观念下，可将灾祸隐喻映射至人体中的疾病，那么如何预防疾病的发生，也就同样成了必须考虑的事情。

《丹溪心法·不治已病治未病》对此进行了相当形象的譬喻:"尝谓备土以防水也,苟不以闭塞其涓涓之流,则滔天之势不能遏;备水以防火也,若不以扑灭其荧荧之光,则燎原之焰不能止。其水火既盛,尚不能止遏,况病之已成,岂能治欤?"朱丹溪以"水火灾害"为始源域,对疾病已成则难治进行了说明,并明确提出,与其备好物资来应对灾害,不如防微杜渐,阻止灾害的形成。

(二)防微杜渐

水利是人类对自然界的水和水域进行控制和调配,以防治水旱灾害为目的而采取的各种措施的总称。《史记·河渠书》记载了从大禹到汉武帝时期一系列防洪、开渠和引水灌溉的史实,并感慨:"甚哉水之为利害也……自是以后,用事者争言水利。"可知古人深受水旱之害,十分重视水利,很早就开始有意识地采取措施,修筑工程来预防水旱灾的发生。基于这些经验,古人联想到可以采取类似的措施以预防疾病发生,即固本培元。

《灵枢·百病始生》云:"风雨寒热不得虚,邪不能独伤人。卒然逢疾风暴雨而不病者,盖无虚,故邪不能独伤人。此必因虚邪之风,与其身形,两虚相得,乃客其形。"此论提出正气虚弱是疾病发生的决定性因素。《灸法口诀指南》言:"人过四十以后,阴气渐衰,火气易于上冲,常灸此穴(足三里)三五壮可防上逆。"又有《医说》记载:"若要安,三里莫要干。患风疾人,宜灸三里者,五脏六腑之沟渠也,常欲宣通,即无风疾。"这里明确提出常灸足三里可宣通正气,预防疾病的发生。灸足三里的操作,类似于在人体上构筑工事,使"五脏六腑之沟渠"通畅且充满正气以抵御风邪的入侵,体现出古人以"兴修水利"为始源域,来认知"固本培元"的治则。

二、治病求本

对于疾病的治疗,要找出疾病的根本原因,抓住疾病的主要矛盾。否则只能是对症治疗,很可能效果不佳,甚至会迁延病情。疾病有虚实之分,若虚重者,当以补虚为主;实邪甚者,则以祛邪为先。正如《素问·至真要大论》所言"谨守病机,各司其属,有者求之,无者求之"。

(一)树木之根——疾病之本

简体的"本"字,从"木"从"一","一"在"木"下,表示支撑、根基之意。《说文解字》云"本,木下曰本",《国语·晋语》云"伐木不自其本,必复生",指出"本"字的本义即草木的根或靠根的茎干,表明古人早已认识到草木的根茎不受损是其再生的重要条件。《丹溪心法》对此进行了详细的解释：“夫邪气之基，久而传化，其变证不胜其众也。譬如水之有本，故能游至汪洋浩瀚，而趋下以渐大；草之有本，故能荐生茎叶实秀，而在上以渐蕃。若病之有本，变化无穷。苟非必求其本而治之，欲去深感之患，不可得也。”疾病的多种变证是由起始的、根本的邪气日久传化、发展而来，正如草木借根系的营养长出蕃秀的枝叶。由此可见，古人以河流的源头或树木的根系来类比认识疾病的根源，强调治病要去其根。又如《格致余论》指出：“病之有本，犹草之有根也。去叶不去根，草犹在也，治病犹去草。”治病求本，如斩草除根，只治标症，就像除草时只摘叶不去根，最终导致病根不除、治疗失败。

（二）从“重视植物根系”到“治病求本”

在移栽植物时，为了提高植物的存活率，常在根系上保留部分泥土，以保护未成熟区的根毛。如司马光诗云“护根带土我亲移，荷锸汲泉君自种”，再如《韩非子·解老》言“柢固则生长，根深则视久”，这些词句说明了根系的重要性。因此，中医学家在叙述“治病求本”时，常用植物根系来进行类比。如张景岳在《类经》中指出：“下者上之本，滋苗者先固其根，伐下者必枯其上。”此论将人体下部，即肾与命门等视为树根，指出若位于下部的人体之根受损则上必枯损。此句是将植物根系映射至人体之本而形成的不同认识。

三、扶正祛邪

正邪的盛衰消长，决定着疾病的发生、发展、预后与转归。正胜则病退，邪胜则病进。因此，扶助正气，祛除邪气，使疾病向好转、痊愈的方向发展，是临床治疗中的一个重要治则。《灵枢·经脉》谓：“为此诸病，盛则泻之，虚则补之。”徐灵胎在《医学源流论》中指出：“若夫虚邪之体，攻不可过，本和平之药而以峻药补之，衰敝之日不可穷民力也……孙武子十三篇，治病之法尽之矣。”从兵法领悟治病之法，提示我们可以从“疾病是战争”这一隐喻入手，深入理解扶正祛邪的本质。战争之中，主将需要根据敌我实力的对比，灵活运用战术兵法以取得最后的胜利；治疗疾病时，医生需根据正气邪气的盛衰，确立虚实补泻之大则，最终促进人体机能恢复。

（一）避其锐气——邪气盛时勿治

无论是扶正还是祛邪，都要抓准治疗的时机。《灵枢·逆顺》云：“《刺法》曰：无刺熇熇之热，无刺漉漉之汗，无刺浑浑之脉，无刺病与脉相逆者……方其盛也，勿敢毁伤，刺其已衰，事必大昌。”又有《孙子兵法·军争》云：“善用兵者，避其锐气，击其惰归，此治气者也……无邀正正之旗，无击堂堂之阵，此治变者也。"《黄帝内经》中的"无刺"原则很可能是从作战原则隐喻映射而来。不迎击旗帜整齐、部署统一的军队，不攻击阵容整肃、士气饱满的军队，而是以长击短、以实击虚，待敌方士气衰竭时发起猛攻，映射至疾病的治疗，即为邪正交争激烈、血气大泄及阴阳虚实未定时禁刺，在病势衰退时再行针刺，如此方能取得良好的疗效。

（二）保证粮草供应——扶助正气

正气的强弱是决定疾病预后的重要因素。如罗谦甫云："养正积自除，必先调养，使荣卫充实。"又如《辨证录·大泻门》云："邪气之盛，由于正气之衰，正不敌邪，则阴气更胜。"《孙子兵法·作战》云"革车千乘，带甲十万，千里馈粮……然后十万之师举矣""国之贫于师者远输，远输则百姓贫……故智将务食于敌，食敌一钟，当吾二十钟"。战争的胜利与否，很大程度上取决于粮草的供应是否充足与及时。善于用兵的人，在战斗之前就已经将足够支撑战争的粮草备好，且随时都能输送给各路军队。古代医家通过战争来认知疾病这场正气与邪气间的斗争，扶助正气的原则便很可能是从"保证粮草供应"的始源域来映射而来的。

（三）兵无常势，因敌变化——病无常形，因势利导

兵法有"兵无常势，水无常形，能因敌变化而取胜者，谓之神"（《孙子兵法·虚实》）之诫。治则有"病无常形，医无常方，药无常品，在人之善学善用耳"（《药鉴·张跛》）之训。在战争中，战局瞬息万变，没有战无不胜的战术，所以作战用兵应顺着敌方的变化而变，才能克敌制胜。在疾病发生、发展的过程中，同样没有完全相同的病证，也没有万能的治则，所以需要根据病性的寒热虚实、病位的表里等不同，灵活确立治则治法。正如《素问·阴阳应象大论》所言："故因其轻而扬之，因其重而减之……其慓悍者，按而收之。其实者，散而泻之。"《素问·至真要大论》云："寒者热之，热者寒之……适事为故。"可以认为，上述一系列治则治法，很可能是以"作战时根据敌情变化采取灵活的战术战法"为始源域而产生的。

四、三因制宜

中医学认为，疾病的发生、发展与转归受多方面因素的影响，如时令、气候、环境、体质、年龄等。因此，在治疗上需要依据不同的气候、环境、机体状态来制定相应的治法，这样才能取得良好疗效。古代医家认为人与天地、自

然密切相关。如《道德经》云："人法地，地法天，天法道，道法自然。"又如《素问·宝命全形论》言："人以天地之气生，四时之法成。"这其中隐含着中医学的基本观念——"天人合一"。有关三因制宜的治则，无一不是由此派生的。

（一）因时制宜

中国是传统的农业大国，是农耕文明的发祥地，农业生产十分依赖于时令、气候，这也使得我国古人极为重视时间秩序。中原地区四季分明，更替有序，生活在这里的人体验着不同季节的气候特点，也观察到人体与疾病跟随季节发生的改变。因此，古代医家将"四时"引入中医理论体系。《素问·八正神明论》明确提出："以日之寒温，月之虚盛，四时气之浮沉，参伍相合而调之。"由此可见因时制宜不止以四季轮换为依据，一日一月之中，寒温、月相的变化也会对人产生影响。《灵枢·五变》曰："夫木之早花先生叶者，遇春霜烈风，则花落而叶萎；久曝大旱，则脆木薄皮者，枝条汁少而叶萎；久阴淫雨，则薄皮多汁者，皮溃而漉；卒风暴起，则刚脆之木。"草木之生，尚因时序而有差异；人长于天地自然之间，更应随时节变化而产生不同的反应。因此，治疗时需根据不同季节的气候特点采取不同措施。如夏季雨水较多，湿气偏盛，治疗上便须佐以化湿；秋季风疾天干，燥气偏盛，治疗时便须兼顾润燥。

另外，人们对一天之中的不同时段也仿照四季进行了划分，这是基于"一天是一年"的隐喻。如《灵枢·卫气行》云："是故一日一夜，水下百刻，二十五刻者，半日之度也。常如是毋已，日入而止，随日之长短，各以为纪而刺之。谨候其时，病可与期；失时反候者，百病不治。"早晨阳气升发，对应春天；中午阳气旺盛，对应夏天；下午阳气渐衰，万物渐息，对应秋天；夜晚阳气潜藏，万物归寂，对应冬天。古代医家基于此形成了一系列特殊的治法。如明代医家薛己常用早服补中益气汤、晚服六味地黄丸的方法治疗虚损。补中益气汤升发气机，对应春天，故令早服；六味地黄丸益阴固精，对应冬天，故令晚服。

由此可见，"随不同时间而采取不同的治疗方法"是以"随不同季节而进行不同的农业活动"为始源域发展形成的认识，古代医家将农业领域顺应四时的变化投射到医学领域，进而形成了"因时制宜"的治疗原则。

（二）因地制宜

因地制宜，是指根据患者所处不同地理环境的具体情况，制定与之相应的用药原则。不同地域的气候特点以及人们的生活习惯也不相同。当这些外在因素作用到人体上，就会产生较大的差异。《灵枢·经水》云："经脉十二者，外合于十二经水，而内属于五脏六腑……足太阳外合于清水，内属于膀胱……手心主外合于漳水，内属于心包。"这表明古代医家很早便开始有意识地将人身与地理相关联。

在具体做法上，《素问·异法方宜论》给出了详细的论述："故东方之域，天地之所始生也，鱼盐之地，海滨傍水，其民食鱼而嗜咸，皆安其处，美其食。鱼者使人热中，盐者胜血，故其民皆黑色疏理，其病皆为痈疡，其治宜砭石……中央者，其地平以湿，天地所以生万物也众，其民食杂而不劳，故其病多痿厥寒热。"西北高原地区，气候寒冷，干燥少雨，当地人依山陵而居，常处在寒风凛冽之中，多食牛羊乳汁等，故体格健壮，不易外感，多生内伤；东南地区地势低洼，湿热多雨，人们腠理疏松，易患外感，或生痈疡。如同样外感风寒，则西北地区须重用辛温发散药，东南地区用药须轻。

不难发现，因地制宜的思想是"天人合一"观念的延续，古代医家以"不同地域的气候及生活习惯"来认识"不同地域的人体禀性"，认为：寒冷地带的人体质偏寒，温热地区的人体质偏热；多食鱼肉者体质较强，多食蔬果者体质较弱。

（三）因人制宜

《素问·征四失论》指出："不适贫富贵贱之居，坐之薄厚，形之寒温，不适饮食之宜，不别人之勇怯，不知比类，足以自乱，不足以自明，此治之三失也。"由此可见，古人很早就意识到在医疗实践中要辨别个体之间的差异。这些差异主要受性别、年龄、生活习惯、职业、居住环境等因素的影响，进一步可构成不同的体质。同一疾病在不同体质条件下可出现不同的证候，体质还常常会决定病情的发展变化方向。

在诸多因素中，人所处的环境对体质的影响最为重要。不同的气候与地理环境大体上决定了各地区不同的生活条件与生活习惯。而同一时空下的人们，又因各自心理、生理等方面的细微差别，形成了各自不同的体质特征。现代环境地质学研究也指出：在地势的历史发展过程中逐渐出现了地壳表面化学元素分布的不均，正是这种不均造成了生物、生态系统之间明显的地区性差异。

综上，因人制宜实际上涵盖了因时制宜和因地制宜两个方面，是三因制宜里最重要的，同时也是对治则治法的确立具有决定性作用的一环。三因制宜以"天地"为始源域，以"人身"为目标域进行隐喻映射，以天地万物之变化来解释人身生理、病理之不同。

第二节　治法的隐喻

治法是在审明病因、辨清证候、确立治则的基础上制定的更为具体的治疗方法。《黄帝内经》对此多有记载。如《素问·阴阳应象大论》从病位的层面提出不同的治法："形不足者，温之以气；精不足者，补之以味。其高者，因而越之；其下者，引而竭之；中满者，泻之于内。其有邪者，渍形以为汗。其在皮者，汗而发之。"《素问·至真要大论》则从病性层面提出治法："寒者热之，热者寒之，微者逆之，甚者从之，坚者削之，客者除之，劳者温之，结者散之，留者攻之，燥者濡之，急者缓之，散者收之，损者益之，逸者行之，惊者平之，上之下之，摩之浴之，薄之劫之，开之发之。"清代程钟龄提出极具代表性的"八法"，其在《医学入门·医门八法》中说道："论病之源，以内伤、外感四字括之。论病之情，则以寒、热、虚、实、表、里、阴、阳八字统之。而论治病之方，则又以汗、和、下、消、吐、清、温、补八法尽之。""八法"沿用至今，以下将逐一分析其所涉及的隐喻认知过程。

一、汗法

汗法是通过开泄腠理、调和营卫、发汗祛邪以祛除表邪的治法，故又称解表法。《素问·阴阳应象大论》云："其在皮者，汗而发之。"此即汗法之基本定义。汗法可退热、透疹、消水肿、祛风湿等，适用于外感表证，以及疮疡、水肿、泄泻、疟疾等兼见恶寒发热、头痛身疼的内伤疾病。汗法又分辛温发汗和辛凉发汗两大类，因于寒者用辛温发汗，因于热者用辛凉发汗。此外，使用蒸浴、针灸等疗法达到出汗目的，亦属汗法范畴。如《儒门事亲·汗下吐三法该尽治病诠》言："灸、蒸、熏、渫、洗、熨、烙、针刺、砭射、导引、按摩，凡解表者皆汗法也。"

（一）腠理与管道隐喻

通过日常生活观察和临床实践体会，古代医家将中医学表证的形成描述为"病邪从体外侵袭毛孔而发病"的形象过程，相对应的，汗法则是将病邪从毛孔驱逐出体外的过程。从概念隐喻的角度来说，汗法的出现所依据的是实体隐喻中的管道隐喻。

管道作为具体的实物，有一定的边界和内部空间，具有连接、沟通、运输的作用。在中医理论中，医家将某些抽象概念看作具体的管道，可以运输气体、水液等。如《素问·皮部论》云"邪客于皮则腠理开，开则邪入客于络脉"，认为腠理开泄是外邪侵入人体的必要条件。汗孔或者说"腠理"是古人在出汗等生活经验的基础上，利用管道这一实体结构构建的隐喻式概念。人体与外界通过腠理的开阖来进行物质与能量的交换，从而保证人体正常的生理功能。当管道开阖失调时，病邪便可能趁机进入机体。治疗时，恢复对管道开阖的控制，并祛除病邪，使邪气从腠理而出的治疗方法便是汗法。

（二）雨落云散——发汗祛水

关于水气，《金匮要略·水气病脉证并治》言："脉浮而洪，浮则为风，洪则为气，风气相搏，风强则为隐疹，身体为痒，痒为泄风，久为痂癞。气强则为水，难以俯仰。"其中，"气强则为水"是水气病的关键。《说文解字》将气字解释为"云气"。如果将人体之气类比于自然界的云，那么"气强则为水"的认识无疑与"天气下为雨"（《素问·阴阳应象大论》）有着密切的关系。现代将云定义为大气中水汽凝结成的水滴、过冷水滴、冰晶或它们混合组成的飘浮在空中的可见聚合物。当水汽过多，超过了空气中的饱和度时，多余的水分就会析出，若大气的温度高于0℃，便会形成降雨。古人并不知道降雨的原理，但在降雨前，他们一定会观察到大片的乌云，水气病的成因便很可能是借助乌云多则降水的自然现象来解释的。

古人同样通过观察自然界对水的调控来寻找治疗此类疾病的方法。无论是湿痹还是水肿，都可以类比于天之阴云密布，雨水未降的状态；自然界降雨后阴云即可消散，而映射至人体则表现为可通过汗法来治疗湿痹、水肿等。以越婢加术汤为例，麻黄配生姜将水气蒸腾于上，用石膏来降低人体肺部的温度，使蒸气凝结为水珠，石膏有吸水的特性，另增白术以加强此功用，加速"降雨"的形成，从而促进汗出以治疗水肿。另外，降水还可以调节自然界水的分配，如桂枝去芍药加麻黄细辛附子汤可发汗以治疗心下停水，桂枝、甘草助心阳，与太阳光照增强相似；附子、生姜助脾肾之阳，类似于地核与地表热量增加，进而蒸腾水液为水汽；麻黄、细辛加速水汽之上腾，使得大量水汽从汗孔出，心下停水亦在蒸腾作用下重新加入人体水液循环。

（三）若风吹云——辛凉发汗

后世医家通过不断地变革与创新，使得汗法不断发展，至明清时期，温病学说盛行，形成了辛凉发汗法与辛温发汗法"对峙"的局面。辛凉发汗法更注重"透"，不强调必须汗出，既往将"降雨"映射至"发汗"的隐喻方式不太适用于这种情况。

现代研究发现，因海水比热容较大，海面温度比陆地低，天气炎热时，陆地表面的空气膨胀上升，海面上的冷空气补充而形成凉风。身处沿海地区的人们很容易体验到这种自然现象。而温病学派正是发源于南方江浙等临海地区。江浙地区水资源丰富，阴雨天气多，常有闷热难当之感。如前所述，肺与天之功用类似，上蒙之热便相当于遮天之云，因此明清医家很可能是从"凉风吹走阴云，驱散闷热"来认识辛凉汗法的。叶天士在《温热论》中提出"温邪上受，汗之可也""肺合皮毛而主气，故云在表，初用辛凉轻剂"。吴鞠通提出："治上焦如羽，非轻不举。"辛凉发汗法多用金银花、薄荷、牛蒡子等轻清透达之品，实质上是通过辛宣郁，凉清热，以开达肺气，宣通郁热。医家用这些轻清之品，急煎取气来治疗温病表证，便很可能是在模拟"风吹云散"这一自然现象。

二、吐法

吐法又称涌吐法，常用于临床急救，是通过具有催吐作用的方药、穴位或物理刺激等引起呕吐，用于治疗痰涎、宿食或毒物停蓄而病位偏上之病证的方法。从西医学的角度来看，催吐法不仅可以快速排出身体上部的痰涎、宿食、毒物等，还可以调整脏腑活动，如抑制胃扩张等，也可以改善机体反应性，因此在临床治疗中往往能取得奇效。《素问·至真要大论》云："气味辛甘发散为阳，酸苦涌泄为阴。"由此可见《黄帝内经》时期的医家便已开始运用吐法，并提出以酸苦味的药物进行"涌泄"。后张从正提出"凡上行者，皆吐法也"，吐法的范畴进一步扩大，引涎、漉涎、嚏气、追泪等皆可归为吐法。

（一）人身与容器隐喻

容器隐喻即将思想、事件、状态、范围、情绪等非实体的事物看作容器，使之获得容器的某些属性以便于理解。容器是物质实体，有固定的范围，有内外、深浅、中心边缘之分；容器有一定的容积，可以储藏、容纳各种物体；容器一般有口、孔等，可与外界相通。

在中国古代，人们根据具身经验会下意识地将人体看作一个可与外部世界发生各种物质和能量交换的容器。中医学家将身体看作一个体积较大的容器，又将体内的脏腑等视作体积较小的容器，这使得他们能够更细致地理解、认知人体各部的生理功能和病理变化。如人体的胸部区域在中医学中被称作"清阳之府"，即容纳清阳的容器，若痰涎、毒物等停聚在此，就会阻滞阳气，引发疾病。这时就需要将致病因素移出容器，所采用的便是吐法。

（二）从家族相似性分析"大法春宜吐"

《伤寒论·辨可吐》开篇即云"大法，春宜吐"，张仲景首先提出了适合运用吐法的季节，《素问·金匮真言论》言"春气者病在头"，也与仲景的提法相似。至于为什么春天会与"宜吐""病在头"相联系，这或许是由于家族相似性的缘故。本书在前面的篇章中提到的家族相似性是指由各种成员构成了一个家族，该家族成员之间具有各种各样的相似点；家族的边界是模糊的，范畴内两个成员间的相似性不一定为第三个成员所有；家族的内部不一定存在一个所有成员的共性特征，而是通过各种相似性交叉概括总结出一个模糊的范畴。

春天为万物刚开始生长的季节。《素问·四气调神大论》言："春三月，此谓发陈，天地俱生，万物以荣。"《格致余论·春宜论》言："春，蠢也。阳气升浮，草木萌芽，蠢然欲动。"这说明春天阳气升腾，万物生长，具有"升发"的特性。而吐法引导着邪气从上出而病解，也隐含着"升发"的性质。因此，春天与吐法可同属于一个家族，古代医家也由此认为春天是使用吐法的较好时机。

另外，春天为一年之始，代表着"开端"，是四季之首。在时空隐喻中，"上下"隐喻和"前后"隐喻都可以用来描述时间和空间顺序，且"上"与"前"，"下"与"后"常常相对应。如春天在时间上属于"前"，而以人体结构来划分，头部在方位上属于"上"，从这一角度来看，春天与头部亦可属于一个家族。而吐法正是使邪气从头部排出体外的治法，故古代医家形成了"大法春宜吐"的认识。综上，吐法部分理论的形成可以使用家族相似性理论来进行解读。

（三）提壶揭盖法的隐喻分析

任何一种治法在经过发展之后，都会延伸出与既往不同的用法。《古今医案·卷六》载朱丹溪一案："一男子病小便不通……此积痰病也。积痰在肺，肺为上焦，而膀胱为下焦，上焦闭则下焦塞，譬如滴水之器，必上窍通而后下窍之水出焉。乃以吐法使其吐，吐已，病如失。"这里用吐法治疗下焦病证，可谓一大创新。其理论渊源当为《诸病源候论·卷之十三·气病诸候》所提："肺布叶举，使上焦不通，荣卫不散，热气在内，故气消也。恐则精却，精却则上焦闭，闭则气还，还则下焦胀，故气不行。"

从字面意义上来看，提壶揭盖法应是源于一种日常生活现象。水壶中的水倒不出来时，只要把壶盖揭开一条缝，让空气进入壶内，原先负压状态便会解除，郁闭之气重新畅达，壶中的水即可外流。古代医家将人体隐喻为一个水壶，肺或者上焦就相当于壶盖，膀胱相当于壶嘴，肺气郁闭便相当于壶盖紧闭的状态。壶内液体不能顺利流出，水蓄于壶内，映射至人体即为小便不利、水肿等症状。治疗则可借助吐法，使上焦之气恢复畅通，从而达到消除下焦壅塞的目的。此不仅可以治疗小便不利，亦可治疗大便不通。

三、下法

下法是指通过通便、下积、泻实、逐水等消除燥屎、积滞、实热及水饮等实邪的一种治法，按病机的差异，又可进一步分为寒下、温下、润下、逐水、峻下及缓下等。《素问·阴阳应象大论》言："其下者，引而竭之；中满者，泻之于内。"《伤寒论》集下法辨证论治之大成，提出下法可治疗外感、内伤多种疾病。后世有医家将凡具有下行作用的催生、下乳、磨积、逐水、泄气等方法都称为下法。不难发现，下法的形成也涉及了容器隐喻的运用，即将人体看作一个大的容器，将肠胃看作其中较小的一部分。如张从正言"陈莝去而肠胃洁，癥瘕尽而营卫昌"，"去"和"尽"体现出将物体移出体外的容器隐喻。古代医家认为，当肠胃中有异物阻滞，导致疾病发生时，运用下法将异物排出，患者即可痊愈。

（一）引水法与攻逐水饮

在运用下法治疗水饮的记载中，比较典型的有《金匮要略·痰饮病脉证并治》所云"腹满，口舌干燥，此肠间有水气，己椒苈黄丸主之"，以及《伤寒论》第152条"太阳中风，下利呕逆，表解者，乃可攻之。其人絷絷汗出，发作有时，头痛，心下痞鞕满，引胁下痛，干呕短气，汗出不恶寒者，此表解里未和也，十枣汤主之"。

关于水气，前文汗法的介绍中已提及其很可能来源于"云气"的隐喻，因两者均具有流动性。如《伤寒论》第40条："伤寒表不解，心下有水气，干呕发热而咳，或渴，或利，或噎，或小便不利、少腹满，或喘者，小青龙汤主之。"这里指出停留在心下的水气可流向大肠、膀胱、咽喉等部位引发全身症状。又如第316条云："少阴病，二三日不已，至四五日，腹痛，小便不利，四肢沉重疼痛，自下利者，此为有水气，其人或咳，或小便利，或下利，或呕者，真武汤主之。"此条水气停留在四肢、膀胱、大肠，又可以流向肺或胃。

古代医家将人体看作一个小天地，水蓄于下就相当于雨水落于地面，治疗时便常采取将水从地面引入地下径流的方法，即攻逐水饮之法。以己椒苈黄丸加芒硝证为例，此证为水饮结实于肠间，可类比于地面之坚冰，故先用芒硝化冰为水，再用椒目、防己将水引入地表径流，葶苈子、大黄开降大肠之气，从而将地表之积水清除。

（二）下实热与釜底抽薪

缺少燃料的支持，火就会渐渐熄灭。釜底抽薪法即为减少燃料法。釜底抽薪的典故源自《吕氏春秋·尽数》："夫以汤止沸，沸愈不止，去其火则止矣。"刘完素强调，当火热之邪兼夹痰、瘀、湿、食积等邪时，清解里热须通下，清而不通则如扬汤止沸，治标不治本。这是因为其他邪气与火邪互生，不将其去除必会使火邪加重。张仲景在《伤寒论》中格外注意这个问题，如第137条云"太阳病，重发汗而复下之，不大便五六日，舌上燥而渴，日晡所小有潮热，心胸大烦，从心下至少腹鞕满而痛，不可近者，大陷胸汤主之"；第253条云"阳明病，发热汗多者，急下之，宜大承气汤"。凡是火邪兼夹水邪、燥屎等病理状态，单纯的清热泻火无济于事，必兼用逐水、通便等法方能釜底抽薪，熄灭人体火邪。

釜底抽薪法源于日常的生活经验：做饭时如果锅下柴多火势过旺，将柴薪抽去即能减退火势，降低温度。古代医家以灶台隐喻肠道，将锅类比于肠胃以上，柴类比于结粪。当柴火充足时，锅内温度居高不下，相应地，当结粪阻滞肠道，热不得泻时，中上二焦就会表现出口舌生疮、烦热口渴、头痛目赤等热象。抽去灶中柴火，锅内自然得以冷却，对应到人体上，即为泻下肠道中的结粪，使热邪随之而出，如此中上二焦的热象自然解除。

临床上有另一种对釜底抽薪的解释。若痰瘀内阻，水谷不能运化，水湿停聚则阳气衰微，治疗宜祛邪以温振阳气。从隐喻角度来说，就是柴多火不旺，需减少柴薪，使气机畅通，火力增旺；或者是抽去潮湿含水之柴薪，使阳气自振，蒸化水湿。无论是哪一种解释，都是将实邪看作"柴薪"，将人体视作"灶釜"，通过控制柴薪的数量来调节灶釜温度。

（三）润下法与增水行舟

吴鞠通在《温病条辨》中言"阳明温病，无上焦证，数日不大便，当下之。若其人阴素虚，不可行承气者，增液汤主之"，并指出"偏于液干多而热结少者，则用增液"，可知增液汤证的主要病机包括热结和液涸两部分，以液涸为急为重。历代医家多将增液汤视为增水行舟之代表方剂，为温病养阴法的基本方，多用于治疗阳明温病津亏便秘之证。

增液汤体现出下法的另一种形式——润下。当便结是因津液耗损所致时，单纯用攻下法则会使津液进一步耗伤，导致便秘更甚，吴鞠通称其为"无水舟停"。只有河水充足，船才能在水上航行，若河水干涸则船必搁浅。从隐喻的角度来说，增水行舟法将肠道视作河道，将燥屎看作船只，津液则被视为河水。河道中的水量增加，搁浅在河床上的船只才能继续前进；同理，肠道津液亏虚，只有补充津液才能使燥屎下行。

四、和法

相较于其他七法，和法的概念相对模糊，至今没有形成一个统一的认识和明确的定义。目前的主流看法是，和法是使脏腑阴阳气血的偏盛偏衰归于平复的一种治疗方法。如《伤寒论》对体虚而余邪未解者的治疗，不用发汗、泻下峻剂，但用药以缓和病势，亦称为"和"。《说文解字》曰："和者，相应也，从口，禾声。"和字最初表示音乐和谐或声音相和，后引为协调、平和、适中之意。先秦古典哲学中的"致中和"思想是和法的理论渊源，"和其不和"是辨证论治的核心，"调平元气"是和法的目的。可以说，和法是中医八法之总纲。

（一）以桂枝汤为例——军事隐喻与调和营卫

兵农合一是中国古代一种典型的兵役制度。军营是专门保管军用物资和武器装备的机构，负责卫兵粮草军饷的供给，在人体中，这一功能被赋予营气，营气从而具有供给人体营养的功能，此即军事之"营"映射至人体之"营气"的隐喻认知过程。在战争时期，卫兵负责保卫国家安全，这一特性则被赋予卫气，卫气从而具备了保护人体安全、防止病邪侵入等作用，此即"卫兵"映射至"卫气"的隐喻认知过程。营气循行周身，以滋养五脏六腑，类似于营地供给军队以物资。卫气循行于脉外，护卫周身，类似于卫兵被派到全国各处驻扎，以保护国家安全。若营地物资减少，前线士兵供给不足，便无力抵御外敌，在人体则表现为机体营卫不和，外邪趁机入侵而出现发热汗出等症。

营卫不和的治疗多用以桂枝汤为代表的一类方剂调和营卫。王子接在《绛雪园古方选注》里提出桂枝汤为和方之首。《医宗金鉴》言："气卫血营，并行而不悖，是刚柔并济以为和也。"桂枝汤调和营卫的功用依赖于脾胃为气血生化之源与气机升降之枢。方中桂枝、生姜振奋卫气，类似于直接派兵增援前线；炙甘草、大枣、白芍调补脾胃，则类似于补充物资以支持前线。中气得补而营卫充实，则能祛除外邪，如养精蓄锐之师自然无往不利。

（二）平治于权衡

《伤寒明理论》言："不外不内，半表半里，既非发汗之所宜，又非吐下之所对，是当和解则可矣。"后世由此将小柴胡汤作为和法的代表。成无己又云："太阳转入少阳，是表邪入于里。胁下硬满，不能食，往来寒热者，邪在半表半里之间。若已经吐下，脉沉紧者，邪陷入腑为里实；尚未经吐下，而脉沉紧为传里，虽深，未全入腑，外犹未解也，与小柴胡汤以和解之。"此处提出小柴胡汤能和解半表半里之邪。将性味、功能或作用趋势相反的药物相配伍，使其相对立而不排斥，相反而不抵消，此即和法处方用药的原则之一。

《黄帝内经》一再强调"因而和之，是为圣度"，"观权衡规矩，而知病所主"，"以平为期"，"平治于权衡"等治疗大法。"权衡"为古代称量东西轻重的工具，其中，权为秤锤，衡为秤杆，使用时将需称的物品放在秤杆一侧，并在秤杆另一侧移动秤锤，在两边达到平衡后读数计重，如《礼记·深衣》所载"规矩取其无私，绳取其直，权衡取其平"。可以发现，和法的隐喻来源于人们使用权衡的经验，和法的代表方剂小柴胡汤和桂枝汤中所蕴含的相反相成的原则，则可视作"权衡"隐喻的具体体现。以桂枝汤为例，桂枝、生姜振奋卫气，驱散外邪，可类比于向秤杆的一侧放上物品；芍药、大枣收敛营气，补虚扶正，相当于往秤杆的另一侧添加对应重量的秤锤；炙甘草调和诸药、扶助脾胃，则是对秤杆进行加固。秤杆两侧达到平衡，隐喻人体的阴阳气血在治疗的作用下达到平衡，即通过和法使疾病得到了治愈。

五、温法

温法始见于《素问·至真要大论》中的"寒者热之，热者寒之……清者温之"。这里指出针对寒性疾病要用温热性质的疗法进行治疗，如《神农本草经》所谓"疗寒以热药"。虽然《黄帝内经》尚有"劳者温之""损者温之"的说法，但现今中医大多沿用程钟龄的说法，将温法定义为通过具有温里祛寒作用的药物等治疗里寒证的一类治法。在具体应用上，根据寒邪病位的不同可进一步细分，如温通经脉法治寒凝经脉、关节者，温胃散寒法治寒邪客胃者，等等。

（一）寒证的隐喻

中医学对"寒"的认识，同样基于"天人相应"的隐喻模式，通过患者对自身变化的感受及所表现出的症状与自然界的寒之特性相似来诊断寒证。四时之中，冬季严寒，温度常低于零度。寒冷使水体结冰，万物凋零，雨水变成飞雪，树枝变得干硬易折，土地冻裂等。人体感寒的直观反应有浑身发抖、蜷缩抱团、跺脚等。古人由此总结出"寒"具有凝滞、抑制、敛聚、沉降等特性，具有类似特性的一组症状也因此被称为寒证。

寒为冬天主气，属阴易伤阳。当患者感寒后表现出寒证的症状时，如果之前有感寒的经历，古代医家便会认为是寒邪损伤阳气所致。而当人们食用生冷后发生脘腹冷痛，甚至腹泻等症状时，古人自然很容易认为这是由饮食生冷所致。《素问·离合真邪论》云："天寒地冻，则经水凝泣。"古代医家观察到流动的水体会因寒而冻结，映射至人体的气血津液，则可形成寒能使气血凝滞不畅的认识。而冬季严寒，植被干枯萎缩，树木的枝条脆性增强，也与人体感寒后皮肤腠理、肌肉筋脉等收缩、紧张，皮肤干燥脱皮，肢体关节屈伸不利类似。正如《素问·举痛论》所述"寒气客于脉外则脉寒，脉寒则缩踡，缩踡则脉绌急，绌急则外引小络，故卒然而痛"。

（二）太阳、火焰与温法

《素问·调经论》认为"血气者，喜温而恶寒，寒则泣而不能流，温则消而去之"，指出温法可以消散寒邪、温通气血。太阳和火焰给人们带来热量，使人感到温暖。太阳的温煦作用维持着地球上所有生物的生命活动。《周易·说卦传》曰"日以暄之"，"温热者，天之阳也"，映射至人体，体内发挥温热作用者，即为人体之"阳"。阳气是具有温煦、推动、兴奋、升腾、发散等作用的气。《素问·生气通天论》曰："阳气者，若天与日，失其所，则折寿而不彰。"阳气就像初春当空的暖阳，能融冰消雪，使人体气血正常流动而不至于凝结。

另外，我们可以观察到火焰的形状特征，如升腾、跳动等，也可以感受到其性质，如灼热而难以接近。很明显，这与寒所代表的凝滞、抑制等特性是完全相反的。人们很早就开始使用火，取暖照明、加热食物、驱逐野兽等都离不开火。因此，"火焰"或为古代医家认知温法的另一始源域。

六、清法

清法是在《素问·至真要大论》中的"热者寒之""温者清之""治热以寒"的指导下，通过清除火热之邪以治疗里热证的一种治法。大体来说，清法包括清实热和清虚热两大类。程钟龄论述清法云："清者，清其热也，脏腑有热则清之。《经》云'热者寒之'是也。然有当清不清误人者，有不当清而清误人者，有当清而清之不分内伤外感以误人者，有当清而清之不量其人、不量其证以误人者，是不可不察也。"这段话不仅指出了清法的含义，还说明了准确辨证、立法的重要性。

（一）热证的隐喻

中医学所说的热证是指由阳热性质的病邪导致的阳盛或阴虚，临床上可见发热、面赤、口干、烦躁、便秘、脉数、苔黄等。热字的含义为温度高或使温度高。日常生活中，热可以使积雪融化，使液态的水变成蒸气，使河道水量减少，使植物的叶子打蔫甚至焦枯。古人通过观察体验可以发现，在现实中与热相关的事物或现象似乎总是处于激烈的运动中，如跳动的火焰、沸腾的热水等，并从外界观察感受到的热的现象与特性来认知人体相似的症状表现。比如，古代医家从热使水液消耗减少的现象形成了热盛伤津的认识，以解释人体发热、汗出、口干口渴等症状。一方面，因热而沸腾的水液四溅被隐喻地用于描述人体之热盛能使津液外泄；另一方面，热能烧干锅中之水和热会使植物的叶子焦枯也被隐喻地用来解释人体之热盛能耗伤津液。

（二）清法的隐喻

1. 水能灭火

依据生活经验，人们最先想到的治热方法很可能是水法。《素问·宝命全形论》曰："火得水而灭。"《淮南子·兵略训》云："夫水势胜火，章华之台烧，以生勺沃而救之，虽涸井而竭泉，无奈之何也，举壶盍盆盎而以灌之，其灭可立而待也。"火势盛时"杯水"难以解决，须"举壶盍盆盎而以灌之"方能使火熄。《素问·逆调论》也提到"少水不能灭盛火"。《素问·五常政大论》曰"治热以寒"，可以说是脏腑实火的治疗大法。《备急千金要方·伤寒上》"水导散"一方的注解为："热在身中，既不时治，治之又不用苦酢之药，如救火不以水，必不可得脱免也。"徐大椿《医学源流论·君火相火论》云："治心火以苦寒，治肾火以咸寒。"水性寒凉，用寒性药物治疗火热之证源自水可灭火的生活经验。

2. 水滋养植物

《素问·至真要大论》云"诸寒之而热者取之阴，诸热之而寒者取之阳"，提出了阴虚发热的治疗大法——滋阴降火。酷夏阳光充盛，热量使植物的水分蒸发，农作物干枯萎缩，甚至会因水分平衡遭到破坏而减产或歉收，这种情况下，如果仅是天气转阴，或换季使气温下降，作物的正常生长依然得不到保障，只有及时下一场大雨，补充其丢失的水分，作物才能得到润泽，重新焕发生机。中国自古作为农业大国，古人对于类似的现象应当有着足够的观察，滋阴降火的治疗方法便很可能是从自然界水滋养植物的现象隐喻映射而来。

3. 沙土灭火

除了阴虚生热，气虚或者阳虚也会导致虚火的出现。治疗这种虚火也属于清法。清代程钟龄在《医学心悟·论清法》中指出："外感之火，以凉为清；内伤之火，以补为清。"这里的"以补为清"指的就是补土伏火。最具代表性的补土伏火法当属李杲提出的甘温除大热法。《脾胃论·脾胃胜衰论》云"夫饮食不节则胃病，胃病则气短精神少而生大热，有时而显火上行，独燎其面"，治以补中益气汤温中焦脾土，而使浮散之虚火伏藏。但这种方法不是李氏首创，早在仲景时代便已有应用。如《金匮要略·血痹虚劳病脉证并治》云："虚劳里急，悸，衄，腹中痛，梦失精，四肢酸疼，手足烦热，咽干口燥，小建中汤主之。"古人由日常生活经验可知，如果火势不大，可以采用土埋法灭火，补脾胃以降虚火，体现出自然之土到脾胃之土、沙土灭火到补土伏火的隐喻映射过程。

七、补法

补益人体气血阴阳之不足以治疗各种虚证的方法即是补法。《素问·阴阳应象大论》云："形不足者，温之以气；精不足者，补之以味。"《素问·至真要大论》云："补上治上制以缓，补下治下制以急。"这里指出了补法的使用原则和方法。此后，不同时期的医家对补法多有补充、发挥。虚有气虚、血虚、阴虚、阳虚及脏腑虚损等不同，补法也有补气、补血、补阴、补阳、五脏分补之区分。概括而言，补法可分为针对纯虚证的补法和针对因实致虚的补法。

（一）灌溉施肥——补养脾胃

土为万物之母。《素问·玉机真脏论》云："五脏者皆禀气于胃。胃者五脏之本也。"补益脾胃对于维持五脏的正常生理功能十分重要，故下文以补养脾胃为例以说明中医学中的类似治法是如何形成的。

《吕氏春秋·任地》提出"地可使肥""硗者欲肥"，可知古代劳动人民认为贫瘠的土壤会导致农作物产量低，必须通过人为措施来提高土壤肥力，以利于作物生长。另《任地》提出"子能藏其恶而揖之以阴乎？"及"燥者欲湿"，这说明土壤水分条件差，作物易受旱害而不生长，必须设法灌水、保水，以防治土壤干旱。《齐民要术·种葵第十七》载"四月以前，虽旱亦不须浇，地实保泽，雪势未尽故也"，即用冬雪来增加土壤湿度以得其利。由此可知，我国古代劳动人民很早便学会通过灌溉施肥以确保土地具有生产能力。

中医认为脾胃乃"生化之源""后天之本"。《素问·玉机真脏论》曰"五藏者皆禀气于胃",《素问·厥论》曰"脾主为胃行其津液者也",如果胃气虚弱,则脾无所禀受,运化不利,五脏六腑四肢百骸不养。因此补养脾胃之气使胃能受纳水谷,脾能运化,一纳一化产生精微物质,从而濡养周身。唐容川《血证论》谓"脾称湿土,土湿则滋生万物,脾润则长养脏腑","脾阴不足,水谷乃不化也","阴虚又不能滋生血脉",亦说明脾胃需要柔润滋养才能化水谷、生血脉,进而"长养脏腑"。土地贫瘠当施肥灌水以保作物生长,脾胃不足则应益气养阴以化生精微,滋养周身。由此可见,补养脾胃这一治法很可能来源于农业生产中灌溉施肥以改土治土的方法。

（二）战后重建——祛实补虚

实邪久留,消磨正气,使得机体转变为虚实夹杂的状态,此为因实致虚,与纯虚证的治法有所不同。我们可以通过战后重建的隐喻来认识这种治法。战争会对城市的建筑、生产生活秩序等造成巨大的破坏,有时即便经历长时间的修整也难以恢复。若将实邪类比于战争,人体类比于城市,要想恢复被战争肆虐破坏的城市,简言之,首先要清理废墟,其次需要在大量物资、人力的支持下修整重建。

战后重建的首要任务就是消灭残余的敌人防止进一步的破坏,清理战争摧毁下的瓦砾,并进行伤亡人员的救助。这一过程就相当于祛除遗留的邪气防止死灰复燃,清理正邪交争形成的病理产物,并扶助正气。敌人持续干扰破坏影响重建,类似于邪气消耗损害人体影响正气的恢复,这种情况则以祛邪为主。驱除敌人、清理废墟后,城市首先需要外来物资与人力的支持,才能顺利实施重建计划。而气血就像是人体的"物资"。《素问·五脏生成》曰:"肝受血而能视,足受血而能步,掌受血而能握,指受血而能摄。"人体各个脏腑、组织都不能缺少气血的供养,气血充足,五脏六腑才能正常发挥作用。保障受灾人群的基本生活,维持治安,恢复学校、医院、企业、商户的运转,是战后重建的关键;映射至人体,就是保证病后气血化生充足、体内环境稳定、各个脏腑的功能恢复正常。这些都是通过扶助正气来实现的,如《难经·五十六难》提到"王者不受邪",指出正气充足是人体恢复健康的基础。

八、消法

消法是指通过消积导滞、消坚散结,使气、血、痰、食、水、虫等有形之结聚、积滞渐消缓散的一种治法。《素问·至真要大论》所云"坚者削之""结者散之"即为消法的前身。此后,消法散见于各医论述之中,代表性方剂如越鞠丸,主治六郁,其以香附开气郁、苍术燥湿郁、川芎调血郁、栀子解火郁、神曲消食郁,可谓消法应用的典范。程钟龄在《医学心悟·医门八法》中指出:"消者,去其壅也。脏腑、筋络、肌肉之间,本无此物而忽有之,必为消散,乃得其平。"简而言之,消法即消去邪滞。下以食积为例,说明消法的隐喻是如何形成的。

《吕氏春秋·任地》提出"劳者欲息",意思是长期耕作的土壤,其生产能力的消耗已经达到了一定程度要停止耕作。古人提出应采取两年一耕、三年一耕的用地养地方法。古人认识到过度生长的杂草和频繁的耕种会使土壤肥力逐渐减低,影响作物生长。《金匮要略》首篇即提出"食伤脾胃"的告诫,与《黄帝内经》"饮食有节"的观点一脉相承,这说明古代医家认为,饮食水谷过多会损伤脾胃。《伤寒论·辨阴阳易差后劳复病脉证并治》中提出:"以病新差,人强与谷,脾胃气尚弱,不能消谷,故令微烦,损谷则愈。"当脾胃之气尚虚时,饮食不慎或勉强进谷食均可导致饮食物难以消化,造成胃肠积滞,治疗无须药物,只要节制饮食即可自愈。综上,中医在治疗脾胃时所用的"损谷则愈"法类似于在恢复土壤肥力时所用的休耕法和除草法,节制饮食相当于休耕,消食导滞则犹如去除杂草。

第十一章 中药方剂的隐喻

第一节 中药的隐喻

现今"中药"的称谓是在近代西学东渐后，为了与西医学研究产生的药品区分开而提出的，与之相对应的名词是"西药"。本草典籍记录的，除中药的功效之外，还有四气五味、有毒无毒、升降浮沉、归经等诸多中药学理论。在不可超越肉眼观察的年代，古人根据具身经验，上穷天纪，下极地理，远取诸物，近取诸身，形成了对中药的认知，从而对疾病进行干预与治疗。现今的中医学家仍然在使用本草，虽不能置身于古人的生活世界理解其经验，但从典籍中爬梳古人遗迹，或许能让我们更接近中药的庐山面目，以更好地发挥其疗效。因此，以隐喻为主要工具，对中药学理论进行解读与重构，探讨其逻辑基础及认知机制，就显得尤为重要。

一、本草药性概述

查阅古代药学著作可知，"本草"是古时候药物的统称。如《神农本草经》《新修本草》《本草纲目》等药物学专著皆以"本草"为名。《说文解字》曰："本，木下曰本。从木，一在其下。""艸，百芔也。从二屮。凡艸之属皆从艸。""本"是木的下部，即根；"草"的原字作"艸"，为草之总称，指茎干柔软的地上植物。因此，可将"本草"理解为植物，还可大致推测，人们最初发现对疾病有治疗作用的物质主要是植物。而《说文解字》对"药"的解释亦可支持这一观点"藥，治病艸，从艸樂聲"，药即用来治病的草。

《素问·移精变气论》云："余闻古之治病，惟其移精变气，可祝由而已。今世治病，毒药治其内，针石治其外……"《周礼·天官冢宰·医师》言："医师掌医之政令，聚毒药以共医事。"两处都提及用"毒药"治病。由《周礼注疏·卷第五·天官冢宰下》所注"谓所有药物并皆聚之，以供疾医、疡医等，故言以供医事"，以及《类经·论治类·五方病治不同》所谓"凡能除病者，皆可称为毒药"可知，古籍中所记载的"毒药"与现代所理解的有毒的药物不同，是指对疾病有治疗作用的药物。可以说，"毒药"也是中国古代对药物的称谓。

《素问·脏气法时论》指出凡药物都可以用来攻逐病邪："毒药攻邪，五谷为养，五果为助，五畜为益，五菜为充，气味合而服之，以补精益气。"《类经·疾病类·五脏病气法时》注曰："药以治病，因毒为能，所谓毒者，以气味之有偏也。盖气味之正者，谷食之属是也，所以养人之正气。气味之偏者，药饵之属是也，所以去人之邪气。其为故也，正以人之为病，病在阴阳偏胜耳。欲救其偏，则惟气味之偏者能之，正者不及也……是凡可辟邪安正者，均可称为毒药，故曰毒药攻邪也。"每味药物都有其偏性，如偏寒、偏热、偏酸、偏苦等，中医学认为，人之所以会生病是因为人体阴阳失衡，这时就需要通过药物的偏性来纠正人体的偏颇，以偏治偏，即以毒攻毒。因此在用药时，不仅要认识到人体自身的不平衡，还要了解药物的性质。

《神农本草经》按照药物的作用及毒性将其分为上、中、下三品，其中，有些中药确实具有现代意义的"毒性"，但并不意味着这些有毒性的中药就不能够使用。如刀可以伤人致死，也可以用来收割作物、切割食物或药物，所以会不会中毒的关键并不在药物本身，而是人们是否懂得正确的使用方法。《素问·五常政大论》曰："有毒无毒，固宜常制矣。大毒治病十去其六，常毒治病十去其七，小毒治病十去其八，无毒治病十去其九。谷肉果菜食养尽之，无使过之伤其正也。"药物之性峻缓不一，食物则更为平和养人。中医治病素来讲究中病即止，故用药轻重及药量多少应与病邪浅深相应。如《伤寒论·辨可发汗病脉证并治》云："凡服汤发汗，中病便止，不必尽剂也。"又如《素问·六元正纪大论》载："黄帝问曰：妇人重身，毒之何如？岐伯曰：有故无殒，亦无殒也。帝曰：愿闻其故何谓也？岐伯曰：大积大聚，其可犯也，衰其大半而止，过者死。"也就是说，用药如果只是单纯依赖药物的补养或治疗作用而忽视身体的偏性，或者由于害怕药物的毒性而避免使用都是不恰当的做法。只有正确全面地掌握药物的性味功效，充分了解患者状态，才能最大限度地发挥药物的作用。

二、四气五味

四气五味是中药的重要属性。人类通过感觉器官对事物形成初步的认识，随着经验的累积，开始对事物属性进行总结和抽象概括，并从中发现规律，将其组织构建为理论，再应用这些理论来认识新事物。四气、五味属性便是这样一种认知药物的方法。

（一）四气

四气，又称四性，是指药物具有的寒、热、温、凉四种性质。对于药物四气的认识，一开始应该是来自"口尝"的感官体验，比如咀嚼薄荷时，嘴里会有清凉的感觉，口尝生附子则有麻舌感等。药性理论的出现应当是在病因病机理论出现之后，也就是说，先有了疾病的寒热属性，才会有治疗疾病之药物的寒热属性。譬如只有将咽喉部的红肿热痛称为实热证，金银花、胖大海、黄芩等能够缓解这一症状的药物才会被称作寒凉药。这也说明中医证候中的寒热概念是人为的定义，是人们在具身经验的基础上，为了方便理解或阐释人体的生理、病理现象提出的一对朴素的概念。这就可以解释为何历代本草书籍对于药物的寒热温凉属性认定时常不一致了。比如，《神农本草经》记载人参为"味甘微寒"，而《本经逢原》则言其"甘苦微温，无毒"。

《东垣试效方·药象门·用药法象》认为药性四气理论是法象于天之阴阳："天有阴阳，风寒暑湿燥火，三阴三阳上奉之。温凉寒热，四气是也。温热者，天之阳也；凉寒者，天之阴也，此乃天之阴阳也。"这样的诠释正如《素问·示从容论》中的"夫圣人之治病，循法守度，援物比类，化之冥冥，循上及下，何必守经"，提示中医治病之法源于对天地上下幽深莫测之变化的体察比类，即以自然界现象为始源域的隐喻认知过程。

（二）五味

五味是中药学的另一个重要概念，同样是基于人类的感官活动逐步发展构建而来。从味字的篆文形态来看，其意为在吞咽之前品尝食物，后引申为滋味之义；尝字的本义为通过吃来辨别味道，即《说文解字》所言"口味之也"。对于五味的认识，最初也应当源于人类通过味觉感知到的真实滋味。《周礼·天官冢宰·疡医》言："凡药，以酸养骨，以辛养筋，以咸养脉，以苦养气，以甘养肉，以滑养窍。"《荀子·正名》载："甘、苦、咸、淡、辛、酸奇味以口异。"由此可知，古人对滋味的认识至少有酸、辛、咸、苦、滑、甘、淡7种。然而，中药理论却言"五味"，这应当是古人基于以"五"为数的理论系统，将五味与五行建立起了联系。

《黄帝内经》中五味与五行、五脏配属的应用已十分成熟，相关论述涉及生理与病理两方面。如《素问·五脏生成》提及五脏所欲："心欲苦，肺欲辛，肝欲酸，脾欲甘，肾欲咸，此五味之合五脏之气也。"《灵枢·五味》以五味阐释水谷的运化："胃者，五脏六腑之海也，水谷皆入于胃，五脏六腑皆禀气于胃。五味各走其所喜，谷味酸，先走肝；谷味苦，先走心；谷味甘，先走脾；谷味辛，先走肺；谷味咸，先走肾。"《灵枢·五味》从五行相克论角度论述了五脏所禁："肝病禁辛，心病禁咸，脾病禁酸，肾病禁甘，肺病禁苦。"《素问·生气通天论》述及五味过度对五脏的伤害："是故味过于酸，肝气以津，脾气乃绝；味过于咸，大骨气劳，短肌，心气抑；味过于甘，心气喘满，色黑，肾气不衡；味过于苦，脾气不濡，胃气乃厚；味过于辛，筋脉沮弛，精神乃央。"

由于五味特性与作用的不同，中药能够被用来治疗不同病证。《素问·至真要大论》除谈论五味的阴阳属性与作用外，还论及"淡味"："辛甘发散为阳，酸苦涌泄为阴，咸味涌泄为阴，淡味渗泄为阳。六者或收或散，或缓或急，或燥或润，或耎或坚，以所利而行之，调其气使其平也。"《黄帝内经》认为辛、甘、酸、苦、咸、淡这六种性味的作用有收敛、发散、缓和、迅急、干燥、润泽、柔软、坚实之别，临床上要根据不同的情况来选用，调和人体之气。淡味不像其他五味一样有具体的配属，历代医家多将其附于甘味讨论。

后世医家对五味药性理论亦多有应用和阐发，如张仲景从五味药性理论探讨临床施治与组方原则。《金匮要略·脏腑经络先后病脉证》云："夫肝之病，补用酸，助用焦苦，益用甘味之药调之。酸入肝，焦苦入心，甘入脾……此治肝补脾之要妙也。肝虚则用此法，实则不在用之。"《金匮要略·血痹虚劳病脉证并治》中的酸枣仁汤则为五味药性理论的具体应用。酸枣仁汤主要用于治疗由于肝阴血不足所致的虚烦失眠。其中，酸枣仁味酸，用于补肝之阴血；知母味苦入心，以除阴血不足而致的心中虚烦；茯苓、甘草味甘入脾，健脾土以荣肝木；加入血中之气药川芎，辛散而入血分，使补中有散而不致壅滞。诸药以酸、苦、甘三味为主，共治肝阴血不足之虚烦证，展现了"夫肝之病，补用酸，助用焦苦，益用甘味之药调之"的组方用药理念。

三、炮制中药犹如烹饪食物

食物是人类存活的关键。人类在寻求食物时，可能会发现有些食物可以提振精神，有些可以缓解或消除疾病，有些则会导致呕吐、腹泻、昏迷，甚至死亡。在不断地尝试中累积经验，古人逐渐形成了最初的药物知识。《淮南子·修务训》中的"古者，民茹草饮水，采树木之实，食蠃蚌之肉，时多疾病毒伤之害，于是神农乃始教民播种五谷……尝百草之滋味，水泉之甘苦，令民知所辟就"，揭示了最早的药物与食物同源。伴随火的使用和烹饪经验的积累，古人渐次掌握了烧、炒、烤、煮、煎、炸、熏、涮、蒸、炖等烹饪技术，此与中药炮制运用的炒、烫、蒸、煮、炙、煅、煨、制炭等技术非常相似。本小节应用隐喻认知的方法，以烹饪技术为始源域，以中药炮制技术为目标域，探究中药的炮制工艺与食物烹饪技术的相似之处，以期证明中药炮制技术移植自食物烹饪技术。

（一）食材烹饪预处理——药材净制法

古人烹饪食物前，一般会先对食材进行预处理，如丢弃不食用的部分、清洁可食的部分。如《礼记·内则》云："肉曰脱之，鱼曰作之，枣曰新之，栗曰撰之，桃曰胆之，柤梨曰攒之。"《金匮玉函经》中言"治削，极令净洁"，提示药材入药前需要像食物一样进行预处理，以清除药物的灰屑、杂质、霉变、虫蛀和非药用部分等。中药炮制理论称此工序为净制。表15将《礼记·内则》所记载的食材预处理方法与中药材的净制加工进行对照，我们可以明显看出中药材的净制工艺移植自食物烹饪前的处理方法。此外，食材各部位的特性不同，故而可采取不同的烹饪手法，譬如里脊肉肉嫩脂肪少，大里脊适合炒用，小里脊适合做汤，而五花肉肥瘦相间，适合长时间的炖煮。同样地，古人在发掘药物的药用部位时，也认为同一药物的不同部位可具不同的功效。如中药理论中，枸杞的果实枸杞子可滋补肝肾，枸杞的根皮地骨皮则可凉血除蒸，二者需要分离以分别入药。

表 15 《礼记·内则》食材预处理与中药材净制加工对照表

《礼记·内则》食材预处理	中药材净制法	净制原因
肉曰脱之	去除鳖甲、龟甲的残肉筋膜	剔除无药效部分
鱼曰作之	去除蛤蚧之头足、鳞片、内脏	头有毒，足、鳞、脏无药效
枣曰新之	去除当归、川芎的杂质	除去杂质
栗曰撰之	去除山药、葛根中的霉败品	丢弃霉败品
桃曰胆之	去除香附、石韦、金樱子之绒毛	避免服后喉部不适
柤梨曰攒之	去除乌梅、北山楂之果核与牡丹皮、地骨皮的木心	弃除无药效部分
	去除山茱萸、诃子之果核	以免滑精

（二）水洗食物——中药水制法

人们利用水洁净食材，洗去食物的异味，古人也将水洗加工应用于中药的炮制中，即所谓的水制法。如海藻含有大量海盐，烹饪前若不漂洗涤除其盐分，则会导致菜肴苦咸而难以入口；古人在把海藻作为药物使用时也进行同样的处理，于《伤寒论》第395条中可见到"洗去咸"的标注。此外，张仲景对蜀漆、半夏、吴茱萸三者也采用水洗炮制法。蜀漆气味腥臭，《伤寒论》中嘱"洗去腥"（第112条）或"暖水洗去腥"（第395条），以免腥秽的药味令人难以下咽。《金匮玉函经·卷七·方药炮制》述："凡半夏不咬咀，以汤洗十数度，令水清滑尽，洗不熟有毒也。"《说文解字·卷十一·水部》云："汤，热水也。"半夏具有毒性，使用之前必须用热水反复泡洗，将其滑涎洗去，直到水液清澈为止。吴茱萸在《伤寒论》第243条中的炮制方法为"洗"，第378条则为"汤洗七遍"，与半夏相同，吴茱萸也须反复清洗以减轻其毒副作用。

早在《五十二病方》中就记载有"睢（疽）始起，取商牢（陆）渍醯（醋）中"，"以少（小）婴儿弱（溺）渍羊矢"等用其他溶剂来炮制药物的内容。把溶剂拓展到其他具有流动性、润湿性、溶解性的液体，目的是想运用其他液体所具有的特性来增加或制约药物原有的药性，此时水制法的功用便已经超越了"洗涤"之意。《伤寒论》中亦有"酒洗"大黄的标注，乃水洗法的延伸。

（三）烹饪刀工——中药切制法

净制、水制后的食材虽可直接进行烹饪，但更多时候，人们会再对食材进行切块、切条、分段、切丁、切细丝、切末、剁碎等处理。这是为了避免食材过厚而里外受热不均、生熟不一，并且还可缩短烹饪时间、增加口感、便于入味与进食、提升美感。如《礼记·内则》提及肉类的烹饪有切细或切粗之别："肉腥细者为脍，大者为轩。"《论语·乡党》中的"脍不厌细"，表明东周时代的食物烹饪便已讲求刀工技术。古人将烹饪中的刀工技艺移植至药物炮制中，视药物特性施予适当的切制，如质坚宜薄，质松宜厚，细长切段，宽大切丝等。药物切制主要是为了增加药物煎煮时与水的接触面积，促进有效成分的煎出，提高药效。切制过的药物在火制时受热均匀，若加用辅料也更易吸收。另外，药物在切制后，其含水量减少，发生霉变或虫蛀的可能性降低，利于贮存。《伤寒杂病论》中即可见到"切"生姜、"咬咀"桂枝、"擘"大枣、"破"附子、"碎"石膏、"捣"甘遂、"锉"赤石脂、"研"雄黄、葶苈"捣丸如弹子大"、杏仁"捶令碎"、赤小豆"杵为散"等诸多切制法。

（四）烧烤食物——中药火制法

《韩非子·五蠹》载："民食果蓏蚌蛤，腥臊恶臭而伤害腹胃，民多疾病。有圣人作，钻燧取火以化腥臊。"古人懂得使用火后，饮食结构发生了变化，发展出多种食物烹饪工艺，改善了食物的卫生与口感，如《诗经·小雅·瓠叶》述："有兔斯首，炮之燔之……有兔斯首，燔之炙之。"《说文解字·卷十·火部》曰"燔，爇"，"炮，毛炙肉"，"炙，炮肉也"。古人称用火为"燔"，"炮"是肉连皮毛一起烤，"炙"是生肉在火上烤，"炮"与"炙"都是古人烹调肉类食物的熟制方法。我国第一部炮制专著即名《雷公炮炙论》，这足以说明中药的炮制法，即火制法源于食物的烹饪技术的。最原始的熟制食物方式，应该是将食物直接投入火中，或是把食物埋入火堆的余烬中焖熟，尤其是难以用器具插挂起来的食物，如贝类、坚果等，这种烹饪方法为后来药物火制法中煅法与煨法之前身。据散佚的《古史考》记载，在神农氏时代，人们用火将石板或石块烧热，然后在其上放置谷物焙炒，这可能是最原始的谷物烹饪方法，也是煎法的前身。《五十二病方》记载"伤痉"治法时就提出使用动物脂肪火煎药物来制外敷药："冶黄黔（芩）、甘草相半，即以犭燕膏财足以煎之。煎之（沸），即以布足（捉）之，予（抒）其汁，敷。"该书又在治"诸伤"一节述及运用炭药止血："止血出者，燔发，以安（按）。"

仲景根据药物的不同性质以及临床治疗的需要，特别标注了部分药物的火制标准。如蜀椒"炒去汗"，瓜蒂、葶苈"熬黄"，杏仁、巴豆"熬黑"，枳实"烧令黑"，蜘蛛"熬焦"，皂荚"炙焦"，王不留行、蒴藋细叶、桑根皮"烧灰存性"等。《伤寒论》《金匮要略》里的火制法显然是在食物烹饪技术基础上的发挥，不同的火制标准主要是烹饪过程中炒黄、炒黑、炒焦、炒炭的区别，可通过调节烹饪的火候与时间来达到目的。火制法炮制过程的关键即是对火候与时间的掌握，防止"过犹不及"，正如《本草蒙筌·总论·制造资水火》所言"凡药制造，贵在适中，不及则功效难求，太过则气味反失"。

（五）蒸煮食物——中药水火共制法

《吕氏春秋·孝行览·本味》述："凡味之本，水最为始。五味三材，九沸九变，火为之纪。时疾时徐，灭腥去臊除膻，必以其胜，无失其理。"此论指出调和菜肴味道首要在于水，五味（辛、甘、苦、酸、咸）和三材（水、木、火）多次煮沸、多次变化，其中，火又是关键。换言之，烹饪就是随着食材的特性与菜肴的需要，巧用水、火二元素的一种技艺，如炖、煮与蒸等。炖也可以视为煮的一种。

古代医家将煮制法引入中医领域，首先应用于煎药。如《灵枢·邪客》中提及半夏汤的煮法："取其清五升煮之，炊以苇薪，火沸，置秫米一升，治半夏五合，徐炊，令竭为一升半，去其滓，饮汁一小杯，日三，稍益，以知为度。"这段文字清楚交代了用水量、用药量、药液量，以及先以武火煮沸，后用文火熬煮的顺序。《诗·大雅·泂酌》述及蒸法："挹彼注兹,可以馈饎。""饎"是将米煮至半熟后漉出,放入甑内蒸熟。相较于煮法,蒸的过程由于渗入食材的水分较少,保留了更多食物的原形与原味。故为了软化坚硬难煮的药物,古代医家采用了反复蒸制药物的方法,这样可以避免单次蒸制的时间不足,药物尚未软化,或单次蒸制时间过长导致蒸汽过多形成水液,浸渍药物后降低药效。《金匮要略·中风历节病脉证并治》中防己地黄汤的制法要求"生地黄二斤,㕮咀,蒸之如斗米饭久,以铜器盛其汁,更绞地黄汁",这是因为张仲景用长时间蒸制地黄所产生的蒸液入药。可见临床目的不同,即使采用的炮制工艺相同,其加工程序也会不同。

（六）食物调味料——中药炮制辅料

《楚辞·招魂》言:"大苦咸酸,辛甘行些……腼鳖炮羔,有柘浆些……粔籹蜜饵,有餦餭些。瑶浆蜜勺,实羽觞些。"由此可知,早在先秦时代古人的饮食中便已有酒,以及辛、甘、苦、咸、酸等各式调味料。古代医家将这些烹饪食物的方法应用在药物的炮制上,所以《五十二病方》中可见到将商陆浸于醋,《素问·腹中论》述及以鸡矢醴之药酒治疗臌胀,《伤寒论》中有酒洗大黄、蜜和为丸等。《本草蒙筌》系统地概括了这些辅料在炮制中的功用:"酒制升提,姜制发散。入盐走肾脏,仍使软坚;用醋注肝经,且资住痛……米泔制去燥性和中。乳制滋润回枯,助生阴血;蜜制甘缓难化,增益元阳。"随着用药经验的增加,古代医家在炮制过程中运用药物知识,将原先的食品调味料用作辅料,抑制毒性,缓和峻猛,改变药性,增进药效。例如,半夏可通过浸泡白矾水（清半夏）,或加生姜、白矾水煮（姜半夏）,或与甘草煎煮后浸石灰水（法半夏）等方法降低毒性,消弭副作用;而炮制后,清半夏以燥湿化痰为主,姜半夏长于降逆止咳,法半夏则能祛除寒痰、调和脾胃。

四、中药特色量效关系的隐喻认知分析

翻阅方书可以发现,存在许多关于同一中药的不同剂量有不同功效的记载。如《本草纲目》载:"红蓝花,多用破血,少用养血。"又如《得配本草》中记载葛根:"少用,鼓舞生津止渴。多用,解肌发表退热。"这种由于剂量改变导致功效发生变化的量效关系可称为中药特色量效关系。近年来,中医学者对于中药量效关系做了大量的探索性研究,但至今尚未形成统一认识,其多采用西药的量效研究范式,研究思路与古代医家的思维方式完全不同。由此,我们不禁疑问,在丰富的中医古籍文献中,类似于上文所引红蓝花、葛根这样

的中药量效关系描述还有哪些？这些描述是否可以揭示中药量效关系的一般规律？古代医家又是如何发现这种中药特色量效关系的？

为进一步发掘古代医家认识中药特色量效关系的过程，本小节首先对中医古籍中的中药量效关系进行梳理。医家对中药量效关系的记述大体可归纳为两类。一类为直接表述。如《本草纲目》中载有："红蓝花，多用破血，少用养血。"此类语句所描述的中药量效关系符合"中药 X 多用则产生功效 A，少用则产生功效 B"这一结构。另一类则非明确表述，而是医家的用药习惯。例如，在《伤寒论》中，桂枝三两多用于解表和营，五两则多用于平冲降逆。《伤寒论》《金匮要略》为中医临床书籍的代表，现从历代本草和《伤寒论》《金匮要略》中搜集、整理或归纳出 15 味具有特色量效关系的中药，并依据药物的功效将其分为三类：第一类主要影响人体血脉运行，包括红花、桃仁、苏木 3 味药；第二类主要影响人体气机升降出入，包括葛根、升麻、柴胡、桂枝、麻黄、生姜、半夏、黄连、大黄 9 味药；第三类主要温养人体气血，包括人参、熟地黄、附子 3 味药。可以发现，具有特色量效关系的中药均作用于人体气血。以下逐一分析探讨不同种类功效的中药特色量效关系构建的隐喻认知过程。

（一）红花、桃仁、苏木与人体血脉运行

红花、桃仁、苏木的特色量效关系为：红花多用破血，少用则养血；桃仁多用逐瘀血，少用则生新血；苏木多用行血破血，少用则和血活血。无论多用还是少用，三味药的作用对象皆是人体之血。此外，虽然表述有所不同，但是可以发现这三味药多用时的功效都与破血逐瘀有关，少用时的功效则均与和血养血有关。

药物的功效多是医家通过观察药物对于人体所产生的作用推导而来的。以红花为例，首次记载红蓝花的本草是《开宝本草》，其仅记载了红花所能治疗的病证，如"产后血晕口噤""腹内恶血不尽""胎死腹中"等，并未记载红花的功效。古代医家无法看到红花在人体内部的作用机制，仅能看到服用红花后人体发生的变化，如腹部包块消散，或下血后身体疼痛缓解。通过长期的经验积累，医家们总结出了红花的主治病证，进一步分析得出红花具有破血逐瘀功效的结论。从所收集的资料来看，直至金代张元素所作的《珍珠囊》中才出现与红花养血功效相关的记载。《珍珠囊》记载红花可"入心养血"，虽未提及具体的临床表现，但可以推测这一新功效的产生应与红花可破血逐瘀的认知过程类似。

中医理论中的血多与脉一并出现，如《黄帝内经太素·卷第五人合》中关于"经脉者，受血而营之"的注解为"营气从中焦……化而为血，流十二脉中"，又有"经中血者，如渠中水也"的论述。《类经》注解"脉为营"为"脉络经营一身，故血气周流不息"。由此可见，中医理论认为血流动于脉中，犹如水流于沟渠之中，即通过沟渠认知经脉，通过水认知血。自然环境中，沟渠形态规则，内无砂石阻滞，是水流通畅的基本条件；而水量充沛，内无杂质沉积，流动性强，才能通过沟渠，滋润土地，灌溉植物。映射到人体的生理状态则表现为，脉道形态正常，内部无有形之痰饮瘀邪阻碍，是血液畅通无阻的前提条件；血液充足，血流有力，才能周流全身，濡养人体四肢百骸。多种因素都会影响水流的正常运行。一方面，若沟渠形态异常，水流便会受限；沟渠若为砂石阻滞，水流亦不能通过。另一方面，若水中杂质过多，停聚于沟渠中，则水流不畅；若水液过少，流动缓慢，也会造成水液停积。与此相对应的则是人体的病理状态。一方面，脉道畸形或受到外物挤压；有形之痰饮瘀邪停于脉中，会影响血液的运行。另一方面，或因血液稠厚，或因血量不足、运行无力，会导致血液流动性降低，最终出现血液运行障碍。

通过上述分析可以发现，古代医家关于人体血脉生理、病理、治疗用药的知识，均源于对自然界河流相应状态及处理措施的认识。河流堵塞时，人们清理淤泥；血脉受阻时，医家采取破血逐瘀的治法。堵塞疏通后，人们定期清理淤泥，防止其再次堵塞，这项防护措施与河流堵塞时的操作相同，但由于此时河流并未堵塞，所以人们付出的努力相对较小；而当人体内瘀血去除后，医家亦需要养血和血，以维持血脉通畅，此时医家若参照河流疏浚后的防护措施，即仍旧采用活血化瘀的药物，但由于瘀血并未形成，故此时用量较小。这就解释了运用少量的破血逐瘀药物能够起到养血和血之效的原因。

（二）葛根、升麻、柴胡等与人体气机

葛根、升麻、柴胡等主要影响人体气机。其中，葛根的特色量效关系表述有两种：一为少用则浮而外散，多用则沉而内降；二为小剂量生津止渴，中剂量解肌发表退热，大剂量行小便、利大便。这两种表述并不矛盾。第一种表述是对葛根作用机制的概括，第二种表述则是对葛根作用于人体后具体表现的描述：浮升津液便可止渴，外散则可解肌发表退热，沉降则利大小便。升麻、柴胡的特色量效关系都可表述为少用则升，多用则降，可直观看出其对人体气机的作用。

气是构成人体、维持人体生命活动的基本物质，其特点是活力强、运动不息。在中医学中，气是最基本的概念，中医理论之气受到中国古代哲学气一元论思想的极大影响。此外，由于气是一种肉眼难以观察到的至精至微物质，在早期的中医经典著作中，古代医家多借助具体的物质变化来解释气，即《素问·气交变大论》所言"善言气者必彰于物"。《素问·阴阳应象大论》曰："故清阳为天，浊阴为地。地气上为云，天气下为雨；雨出地气，云出天气。故清阳出上窍，浊阴出下窍；清阳发腠理，浊阴走五脏；清阳实四肢，浊阴归六腑。"可以推测，古代医家也是先观察到人体有形物质的变化，再结合自然现象和日常经验，将有形的变化与人体之气相联系，进而以人体气机论人体的生理、病理现象。当药物作用于人体时，人体水液代谢等功能出现了肉眼可见的变化，通过类比、分析、总结，医家归纳出了药物对于人体的作用。

医家将人体水液类比于自然界中的水，以自然界气的运动推测人体气机，就构成了隐喻。地表的水经过太阳蒸腾上升离开地表，变为空中的雾、云，雾、云聚集转变成雨水，下降至地表，地表的水一部分灌溉植被，一部分流入江河湖海，如此循环往复构成自然界的水循环。其中，水液形式的转变由气的上升、布散、下降作用完成，映射到人体，胃中水液在人体之气的上升与布散作用下，或变为汗液、唾液等，或贮存于皮肤、五官、七窍中，或在气的沉降作用下输至膀胱、肠道，经二便排出，此即人体的水循环。古代医家通过观察药物给人体水液代谢带来的变化总结其对人体气机的作用：服用药物后，患者口干的症状得以缓解，进而推测药物具有"升"的作用，能使津液上承；患者汗出，则是药物"散"的作用，将水液布散至体表；大小便增多，则推测药物具有"降"的作用，能使人体水液下行。

麻黄、生姜、半夏、黄连、大黄对于气机的作用较为单一，其量效关系可以理解为随着剂量增加，药效增大，所治病证也更为严重。但柴胡、升麻、葛根、桂枝却具备两种或两种以上的作用。药物的不同功效往往是逐步发现的，但医籍中很少论及古代医家通过已知功效发现药物其他功效的过程。早期的本草书籍多记载柴胡解热，直至元代《汤液本草》首次提出柴胡"升也"，那么值得思考的问题是，医家是如何想到小剂量柴胡会产生"升"的作用呢？结合上文中关于自然界与人体水循环的分析可以推测：气的升腾作用应先于气的布散作用出现，如柴胡发汗解表体现的是气"散"的作用，那么柴胡或许也应具有"升"的作用，且"升"的作用所需的剂量应小于其发挥"散"作用时的剂量。

（三）人参、熟地黄、附子与温养人体气血

人参的特色量效关系是少用则泛上，多用则沉下。泛上指补脾肺之气，沉下指补肝肾之精血。人参的功效是补益人体气血，但梳理历代本草的相关论述，发现早期文献中多记载人参补气，直至清代的《本草新编》才提出人参配伍其他药物有补肝肾精血的作用。《本草新编》记载人参除入脾、肺、心经之外，也可入肝肾二经，但须多用，且需配伍其他补血补精的药物，如山茱萸、熟地黄等，才能发挥补益精血的作用。可以认为，人参多用是通过补益人体之气，促进人体运化补血之药，以更好地发挥补血药作用。换言之，人参补血是通过补气间接起效。熟地黄的特色量效关系是少用补益精血，多用则消痰饮、厚肠胃。早期本草著作中多记载熟地黄补益精血，并指出熟地黄为阴药，其性沉静、滋腻，多用有可能妨碍脾胃运化。直至《景岳全书》才提出熟地黄多用于消痰饮、厚肠胃。从张景岳应用熟地黄的临床经验可以发现，熟地黄多用于左归饮、金水六君煎等方，这些方剂所治的痰饮是因虚所致。《本草新编》言："补肾以生胃中之津液，是真水升于胃矣。真水升于胃，则胃中邪水自然难存，积滞化而痰涎消。"熟地黄补益肝肾精血，胃气得肝肾滋养，则可祛除痰饮。因此，熟地黄消痰饮、厚肠胃仍是补益精血作用的体现。附子的特色量效关系是少用温阳救逆，多用则散寒止痛，即少用治疗虚寒病证，多用治疗实寒病证。历代医家多认为附子为大辛大热之品，因其性热，故少用便可温补阳气，治疗虚寒证，阳气能祛散阴寒之邪，多用则效果更强，可治疗实寒证。

总之，当面对不同程度的病证时，古代医家通过改变剂量，使药物发挥出不同的作用，这应是基于对"量"的认识。古代医家无法看到人体内的微观世界，只能"近取诸身，远取诸物"。搬运物体必须运用适当的力量，若物体质量变大，则须加派人手，或利用工具等，以增加搬运的力量。古代医家在治疗疾病时也会不由自主地参照生活中的经验。如治疗肝肾精血不足时，因气属阳，血属阴，当大量补血药进入人体后，人体"阴"的力量增加，此时医家使用人参，即是增加"阳"的力量，最终促使人体达到阴阳平衡的状态。又如治疗精血亏虚导致痰饮内生的病证时，相较于单纯精血亏虚的病证，兼有痰饮病证者亏虚程度更为严重，因此，医家运用大剂量熟地黄增大补益的力度。而当治疗实寒证时，因其多伴有水湿等有形之邪的停聚，只有加大温热之力才能与之抗衡，因此需要加大附子剂量。

五、中药生熟异用的隐喻分析

中药生熟异用主要指中药生用与熟用时的功效不同，古代医籍中多有记载。例如，《本草纲目》曰："甘草……补中宜炙用；泻火宜生用。"《本草汇言》曰："地黄……生则入手少阴，凉血而生血，熟则入足少阴，补血而滋阴。"《本经逢原》曰："附子生用则散阴寒，熟用则助真元。"但是，囿于各种历史原因，我国古代医家并未对其进行系统总结。现代中医学者在前人医学经验的基础上较为全面系统地总结了中药的生熟异用规律，认为其主要体现为药物的四气五味、升降浮沉、归经、毒性、功效主治等方面的不同。其中，在四气五味方面主要为生寒熟温、生热熟凉等；升降浮沉方面主要为生升熟降、生降熟升等；归经方面主要为生经熟异等；毒性方面主要为生毒熟减等；功效主治方面主要为生泻熟补、生峻熟缓、生行熟止、生凉熟止等。同时，现代中医学者还借助先进的科学技术对中药生熟异用的机制进行了深入探索，认为其主要与药物的化学成分或药理药效等有关。然而，鲜有学者探讨的问题是：在当时局限的科学技术条件下，古代医家是如何发现并意识到中药具有生熟异用规律的，又是基于什么来认识这一规律？本小节拟从隐喻认知的角度对其进行解答。

（一）以食物为始源域的中药生熟异用分析

如前所述，古代医家常通过食物来认识中药。如《医灯续焰》中曾有这样的类比："雷公炮炙，固为大法。或有未尽，可以意通。必期躬亲，勿图苟且。譬诸饮食，烹调失度，尚不益人，反能增害，何况药物关乎躯命者耶。可不慎诸。"这里指出药物如同饮食，炮炙或烹调得当对人有益，反之则有害。又如《景岳全书》中的类比："即如家常茶饭，本皆养人之正味，其或过用误用，亦能毒人，而况以偏味偏性之药乎？"这两句话都来源于这样一个隐喻——"中药是性味偏颇的食物"，食物之性平和，能够滋养人体以防病；药物之性味偏颇，能够调节人体以治病。因此古代医家很可能认为，食物如何作用于人体，药物便是同样的作用途径；食物在烹调前后有什么变化，药物在炮制前后亦会发生同样的变化。一般情况下，食用未经烹调的食物容易导致腹痛下利等疾患，而食用烹饪制熟的食物则可以充饥养身。这种现象时常发生且易于观察，古人很可能正是通过这种现象认识到了中药生泻熟补的规律，即中药生用时具有泻下或泻火等作用，而熟用时具有补益作用。如生地黄性味寒凉，具有清热凉血、养阴生津等功效，同时容易引起腹泻；熟地黄则性味甘温，具有养血滋阴、填精益髓等功效。

（二）以动物为始源域的中药生熟异用分析

《黄帝内经素问集注》云："近有制附子水煮曰阴制，制桑皮以蜜拌曰润燥。是犹用鹰犬而去其爪牙，则驱之搏塞兔而不能。"如同被除去爪牙的鹰犬不能抓捕猎物一样，制附子、制桑皮也不能发挥原有的疗效。这来源于"中药是动物"的隐喻。一般来说，动物在未经驯化之前都比较凶猛彪悍，具有很强的攻击性；而经严厉驯化之后则可变得乖巧顺服，善于听从主人的命令与指挥。古人通过这种现象来认知中药生峻熟缓的规律，即中药生用时力量比较峻猛，而熟用时力量比较缓和。如附子生用时药性峻烈，具有回阳救逆等功效；制用时药性缓和，具有温补肾阳、散寒除湿等功效。

古代医家还常常通过人来认识中药及其生熟异用规律。如《本草蒙筌》言："青皮、陈皮一种，枳实、枳壳一种，因其迟早采收，特分老嫩而立名也。嫩者性酷治下，青皮、枳实相同；老者性缓治高，陈皮、枳壳无异。"再如《景岳全书》所言"夫附子之性热而刚急，走而不守，土人腌以重盐，故其味咸而性则降"，认为生附子如同性格刚强急躁之人，性善走窜，而盐附子则味咸而性善沉降。以人的性格来说明药物的特性是基于"中药是人"的隐喻，即认为人具有什么样的特点，中药亦具有什么样的特点，人在成长过程中有什么样的动态变化，则中药在炮制前后亦有什么样的动态变化。一般而言，人在年轻时骄躁莽撞，行动迅速；年老后则变得沉稳成熟，行动迟缓。这一现象同样促进了古人对中药生燥熟补、生峻熟缓规律的认知，即中药生用时具有温燥、峻猛等特点，而熟用时具有补益、缓和等特点。如白术生用时较温燥，可健脾燥湿、利水消肿；麸炒后则燥性减弱，且健脾作用增强。

（三）以季节为始源域的中药生熟异用分析

《本草备要》云"凡药轻虚者浮而升，重实者沉而降，味薄者升而生（象春），气薄者降而收（象秋），气厚者浮而长（象夏），味厚者沉而藏（象冬）"，即根据气味之厚薄而将药物比作春夏秋冬四个季节。《本草纲目》亦云："人参生用气凉，熟用气温……凉者，高秋清肃之气，天之阴也，其性降；温者，阳春生发之气，天之阳也，其性升……如土虚火旺之病，则宜生参，凉薄之气，以泻火而补土，是纯用其气；脾虚肺怯之病，则宜熟参，甘温之味，以补土而生金，是纯用其味也。"生参具有凉薄之气，主降，故将其比作高秋；熟参具有甘温之味，主升，故将其比作阳春。上述引文均体现出"中药是四时"的隐喻，即天气在一年四季中的温度变化，与中药在炮制前后的功效变化相应，表现为生降熟升的规律。秋季天气寒凉且多肃降之气，春季则天气温暖且多升发之气；中药生用时应具有向下向内的作用趋向，而熟用时应具有向上向外的作用趋向。如大黄生用擅长泻下攻积；酒制后则擅长清泻上部火热。

六、基于动物特性的动物药隐喻分析

现今对于药性的解释，多侧重四气五味理论。然而，四气五味只是中医学药性理论的一部分。通过分析历代本草文献中的动物药，可发现动物药的功效大多以该动物的生活习性、体态特征为隐喻认知根源。换言之，古代医家发现动物药功效的过程，是以观察动物习性、体态为基础，以取象比类为方法的隐喻认知过程。本小节将以动物的生活习性、体态特征为切入点，对动物药的功效进行隐喻认知分析。

（一）兽类

1. 象皮

象皮厚 0.5 ～ 2.5cm，表面密布细小颗粒状突起和疏密不等的皮肤褶皱，或可见棕黑色长短不等的粗毛，表面颗粒凸凹较钝，质坚硬。古代曾将象皮用于战甲的制作。有关象皮的药用，《神农本草经疏》云："其性最易收敛，人以钩刺插入皮中，拔出半日，其疮即合，故入膏散，为长肉合金创之要药。"《本草便读》云："咸温无毒，外治有功。长肌肉之神丹，合金疮之要药……此物臃肿颇盛，人以刀斧刺之，其合甚速，故用之。"古人观察到大象外伤后，皮肤能快速自行愈合，在接触律和隐喻思维的作用下则可得出"象皮能够促进人皮肤外伤愈合"的假设，经实际应用后发现确有疗效，故而认为假设成立，得出"象皮具有敛疮生肌的功效"的结论。

2. 鹿茸

鹿茸为鹿科动物梅花鹿或马鹿的雄鹿未骨化密生茸毛的幼角，含有血液，其功效为补肾阳、益精血、强筋骨、调冲任、脱疮毒。鹿类动物的椅角具有脱换性，再生速度十分迅速，新角可在 3 ～ 4 个月内长成。《本草汇言》载有沈存中对鹿角的认识："凡含血之物，肉易长，筋次之，骨最难长。故人自胚胎以至成人，三十年骨髓方坚。惟麋鹿之角，自生至坚。无两月之久，大者至二十余斤，计一日夜即生数两。凡骨之生，无速于此。此所以能补骨血、坚阳道、益精髓也。"《神农本草经百种录》云："鹿茸之中，惟一点胚血，不数日而即成角，此血中有真阳一点，通督脉，贯肾水，乃至灵至旺之物也，故入于人身为峻补阳血之要药。"医家观察到鹿角生长速度之快，十分罕见，因此认为未骨化之鹿茸应具有促生长、调冲任、益精血等功效。

3. 穿山甲

穿山甲体形狭长，呈流线型，头细长呈圆锥形，吻尖，脚爪长大便于破土掘洞。古人经过观察后发现穿山甲甲壳坚硬，穿透力很强。古代医家将其用于治疗痈肿、经脉不通等病证，即取穿山甲的通、破之性。如《本草备要》云："咸寒。善窜（喜穿山），专能行散，通经络，达病所……通经下乳，消肿溃痈，止痛排脓，和伤发痘（元气虚者慎用）。风、疟、疮科为要药（以其穴山寓水，故能出入阴阳，贯穿经络，达于营分，以破邪结，故用为使）。"又如《本草求真》记载："总因善走之功，而为行气破血之药耳。"此外，穿山甲以蚁类为食，是蚁类的天敌，故还被用于治疗蚁瘘。如《本草通玄》云："好食蚁，故治蚁瘘。其性走窜，未可过服。"

4. 蛇

蛇属于爬行动物，借脊椎左右弯曲和皮下肌肉的共同作用使肋骨移动，可进行蜿蜒运动、直线运动、伸缩运动、侧向运动，其体态细长，能进入极为狭窄的空间爬行，具有灵活、体态柔软、善于走窜的特点。这些特点与中医理论中风邪动摇不定的特点极为相似，古代医家由此认为蛇能够追上风邪，从而具有追风、搜风、剔风的功效。如《证类本草·白花蛇》云："主治肺风鼻塞，身生白癜风，疬疡斑点及浮风瘾疹……雷公云：凡使，即云治风。原何治风？缘蛇性窜，即令引药至于有风疾处，因定号之为使。"《神农本草经疏·白花蛇》云："经曰：风者，百病之长，善行而数变。蛇性走窜，亦善行而无处不到，故能引诸风药至病所，自腑脏而达皮毛也。"

5. 五灵脂

五灵脂为鼯鼠科动物复齿鼯鼠的干燥粪便。古代医家认为，粪便气味臭秽可以秽达秽，引药至"血凝臭秽之处"。《本草求真》云："其矢恒集一处，气甚臊恶……惟其腥秽难闻，故能入血凝臭秽之处而疗其病。"复齿鼯鼠有"千里觅食一处屙"的习性，无论活动范围多大，都固定在其所栖息的洞穴附近排泄。复齿鼯鼠的粪便常年堆积而不霉烂，具有陈而不腐的性质，故又被古代医家赋予了活血化瘀的功效。如《本草经疏》云："其功长于破血行血，故凡瘀血停滞作痛，产后血瘀，恶血冲心，少腹儿枕痛，留血经闭，瘀血心胃间作痛，血滞经脉，气不得行，攻刺疼痛等症，在所必用。"

（二）虫类

1. 水蛭

水蛭呈柳叶状，属环节动物，行动敏捷，两端各有一个强而有力的吸盘固定以寄生，口内有利齿，能够分泌防止血液凝固的蛭素，以便吸食血液。水蛭药用功效的记载首见于《神农本草经》，云其"味咸平，主逐恶血、瘀血，月闭（《御览》作'水闭'），破血瘕积聚，无子，利水道，生池泽"，指出其主要作用为活血。水蛭以动物血液为食，其强吸附力也有助于其吸血，故而被古代医家认为具有极强的活血功效。如《医学衷中参西录》云："水蛭、虻虫皆为破瘀血之品。然愚尝单用以实验之，虻虫无效，而水蛭有效。以常理论之，凡食血之物，皆能破血。然虻虫之食血以嘴，水蛭之食血以身。其身与他物紧贴，即能吮他物之血，故其破瘀血之功独优。"

2. 斑蝥

斑蝥为芫青科昆虫南方大斑蝥或黄黑小斑蝥的干燥体，具有活血逐瘀、散结消肿、攻毒蚀疮的功效。斑蝥的特点有二：一为臭，二为具有腐蚀性。《本草纲目》记载："斑蝥，人获得之，尾后恶气射出，臭不可闻。故其入药亦专主走下窍，直至精溺之处，蚀下败物。"斑蝥尾部气味尤其臭秽，如前所述，古代医家具有以秽治秽的用药思想，虫尾与人体下焦相应，故而医家认为其可导陈积下行。此外，斑蝥外用时对皮肤、黏膜具有强刺激作用，这一体验也促使古人形成斑蝥内服可腐蚀癥瘕积聚的认识。

3. 蝉蜕

蝉蜕为蝉科昆虫黑蚱的若虫羽化时脱落的皮壳。历代本草文献中有关蝉蜕的药物功效记载可总结为：疏风清热、透疹消疮、明目退翳、催生下胎、利咽开音、小儿夜啼。古代医家对其功效的解释多与蝉的生活习性有关。蝉成虫前藏于土中，成虫后居于树上，以羽化退壳为成虫的标志，食树汁。关于蝉蜕功效认知过程的记载可见于《本草备要》："蝉蜕。轻，散风热。蝉乃土木余气所化，饮风露而不食。其气清虚而味甘寒，故除风热；其体轻浮，故发痘疹；其性善蜕，故退目翳，催生下胞；其蜕为壳，故治皮肤疮疡瘾疹（与薄荷等分，为末，酒调服）；其声清响，故治中风失音；又昼鸣夜息，故止小儿夜啼。"蝉蜕中空、质薄，其性轻清，故可治疗多种风证；蝉蜕为蝉之外壳，故可治疗人之皮肤"疮疡瘾疹"等；蝉具有"蜕"的特性，故而古人认为蝉蜕还能退目翳、催生下胎；蝉鸣音嘹亮，故认为蝉蜕具有利咽开音，止小儿夜啼的作用。

4. 桑螵蛸

桑螵蛸为螳螂科昆虫大刀螂、小刀螂或巨斧螳螂的干燥卵鞘。药物记载首见于《神农本草经》："味咸平。主伤中，疝瘕，阴痿，益精生子，女子血闭，腰痛，通五淋，利小便水道。一名蚀疣。生桑枝上。"螳螂产卵多，一只雌性螳螂一般可产下 1～4 个卵鞘，每个卵鞘内有卵粒 40～300 个不等。螳螂产卵多子的特性便为桑螵蛸益精生子、助生殖的隐喻认知来源。如《神农本草经百种录》云："桑螵蛸，桑上螳螂所生之子也。螳螂于诸虫中最有力，而其子最繁，则其肾之强可知。人之有子，皆本于肾，以子补肾，气相从也。桑性最能续伤和血，螵蛸在桑者，得桑之性，故有养血逐瘀之功。"

（三）鱼介类

1. 牡蛎

牡蛎为牡蛎科动物长牡蛎、大连湾牡蛎或近江牡蛎的贝壳。关于牡蛎功效的记载最早见于《神农本草经》："味咸平。主伤寒寒热，温疟洒洒，惊恚怒气，除拘缓鼠瘘，女子带下赤白。久服强骨节，杀邪气，延年。一名蛎蛤。生池泽。"牡蛎最主要的功效为止疟疾寒热、定惊，对其主要功效的认识，源于古人对牡蛎生活习性的观察。牡蛎具有极强的吸附力，可以紧紧地吸附在岩礁表面，若捕捞则需在退潮时用力将其从岩礁表面敲下。《本草图经》云："此物附石而生，魂礧相连如房，故名蛎房，一名蠔山，晋安人呼为蠔莆。初生海边才如拳石，四面渐长，有一二丈者，崭岩如山。"由此可以看出，牡蛎具有"定"的特性，表现为稳固、定而不动的特点。古人将牡蛎的"定"隐喻映射于人的安定，赋予牡蛎镇惊安神的功效。如《伤寒论》运用牡蛎治烦躁："火逆下之，因烧针烦躁者，桂枝甘草龙骨牡蛎汤主之。"此外，牡蛎壳中有强大的闭壳肌用以对抗韧带的拉力，不易通过外力撬开，但又可随潮水涨退而开合，《本草汇言》谓其"每潮来房开，潮去房关……应潮开阖"。疟病具有寒热往来、发作有时的特性，这与潮水定时涨落极为相似。因此，古代医家便基于这种相似性提出牡蛎可治疗疟病寒热往来，如《名医别录》云"主除留热在关节荣卫，虚热去来不定"，又如《外台秘要》载"牡蛎汤治牡疟"。

2. 石决明

石决明为鲍科动物杂色鲍、皱纹盘鲍、羊鲍、澳洲鲍、耳鲍或白鲍的贝壳，贝壳内壁光彩明亮，可孕育珍珠，珍珠如同眼球，圆润光泽，故而中医学家将石决明作为明目的药物使用，并称其为"千里光"。如《本草经集注》云："味咸，平，无毒。主治目障翳痛，青盲。久服益精，轻身，生南海……附石生，大者如手，明耀五色，内亦含珠。人今皆水渍紫贝，以熨眼，颇能明。"鲍鱼的肌肉发达，其肉足的吸附力极强，一个壳长 15cm 的鲍鱼，充分吸附后，需用 100kg 的力才能取下。古代医家由此认为石决明具有稳固的特性，常将其作为平肝潜阳的药物，如天麻钩藤饮中应用石决明平肝潜阳。

3. 鲤鱼

鲤鱼无论大小，其侧线鳞片一般均为 36 片，古人发现了鲤鱼的这一特点，将其侧线鳞片数目与卦象的爻数相联系。如《本草汇言》记载："夏碧潭曰：鲤鳞三十有六，具六六之数，阴之极而阳生，阳生，故能行水消胀，安胎妊而消脚气也。其功长于利小便。故《名医别录》方又能消黄疸，利湿热。俱宜煮汤饮之。"再者，鱼能够在水中游动是凭借其肌肉收缩，进而摆动身体游行，所以鱼具有"动"的特点。《本经逢原》云："鱼性逆水而上，动关翅尾，其力最劳，且目不夜暝，故释氏雕木象形似以警世之昏惰者。鲤性跳跃急流，故取以治水肿之病。河间云：鲤之治水，鹜之利水，因其气相感也。"《本草求真》亦云："每于急流之水跳跃而下，是鲤已有治水之功。"鱼性主"动"，又生长于水中，故被认为能通利体内停聚的水饮。此外，鱼性主"动"与风木主动的特性相同，风气又主生发，所以多认为鱼肉属于"发物"，如《本草汇言》云："性又能动风发火，久食发湿中热，诸鱼皆然，不独鲤也。"

4. 鲫鱼

鲫鱼生活在水底，而水底多淤泥，同性相近，因此古人认为喜欢在淤泥中生活的鲫鱼属土，具有健脾利水的作用。如《本草便读》云："鲫鱼味甘性温，喜偎泥，故属土。和脾养胃，是以凡病后虚弱之人，惟鲫鱼可食。水族之类，皆能利水，鱼腥之类，均可发风，亦事之常理也。至于外敷消肿毒者，一则取其土能解毒，一则取动能消散耳。"《本草纲目》记载："震亨曰：诸鱼属火，独鲫属土，有调胃实肠之功。若多食，亦能动火。"

（四）小结

本节列举兽类、虫类、鱼介类三类共 13 种动物药，应用隐喻认知理论分析动物药的功效与其本身的生活习性、体态特征间的关系。可以发现，不同兽类动物的生活习性、体态特征等差异较大，故而不同兽类动物药的功效差别较大；虫类动物药多具有活血的功效，这与虫类动物体型小而行动灵敏，可入于人体较小的络脉活血有关，也是后世"虫蚁搜剔"说法的来源；介类动物药多具有平肝潜阳、镇静的功效，这与介类动物本身"定"的特性有关；鱼类动物药多具有利水的功效，这与鱼类为水生脊椎动物且灵活多动的特性有关。

在认知药物功效的过程中，隐喻思维的作用在于启发了古代医家对药物功效的发现，以及促进了对药物为何取效的解释。通过阅读历代本草文献可以发现，早期的本草典籍如《神农本草经》《名医别录》等大多是直接论述药物的功效。因此可以认为，这一时期的医家主要运用隐喻认知的思维方式探索、发现药物功效，且更多时候是无意识的。明清时期，本草书籍中对药物功效的解释最为详细，可知此时的医家们更多地运用隐喻认知、取象比类的方法来解读前人提出的理论与观点。借助隐喻或称取象比类的思维方法，不仅有助于我们重新认识某些药物的功效，甚至还可以发现一些新的中药，是中医药发展与突破的重要方向。

需要注意的是，隐喻的认知方法并不能将所有的动物药功效与动物习性、特征完全对应。例如，本文提到的蝉蜕，具有利咽开音、治疗小儿夜啼的功效，入药的蝉蜕不分雄雌，但实际上只有雄蝉才能鸣叫，因此也就不存在完全的类比映射。隐喻作为一种认知方式，有利于发现新事物，但其正确性有待进一步验证。中国古代医家常借助隐喻认知的方法探索生命、认识疾病、启发诊疗，提出一个个假设，再于临床验证与应用，逐步加深对生命、疾病的认识。

七、基于形状部位特性的植物药隐喻分析

从《神农本草经》的"四气五味""有毒无毒"，到《圣济经》的"阴阳五行""五味五色""形质法象"，再到《本草备要》"药之为物，各有形、性、气、质"，中医学家从多个角度对中药展开分析。《侣山堂类辩卷下·药性形名论》云："命名之义，不能枚举，施于治道，各有功用。如五气分走五脏，五味逆治五行，皮以治皮，节以治骨，核以治丸，子能明目，藤蔓者治筋脉，肉者补血肉，各从其类也……因名而取实，因象以用形，得其性之升降浮沉，气之温凉寒热，色之青黄赤白，味之甘苦酸辛，一千六百余种，大概不越乎此矣。"这段话指出，中药的命名方式众多，认知其功效的具体方式也有很多。"因名而取实，因象以用形"则提示我们，中医学家认知本草功效的主要依据是"象"。

医家在不断实践与总结的过程中，发展出了一种独特的药性和制方思想——述类象形（张元素），或称因形相类（汪昂）或以形为治（徐大椿）。如清代医家汪昂在《本草备要·药性总义》中的"有因形相类者，如连翘以心而入心，荔枝核似睾丸而入肾之类……有因质相同者，如药之头入头，干入身，枝入肢，皮行皮"，把本草外形与脏腑外形相对应，依据的是植物部位与人体部位的相似性。"神农尝百草，一日遇七十毒。"古人从自然界发掘药物来医治人体疾患时，除了"不断尝试"或"仿效动物"外，还可通过对人体病位与本草部位的类比推测本草的功效。通过文献梳理可以发现：本草之根多对应人体脏腑；本草之根皮或树皮多对应人体的体表和脏腑；本草的梗茎多对应人体脏

腑中的胃肠；本草之枝干多对应人体四肢；本草的苗叶和花多对应人体体表；本草的果实和种子多对应人体的眼睛和生殖系统。

（一）形状部位用药的源流

1. 唐以前医学典籍中的"以形为治"观念

《黄帝内经》《神农本草经》《名医别录》中并无将形状部位作为药性依据的直接论述，但是以本草特定部位治疗人体特定部位的临床实践已十分普遍。比如，用白鲜皮治疗"湿痹死肌"，厚朴治疗"气血痹，死肌"，五加皮治"疽创，阴蚀"等，即以本草之皮治疗皮肤肌腠等体表病；用牡桂"利关节"，即以本草之枝治疗四肢关节病；用覆盆子"长阴令坚，强志，倍力，有子"，五味子"强阴，益男子精"，决明子"治青盲，目淫肤赤白膜，眼赤痛，泪出"等，是以本草之种子或果实治疗目疾与生殖相关疾病；用款冬花治"咳逆上气，善喘，喉痹"，用菊花"治风头头眩，肿痛，目欲脱，泪出"，用香薷"散水肿"等，是以本草之花和叶治疗头面或体表的疾病；用柴胡"主心腹，去肠胃中结气，饮食积聚"，用生地黄"除寒热积聚"，用沙参"补中，益肺气"等，则是以本草之根治疗胸腹内的疾病。

2. 唐以后本草典籍中的部位用药论述

张元素云："凡根之在上者，中半已上，气脉上行，以生苗者为根。中半以下，气脉下行，入土者为梢。当知病在中焦用身，上焦用根，下焦用梢。经曰根升梢降。"他把中药分为根、身、梢，可分别治疗上、中、下焦的疾病，以植物根梢的升降之性对应上下焦之升降。李东垣《珍珠囊补遗·药性赋》将当归分为头、身、梢三部分，并指出每一部分的功效不同："其用有四：头，止血而上行；身，养血而中守；梢，破血而下流；全，活血而不走。"后世也多据此使用甘草、人参。《本草纲目·果部第三十一卷·果之三·荔枝》中的"荔枝核入厥阴，行散滞气，其实双结而核肖睾丸，故其治癫疝卵肿，有述类象形之义"，则是以荔枝核的外形似睾丸作为其可治疗男子外肾疾病的依据。《本草乘雅半偈·第五帙·狗脊》云："此以功用立名，亦因形相类也。狗，叩也，声有节，若叩物也；脊，积也，积续骨节筋脉上下也。主肝肾体用，权衡形藏之关机者也。"此论以狗脊之形类比骨节，进而将其用于骨病。柯琴在《伤寒附翼卷上要·太阳方总论要·麻黄汤》中云："古人用药用法象之义，麻黄中空外直，宛如毛窍骨节，故能去骨节之风寒，从毛窍而出，为卫分发散风寒之品；桂枝之条纵横，宛如经脉系络，能入心化液，通经络而出汗，为营分散解风寒之品；杏仁为心果，温能助心散寒，苦能清肺下气，为上焦逐邪定喘之品。"此论指出法象为古人用药的依据。《侣山堂类辨卷下·药性形名论》中的"皮以治皮，节以治骨，核以治丸，子能明目，蔓藤舒筋脉，枝条达四肢"，则是对"法象用药"之部位用药的简要总结。徐灵胎在注释药物时也常基于"以形为治"的观点："石为土中之金，钟乳石液所凝，乃金之液也，故其功专于补肺。以其下垂，故能下气。以其中空，故能通窍。"他以钟乳石之"下垂"解释"下气"之功效，以其"中空"之形态解释"通窍"。总之，以上药物功效的产生均由它们自然的独特外形所决定，其合理性取决于医家的认知背景和信念，是存在于解释层面的理论，其有效性需要大量的临床检验。

（二）典型中药举隅

1. 人参

《本草经疏》记载人参"状类人形，上应瑶光，故能回阳气于垂绝，却虚邪于俄顷，功魁群草，力等丸丹矣"。《本草乘雅半偈》云："盖三才并立，方成世谛。故天资万物之始，地资万物之生，人则参天两地，禀万物之灵。人参虽质依于草，而克肖乎人，是具足三才，乃精英之气，融结所成也。色白属金，气寒喜阴，属水，花色纯紫，及生处上有紫气属火，三桠属木，味甘五叶属土，五行周备，是补五脏，而奠安神舍，则邪僻自除，窍穴明彻，济弱扶倾，运用枢纽者也。顾彼命名之义，功德作用可知。"《本草经百种录》云："人参得天地精英纯粹之气以生，与人之气体相似，故于人身无所不补。非若他药有偏长而治病各有其能也。"《本草求真》谓其"性禀中和，不寒不燥，形状似人，气冠群草，能回肺中元气于垂绝之乡"。以上对人参功效的阐释均主要以"人参形状像人形"为依据，这种解释是基于相似性进行的。在人参"状类人形"的基础上，古代医家为了更好地阐明人参所具有的功效，从多个角度发掘人与人参间的相似性，进而进行解释。可以认为，是先出现了"以形为治"的观念与人参作用于人体的具体表现，古代医家才开始从人参"状类人形"来解读人参的功效的。

2. 杜仲

《神农本草经百种录》云："杜仲木之皮，木皮之韧且浓者此为最，故能补人之皮。又其中有丝连属不断，有筋之象焉，故又能续筋骨。因形以求理，则其效可知矣。"《本草经疏》言："盖木皮之厚无过于杜仲，犹人身骨肉之厚无过于腰脊，木皮皆燥，独杜仲中含津润，犹腰脊之中实藏肾水。肾者藏精而主作强，此所以得其敦厚津润以补其中之精，并益其精中之气，而痛自可已。然敦厚津润，气象冲容，魄力和缓，何筋骨之能坚，志之能强？殊不知味之辛，即能于冲容和缓中发作强之机，而于敦厚津润中，行坚强之势，且其皮内白丝缠联，紧相牵引，随处折之，随处密布，是其能使筋骨相著，皮肉相帖，为独有之概，非他物所能希也。"中药杜仲为杜仲科植物杜仲的干燥树皮，以皮厚、折断白丝浓密、弹性大者为佳。杜仲虽为植物之皮，但医家更侧重其"续筋骨"的作用。这是因为杜仲折断处的白丝与人体筋骨具有相似性。相对于木质，树皮位于浅层；相对于脏腑，筋骨位于人体外部。且杜仲治疗筋骨疾病有临床疗效的支撑，由此从杜仲的形质特点完成了对杜仲的功效解释。

3. 连翘

《本草纲目》云："连翘状似人心，两片合成，其中有仁甚香，乃少阴心经、厥阴包络气分主药也。"《本草崇原》言："连翘味苦性寒，形象心肾，禀少阴之气化。"《本草便读》记载："连翘其仁初生象心，若未开莲花，熟则四解象肺，去心用壳，轻浮解散之品，味苦性寒，入心肺之分，以肺主一身之气，心主一身之血，故能解散十二经血凝气聚，而为痈疽疮疡之圣药。"《本草正义》谓其"圆形而尖，中空有房，状似心脏，故专清心家之热，此物理自然之情性，非勉强附会之言也"。只用中药五味理论分析连翘味苦，已能解释其清热之功效，医家何故借用形状，寻求其与心的联系？推测其可能的意图是通过"诸痛痒疮，皆属于心"解释连翘治疗疮疡的功效。

4. 松节

《本草纲目》云："松节，松之骨也。质坚气劲，久亦不朽，故筋骨间风湿诸病宜之。"《本草备要》言："松之骨也，坚劲不凋，故取其苦温之性，以治骨节间之风湿。"松节为油松带油的干燥瘤状节或分枝节，其中，瘤状节又类人体踝膝等骨节之形。古人认为枝条达四肢，树木的枝条从树干伸展出去，便如同人体四肢从躯体长出。松节与骨节具有相似性，它们分别是松枝和人体四肢上突起、连拉各节的关键部位，故古代医家认为松节可针对骨节间疾病。

5. 狗脊

《神农本草经百种录》云："此以形为治，狗脊遍体生毛而多节，颇似狗之脊，诸兽之中，惟狗狡捷，而此药似之，故能入筋骨机关之际，去其凝滞寒湿之气，而使之利健强捷也。形同而性亦近，物理盖可推矣。"《本草便读》言："金毛脊其根形如狗脊，或如狗形，有金黄毛。"《说文解字》云："脊，背吕也。"植物狗脊与狗之椎骨在外形上相似，基于"以形为治"的用药观念，古代医家指出狗的灵活之性可以使与"狗之脊"形似的中药狗脊"入筋骨机关"，并使筋骨"利健强捷"，可用于治疗因瘀滞致疼痛的筋骨关节疾病。

6. 钩藤

《本草纲目》云其"状如葡萄藤而有钩，古方多用皮，后世多用钩，取其力锐尔"。《本草汇言》言："其体锋锐，其性捷利，祛风痰，开气闭，安惊痫于仓忙顷刻之际。"医家认为痰涎积于咽喉，影响呼吸，属"仓忙倾刻"之疾病，急需清除痰涎，故须"力锐""捷利"之药方能奏效。钩藤形状如钩，古代医家取其"力锐"之义，用锋利之钩藤开"气闭"之危疾。

（三）小结

中药法象主要关注药物的气味、颜色和形状、部位等方面。古人形成"皮以治皮，节以治骨，核以治丸，子能明目，蔓藤舒筋脉，枝条达四肢"等认识，是基于"人是植物"的基本隐喻。因此，寻找人体不同部位与植物根、茎、叶、花、果实、种子的相似性，对于认知中药具有重要意义。

对任何一个适当的理论，预言和解释是最重要的特点。但理论是否需要反映现实事物的情况，却是个很有争议的命题，也正是这个命题把工具主义和现实主义区分开来。工具主义者认为，理论不需要反映现实。中医学家多属于工具主义者。在不能超越肉眼观察的年代，中医学家对药物机理的解释只能通过隐喻认知来获得，并把这种解释作为确定性知识进行学习，这与现今依靠实验室获得的药物机理不同。现代药理学研究更讲求物理实在，但事实上，盘踞在这种物理实在底层的东西，依然是隐喻的。

第二节　方剂的隐喻

方剂是由一定量的不同中药组合而成的药物处方。方剂是单味药物治疗的进一步发展，早期方剂多是单味药，或仅包含二三味药。在浩瀚的中医古籍里，方剂随处可见。

《周礼·天官冢宰》中便已出现了初具雏形的药物配合使用理论。长沙马王堆汉墓出土了《五十二病方》《养生方》《杂疗方》等方剂专书。《黄帝内经》记载："帝曰：上古圣人作汤液醪醴，为而不用何也？岐伯曰：自古圣人之作汤液醪醴者，以为备耳！夫上古作汤液，故为而弗服也。"以上皆可说明汤液的历史由来已久。另据《汉书·艺文志》，古有《汤液经法》一书，相传由身兼宰相和厨师之职的伊尹所作，但已亡佚。皇甫谧《针灸甲乙经》记载："伊尹以亚圣之才，撰用《神农本草》，以为《汤液》……仲景论广《伊尹汤液》为数十卷，用之多验。"东汉末年，张仲景搜集各家方剂，撰成《伤寒杂病论》，使《汉书·艺文志》经方十一家"本草木之寒温，量疾病之浅深"的制方理念得到充分体现。其后，新的方剂不断出现，至唐宋时期，《备急千金要方》《千金翼方》《外台秘要》《太平惠民和剂局方》等大型方书问世，使得方剂数目剧增，到了明代，《普济方》为我国现存载方最多的古代方书。

在方剂数量增长的同时，制方理论也在不断发展。金元时期，成无己引用《黄帝内经》的理论，写成《注解伤寒论》《伤寒明理论》，以君臣佐使理论阐发经方，使得制方理论得到了推广；以刘完素、张元素、李东垣、朱丹溪为代表的医家相继创制新方，如防风通圣散、补中益气汤等，发明了新的制方理论，开拓了后世医家的视野，使得临床组方方式更加灵活、多样。明清时期，《医方考》《医方集解》《古今名医方论》《绛雪园古方选注》《删补名医方论》等方论专书的出现，标志着方剂学理论趋于完备。

我们将重点关注组方理论如"君臣佐使"，看它们如何描述方剂内部药物的关系；然后，我们会分析"用药如用兵"及与之类似的其他隐喻表达；最后，我们会阐释运用隐喻思维创制的代表方剂，并基于隐喻认知的视角，追溯古人创制方剂的可能过程。

一、方剂配伍原则的隐喻

现今多将"君臣佐使"作为一种主要的方剂配伍原则，并据此对中医学的诸多方剂进行分析。但正如我们所见，方剂的结构并不只有这一种。"方之有解，始于成无己"，主要指的是成无己对经方的解释。然《伤寒明理论》的解释是仲景的"本意"吗？很显然，它始终是成无己的"我意"。那么，我们又该怎样看待成无己的解释呢？理论的可解释性是否意味着理论的有效性？如果制方理论是必要的，我们需要怎样的制方理论？现存的制方理论都有怎样的认知背景？它们的意义和不足又是什么？本节将对上述问题逐一进行解答。

（一）一首方剂是一个邦国

"君臣佐使"理论可追溯到《黄帝内经》和《神农本草经》。《素问·至真要大论》云："帝曰：善。方制君臣，何谓也？岐伯曰：主病之谓君，佐君之谓臣，应臣之谓使，非上下三品之谓也。帝曰：三品何谓？岐伯曰：所以明善恶之殊贯也。"《神农本草经》云"上药一百二十种，为君……中药一百二十种为臣……下药一百二十五种为佐使"，"药有君臣佐使，以相宣摄合和，宜用一君、二臣、三佐、五使，又可一君、三臣、九佐使也"。两书可谓是对"君臣佐使"的详细论述。"方制君臣"与"药有君臣佐使，以相宣摄合和"确有共通之处：二者都指明在方剂中的药物存在某种或某些关系。但两书界定君臣概念的背景不同：《神农本草经》的划分背景为其所记载的 365 味药物，其中的"君臣佐使"主要表现为对药物上、中、下三品的分类；而《黄帝内经》的背景为"岐黄之术"，目的是治病，其所言"君臣佐使"更多是在讨论方剂的组成。诚如王冰注释《素问·至真要大论》时，分别称二者为"服饵之道"和"治病之道"。探讨组方之君臣佐使理论的认知来源，需从君臣佐使的政治制度谈起。

1. 君臣佐使制度初探

"君"字甲骨文写为"𓏾"，从"君"字的构件选择、构形模式、创字意图和本义设定出发，"君"所指代的是这样一类人：他们或持杖操朴，或执斧举钺，或掌握权柄，或操控政务，或手持他物，是发号施令的尊者。关于"君"字的含义，代表性的观点有：《说文解字》云"尊也，从尹，发号，故从口"；《广雅·释言》云"君，群也"；《白虎通》云"君者，群也，群下归心也"；《尔雅》云"林、烝、天、帝、皇、王、后、辟、公、侯，君也"。"君"作为称号，除用来代指国君，还可以用来指代受人尊重的掌权臣。此外，《称谓录》中记载："其子手自注石，称耽为君……是人子自称其父为君。"由此可知"君"被古人广泛用于指代在团体中地位等级高的人，为君者在团体中必定社会权力大，且受人尊崇。

"臣"字的甲骨文为"𓂂""𓂃"，从其不同字形发展出两种解释。一种为许慎的束缚说，其于《说文解字·臣部》"臣"字下云："牵也，事君也。象屈服之形。凡臣之属皆从臣。"另一种为郭沫若的竖目说："人首俯则目竖，所以像屈服之形者。""臣"字早在商朝便被用来指代职官，商王的僚属分为 3 类，其一便为"臣正"，包括臣正、臣、小臣、多臣等官职。由此可知，作为臣的人，地位次于君，拥有的社会权力小于君，并且为君做事。

"佐，助也"，帮助之意。"佐"也是官职称谓，其职能通常承袭其字义而为属官。如春秋战国时，主司工程建筑的县司空的属官称为司空佐史；秦国在王室私产和宫室等处设都，都官的属官称为佐史、啬夫等；《汉书·百官公卿表》云"百石以下有斗食，佐史之秩，是为少吏"，可见佐史也是很早便作为辅助臣官的职官而存在。佐史拥有一定权力，但在臣之下，其主要职能是辅助臣办事。

《说文解字》释："使，伶也。从人吏声。"《尔雅·释诂》云："俾、拼、抨、使，从也。"在甲骨文和金文中使、吏、事为同一字。按照文字发展的规律，使作为一个成熟的形声字，乃为史、吏、事的后起字，其本义是使者，奉君王之命使于四方，后引申出派遣、命令、行使、使唤等义。《春秋》用使字特指天子向诸侯或诸侯向诸侯派遣大夫。《战国策·齐策》载："梁使三反，孟尝君固辞不往也。"从职官体系来讲，《黄帝内经》时代的使主要指奉王命的使者，并非固定的官位。使官作为皇帝特派出去负责某种政务的专官应是在唐以后才出现。

综上，从职官体系来看，在邦国中君为尊者，臣次于君，佐为臣的属官，使为临时设置的称号，并不入职官体系，因此当有君—臣—佐三级结构。倘若将使加进去，则当与臣并列。《黄帝内经》中"主病之谓君，佐君之谓臣，应臣之谓使"的说法，印证了这一结构，即君—臣—佐使。从字义来看，君为尊，臣为屈服，佐为助上，使为受役使的一方，君臣佐使中除君不被役使外，臣、佐、使皆含有助人行事之意。

2. 由君臣佐使政治制度到君臣佐使组方原则

君臣佐使的组方原则来源于君臣佐使的政治制度。邦国中，人们需要遵循一定的组织制度才能运转，方剂也是如此。方剂是邦国职官体系，药是官员，古代医家应用君臣佐使来组成方剂，其配伍原则是基于"一个方剂是一套邦国职官体系"的概念隐喻而形成。

（1）君臣佐使组方原则的隐喻分析

一个稳定而和谐的邦国，其职官体系的成员应在其位，谋其政。君主作为最高统治者，可代表国家，同时权力也最大，可管理国家事务的方方面面。将这一特点映射到方剂中，表现为君药在某种程度上也是方剂的代表，如麻黄汤中麻黄为君药，桂枝汤中桂枝为君药。君药所起的作用在整个方剂中也应当是最大的，即应为针对主病或主症起主要治疗作用的药物。臣的职责在于做好分配给自己的工作，或者辅佐君主，如诸侯掌一方之政，尹、相、三公等臣子直接辅助天子治理国家。映射到方剂中，则体现为臣药一可针对兼病或兼症起主要治疗作用，一可辅助君药治疗主病或主症。佐药与使药的作用特点也是从其对应的官职职能隐喻映射而来，在此不再赘述。正如清代医家韦协梦《医论三十篇·药有君臣佐使》云："君药者，主药也，如六官之有长，如三军之有帅，可以控驭群药而执病之权。臣药者，辅药也，如前疑后丞，左辅右弼，匡之直之，辅之翼之。佐药者，引经之药，从治之药也。引经者，汇众药而引入一经，若军旅之有前驱，宾客之有傧相……使药者，驱遣之药也，若身之使臂，臂之使指，占小善者率以录，名一艺者无不庸，俱收并蓄，待用无遗。"

君臣佐使政治制度与君臣佐使组方原则的隐喻映射见表16。

表16　君臣佐使政治制度与君臣佐使组方原则的隐喻映射

始源域（邦国职官体系）	目标域（方剂）
皇帝、诸侯、王等	君药
臣、臣正、尹、相等	臣药
佐史、啬夫等属官	佐使药
君主数量最少，掌握权力最大，为其所在邦国职官体系的象征	君药味数最少，在方剂中所起作用最大，为其所在方剂的象征
臣数量多于君主，在邦国职官体系中掌握的权力次于君主，辅助君主	臣药味数多于君药，在方剂中所起作用为次，辅助君药
佐、使数量最多，在邦国职官体系中掌握的权力最小，辅助臣	佐、使药味数最多，在方剂中所起作用最小，辅助臣药
君主德才兼备，才能治理好邦国	君药针对主病、主症，方剂才能起效
君需臣辅佐；臣需佐使配合，才能实现职官体系的职能	君药需臣药辅助；臣药需佐使药辅助，才能实现方剂的作用
职官体系中有谏臣，常与君主意见相左，辅佐君主治国	方剂中有反佐药，与君药药性相反，却能帮助君药更好地发挥作用
君臣佐使是一个上下职能体系	君药、臣药、佐使药是一个上下职能体系
可治理国家	可治疗疾病

（2）君臣佐使数目的设定及隐喻分析

君主独掌权柄，群臣共同辅佐，故君药数量少而用量重，臣、佐使药味数多而分量轻。如李杲《脾胃论·君臣佐使法》云："君药分两最多，臣药次之，使药又次之，不可令臣过于君，君臣有序，相与宣摄，则可以御邪除病矣。"早在《黄帝内经》中便有"君一臣二""君二臣三"的说法，亦可从邦国的职官体系中寻找其认知来源。战国时期，社会发展，官僚机构也开始文武分列，出现了文官职首——相，以及武官之首——将。《汉书·百官公卿表》记载汉孝惠帝及汉高后置左右丞相；楚国设官时常在一官之下设左右两个助手，如楚国令尹的辅助即为左尹、右尹，这些都可视作方剂中"一君二臣"或"君二臣四"的始源域。以三为数的官制在商朝已见端倪，如武丁、文丁时代的卜辞有

"王作三屯：右、中、左"，春秋时的三军，秦朝的三公，均为方剂组方中"臣三"的始源域。以五为数的官制见于西周地方政府的组织，曾有"五服""五等"的说法。如《国语·周语》云："夫先王之制，邦内甸服，邦外侯服，侯、卫宾服，蛮、夷要服，戎、狄荒服。"西周分封诸侯的爵位，因封地大小而为公、侯、伯、子、男五等。《周礼·仪礼》即有六官的记载——天官冢宰、地官司徒、春官宗伯、夏官司马、秋官司寇、冬官司空；西周时还有六卿说；秦朝时有九卿制。由此可见，方剂中的"佐五""臣六""佐九"也并非空穴来风。最典型者应属秦朝时便已成熟的三公九卿制，映射至方剂中即为"君一臣三佐九"的用药数目。

3. 君臣佐使的空间隐喻特性

（1）君臣佐使制度的空间隐喻特性分析

空间隐喻大多跟空间方位有关，如上—下、内—外、前—后、开—关、深—浅、中心—外周等，这些空间方位来自我们的身体以及身体与外界环境发生的交互。人类思维中普遍存在着"拥有控制力为上，被控制为下""更多为上，更少为下""社会地位高为上，社会地位低为下""好为上，坏为下""道德为上，不道德为下"的空间隐喻。空间隐喻影响广泛，心理学实验证明，权力概念在一定程度上代表垂直方位的知觉表征。《说文解字》云："君，尊也。"相对而言，臣即为卑。《易传·系辞上》言："天尊地卑，乾坤定矣。卑高以陈，贵贱位矣。"这说明我国古人的认知中同样存在位高者为尊、位低者为卑的空间隐喻。邦国中的"君—臣—佐使"是根据职官体系中成员所处地位的不同所划分的，这种上、中、下的纵向层级分类体系与空间方位的上、中、下相匹配。可以认为，"君—臣—佐使"是依据不同分工及权力大小而划分的三级上下职能体系。根据"地位高为上，地位低为下"的空间概念隐喻，最终形成君为上、臣为中、佐使为下的概念体系。

（2）君臣佐使空间隐喻对药物认知的影响

对邦国君臣任命的认识也直接影响到对方剂中药物君臣的任命。空间上下是相对的，邦国君臣与方剂君臣亦是相对概念。如陶弘景《本草经集注》云："又恐上品君中，复各有贵贱。譬如列国诸侯，虽并得称君制，而犹归宗周。臣佐之中，亦当如此。所以门冬、远志，别有君臣。甘草国老、大黄将军，明其优劣，不皆同秩。自非农岐之徒，孰敢诠正，正应领略轻重，为分剂也。"诸侯对天子称臣，对家臣而言则为君，方剂君臣亦如此。又如《庄子·徐无鬼》云："药也，其实堇也，桔梗也，鸡雍也，豕零也，是时为帝者也。何可

胜言！"根据不同的时机或所主病证，任何药物都可以为帝。《黄帝内经》所
云君臣佐使是基于方证相对而得出的，病证有上、中、下三个层级（主证—兼
证—次要兼证），方剂中的药物也相应地具备上、中、下三个层级（君—臣—
佐使）。君药为针对主症起主要治疗作用的药物，臣药是辅助君药以加强君药
功效之药，佐药配合君药、臣药以加强治疗作用，可称为"方剂对病证作用的
三级梯度隐喻"。

综上，方剂学的"君臣佐使"概念源于古代政治制度，是将邦国的职官体
系投射到方剂的组成方式。引入"君臣佐使"概念以构建方剂内部的关系，是
古代医家制方思路的隐喻性表达。职官体系的君臣佐使根源于空间隐喻，其映
射到方剂，表现为"君—臣—佐使"的三级梯度隐喻，核心是君臣关系。换言
之，君臣佐使组方原则的实质是人类的概念类属思维基于空间隐喻从社会制度
向方剂的映射。

（二）一首方剂是一支军队

中国古代医学著作存在着"用药如用兵"的论述。古代战乱频发，军事理
论与技术逐渐发展成熟，先秦时期便已出现兵家这一学派。医生救死扶伤，对
战争必然有着深刻的具身体会。由于医家所处年代不一，个人经历不同，在论
述时关注的相似点也就有所区别。兹选医家所论数则，略做评述，以备研讨。

《医方集解·凡例》云："古人立方，分两多而药味寡，譬如劲兵，专走一
路，则足以破垒擒王矣。后世无前人之朗识，分两减而药味渐多，譬犹广设攻
围，以庶几于一遇也。然品类太繁，攻治必杂，能无宜于此而不宜于彼者乎。"
用集中兵力来类比集中药力，兵走一路，药亦走一路，如此药寡量多力纯，更
利于疾病痊愈。

《本草蒙筌卷之八·石部·诸水》云："诸水虽分精详，医者未免忽略。投
煎药饵，多失选求。殊不知，用药如用兵。兵之赴敌也，贵择地而屯营垒，苟
弗得其地利，则兵练固精，不能望克敌之捷报，犹药之治病也，贵择水而煎汤
液，若非合其水性，则药制虽妙，亦难收愈病之全功。此理势自然，不待辩而
可明也。水之为用，宁不谨乎？"煮药之水的选择正如屯营筑垒的位置选择：
驻地选择不当，不利于军队破敌制胜；煮药之水选择不当，则不能很好地发挥
所用方剂的作用。

《伤寒论条辨·或问》云："问用药，曰用药如用兵。兵非可玩之器，文修
武备，盛世长策，无事而动，不惟徒取费耗，殆将启衅招尤，事不容已，兵兴
师出，我既为师，彼则为敌，大敌在前，必察其情。虚实真伪，得其情而可以

无疑矣。毋骄兵以轻敌，毋慢兵以失机，顺天时，因地利，率人和，承物宜，旗鼓严明，士卒用命，有定谋，有成算，整行阵，饬奇正，然后战胜攻取可必。不则懂懂御敌，其不败也鲜矣。易曰：师出以律，否减凶。不知此，不足与言用药之义。"方有执借用军事语言生动阐释了用药如用兵这一隐喻。

《周慎斋遗书·用药权衡》云："用药如用兵，医之有方法，如兵之有军法也。医用药而无准绳，犹将之用兵而无纪律也。凡用药须择一味为主帅，其余分佐使而驱用之。"医法就如兵法，兵法指导用兵作战，医法指导用药。一军之中有主帅，一方之中有主药。

《外科症治全生集·诸药法制及药性》云："夫用药如用兵也，兵有勇猛，药有燥烈。烈药经制则纯，勇兵经练则精。兵精破贼不难，药纯治病易愈。苟炮制不妥，犹勇兵之武艺未备也。今人不精于制，而视性之烈燥者畏之如虎，反诿之曰：非徒无益，惟恐有害。予初读药性，继攻炮制，然药之性，古今之议未远，炮制之法却有不同。予留心四十余年，深得其法，用之功灵效速，万无一失，始悉烈药之力如勇兵，制药之方如演武也。因古书独于烈药之处未详，是以录登是集，为炮制之补遗云尔。"本草之药性正如士兵之品性，药物需炮制正如士兵需历练。

《留香馆医话》云："用药如用兵，选药如选将，既如上述。然兵非久练，将非素信，犹难操必胜之券也。兵在精而不在多，将在谋而不在勇，用药之法亦然。非习用之药，勿好奇而轻试；非必要之品，弗好多而杂投。君药直捣其中坚，佐使谨防其窜扰，多至十二三味足矣。若头痛医头，脚痛医脚，多多益善，枝枝节节而为之，则牵制既多，动辄掣时，安望其有成功也？"药如兵，在精不在多，主药犹如主将，应直指主症。

二、代表方剂的隐喻分析

如前所述，自成无己注解《伤寒杂病论》后，中医学家对于方剂的诠释不断发展，至清代趋于成熟和完备。故下文借助清代医方著作《删补名医方论》等书之方解，揭示古代医家的制方理论，并从隐喻认知的角度解读代表性方剂的组方用药思路。

1. 麻黄汤

麻黄汤由麻黄、桂枝、杏仁、甘草四味药组成。其中，麻黄为君，桂枝为臣，杏仁、甘草为佐。四药有升有降，分工合作，祛邪于外。麻黄汤不用姜、枣，不需啜粥，说明与桂枝汤相比，麻黄汤所治疗的病证正气津液更为充足，故而不需藉汗于谷。除君臣佐使外，麻黄汤的组方与运用还涉及"疾病是战争"与"用药如用兵"的隐喻。《三国志·魏书·郭嘉传》云："兵贵神速。"麻黄汤纯阳发散犹如单刀直入之将，一战成功。相较于桂枝汤，麻黄汤更加迅猛。虽人体正气尚充，但交战亦是对自身的消耗，一战不当不可再战，汗后不解也不可再用麻黄汤。

2. 真武汤

《删补名医方论》云："真武者，北方司水之神也，以之名汤者，借以镇水之义也。夫人一身制水者脾也，主水者肾也，肾为胃关，聚水而从其类，倘肾中无阳，则脾之枢机虽运，而肾之关门不开，水即欲行，以无主制，故泛溢妄行而有是证也。用附子之辛热，壮肾之元阳，则水有所主矣。白术之苦燥创建中土，则水有所制矣。生姜之辛散，佐附子以补阳，于主水中寓散水之意。茯苓之淡渗，佐白术以健土，于制水中寓利水之道焉。而尤妙在芍药之酸收，仲景之旨微矣。盖人之身阳根于阴，若徒以辛热补阳，不少佐以酸收之品，恐真阳飞越矣。用芍药者，是亟收阳气归根于阴也。"

宋代避圣祖"赵玄朗"之讳，改玄武汤为真武汤。基于人体之水与自然之水的相似性，古人将治理自然界水患的经验移植到医学理论中。以上对真武汤的解释，便为我们描述了治理人体之水的过程。古人认为自然界主水的是北方真武（玄武），故以"真武"命名能够治疗水证的真武汤。真武汤所治的水更像是泛滥之洪水，水不行常道，故导致咳嗽、小便利、下利、呕吐等症状。《礼记·月令》言："命司空……修利堤防，道达沟渎，开通道路，毋有障塞。"古时有司空修筑堤防，管理河流。中医学家应用辛热之附子壮肾阳，辛散之生姜佐附子以补阳，淡渗之茯苓，佐白术以健土，酸收之芍药敛阴护阳。其中，茯苓淡渗水湿似沟渎，白术健脾培土为堤防。

3. 通脉四逆汤

通脉四逆汤出自《伤寒论》："少阴病，下利清谷，里寒外热，手足厥逆，脉微欲绝，身反不恶寒，其人面色赤，或腹痛，或干呕，或咽痛，或利止脉不出者，通脉四逆汤主之……其脉即出者愈。"

"里寒外热"是如何被知道的呢？相对于体表，肠胃为里，于是"下利清谷"被认为是里寒。里寒又是怎么来的？做饭必须有火力的参与，才能将水和米变为粥饭。正常情况下，人体消化水谷精微，需要脾胃的运化，脾胃的功能就像火一样。如果下利清谷，水谷未被消化，则表明脾胃温化水谷的功能没有发挥，这种脾胃"火力"不足的状态，便被称为"里寒"。"身反不恶寒，其人面色赤"被认为是"外热"，因为中医赋予"赤色"热的属性。但是，这里仍有问题需要解决。其一，手足和面部都位于体表，但是手足表现出来的"厥逆"与面部表现出来的"色赤"并不一致。厥为手足逆冷之意。此处为何只将"面色赤"作为判断"外热"的标准？其二，既然是"里寒外热"，为何只针对"里寒"施予通脉四逆汤，而没有给予治疗"外热"的药物或方剂？通脉四逆汤是如何治疗"里寒外热"的？这里涉及中心边缘模式：相对于体表，脾胃更接近于人体的中心，脾胃的症状需要优先解决；相对于四肢远端，头面部更接近人体的中心，头面部的表现需要优先考虑。依据以上原则，医家对人体各部重要性的排序是：脾胃＞头面部＞四肢末端。因此，出现面色赤时，手足厥逆可以暂时不用考虑；相对于外热，里寒才是急需解决的问题。

4. 防风通圣散

《删补名医方论》云："防风、麻黄解表药也，风热之在皮肤者，得之由汗而泄。荆芥、薄荷清上药也，风热之在巅顶者，得之由鼻而泄。大黄、芒硝通利药也，风热之在肠胃者，得之由后而泄。滑石、栀子水道药也，风热之在决渎者，得之由尿而泄。风淫于肺，肺胃受邪，石膏、桔梗清肺胃也。而连翘、黄芩，又所以祛诸经之游火。风之为患，肝木主之，川芎、归、芍，和肝血也。而甘草、白术，所以和胃气而健脾。"可知古代医家将人体看作一个大的容器。这个大容器由很多小容器和容器之间的管道组成。因此在去除体内异物时，总是采用就近原则，将异物从距体外的最近管道去除。尽快去除邪气，能够防止疾病传变，减少对人体的损伤。防风通圣散所治疾病是由于风热寄居人体各处，故使用防风、麻黄、荆芥、薄荷、大黄、芒硝、滑石、栀子等药物使各容器内的异物消除，以恢复正常状态。

5. 痛泻要方

《医林纂要探源》云："此治痛泻不止也，责之肝木乘脾。白芍固以泻肝，而陈皮、防风则补肝药。肝木既有余，而又用此何也？曰泻之者，泻其乘脾也；补之亦使之不至于乘脾也。譬之林木，繁密冗杂，落叶秽积，则水湿壅而不消，故芍药以泻之，所以芟夷芜秽而水湿不留也；其有嘉木则益为培植，以使之畅茂条达焉。木既条直上达，则枝叶扶疏，而自不至于下壅，土气亦益舒不留湿矣。故陈皮、防风以升之，亦所以和脾而去湿。今人多以陈皮、防风为泻木，又谓防风为理脾引经要药，殆不然矣。水泻不止，故甘以补之；痛泻不止，故辛以行之。皆主于理脾去湿而已。"

这段话用自然界林木中的不同状态解释痛泻要方中为何既用泻肝药，又用补肝药。如"繁密冗杂,落叶秽积,则水湿壅而不消"一句,用局部枯木堆积来解释水湿壅滞之原因。繁密冗杂的林木之下有积水不去,乃是由于残枝败叶阻挡了水的去路。这种现象映射到人体,林木下的积水即为泄泻,残枝败叶即为失于疏泄之肝脏,处于积水状态的土壤即为人体之脾胃。"芍药以泻之,所以芟夷芜秽而水湿不留也。"芟夷为除草或铲除之义。本方通过芍药平泻肝木,使得肝脏疏泄恢复正常。另用培植树木、使其条达而不壅滞留湿解释用陈皮、防风补肝之理:"其有嘉木则益为培植,以使之畅茂条达焉。""木既条直上达,则枝叶扶疏,而自不至于下壅,土气亦益舒不留湿矣。故陈皮、防风以升之,亦所以和脾而去湿。"通过陈皮、防风的辛散之性,将脾胃湿土中多余的水气排掉,恢复正常的脾胃功能,脾土得健,则肝木条达,亦有利于肝脏的正常疏泄。

6. 左金丸

《删补名医方论》云:"治肝脏火实,左胁作痛。左金丸独用黄连为君,从实则泻子之法,以直折其上炎之势;吴茱萸从类相求,引热下行,并以辛燥开其肝郁,惩其捍格,故以为佐。然必本气实而土不虚者,庶可相宜。左金者,木从左而制从金也。"

方解认为左金者,木从左而制从金。《素问·刺禁论》云"肝生于左,肺藏于右",然肝脏实际位于右胁。张景岳云"肝木旺于东方而主发生,故其气生于左",指出肝气于左侧升发。太阳东升西降,人面南而立时,太阳左升右降,左与东方相联系,进而与肝木相关。因此,肝脏火实,左胁作痛。制从金,为金克木之意,从金之制以泻肝火。"实则泻子"指的是用君药黄连泻心火。吴茱萸为大热之品,正好佐制黄连之大寒。当黄连通过清心火来泻肝的时候,部分多余的热则由吴茱萸引向下行,同时疏通肝的郁滞。故吴茱萸的"辛燥开其肝郁"与"引热下行"是连贯的。

三、方剂隐喻重描的意义

方剂理论中最具代表性的是君臣佐使理论。方剂似乎并不是在制方理论产生后而产生的,恰恰相反的是,制方理论具有一定的滞后性——它因解释方剂才得以发展。因此,制方理论更多的是方释理论,而不是指导如何创制方剂的理论。那么这样一种相对滞后的方剂学理论,可以指导我们创制新的方剂吗?如果可以,它又是如何发挥作用的呢?所制方剂的有效性如何检验和保证呢?

科学哲学家伊姆雷·拉卡托斯在《科学研究纲领方法论》中指出:"在一个

进步的研究纲领中，理论导致发现迄今不为人们所知的新颖事实。相反，在退化的研究纲领中，理论只是为了适应已知的事实才被构造出来的。"那么，中医制方理论是一个进步的研究纲领，还是一个退化的研究纲领？

　　医方著作以马王堆出土的《五十二病方》最古，制方理论的系统应用则可追溯到金元时期的《注解伤寒论》，在此之后出现了大量的经典方剂，它们是如何产生的呢？换言之，医家在创制方剂时是如何思考的，或者说医家是如何创制方剂的呢？值得关注的是，在方剂不断被解释的过程中，形成了一个个相对固定的隐喻。透过它们，我们可以重新勾勒出古人的生活世界，体会隐藏在这些隐喻背后的古人对人体与疾病的认识。

第十二章 中医病证的隐喻分析撮要

第一节 肺痿

　　肺痿，指肺叶痿弱不用，临床以咳吐浊唾涎沫为主症，为肺脏的慢性虚损性疾患。肺痿病名最早出自《金匮要略》。《金匮要略·肺痿肺痈咳嗽上气病脉证治》云："寸口脉数，其人咳，口中反有浊唾涎沫者何……为肺痿之病。"孙思邈在《备急千金要方·肺痿门》中提出生姜甘草汤可治虚寒肺痿。王焘在《外台秘要·肺痿门》中指出用炙甘草汤治"肺痿涎唾多，心中温温液液者"。此外，喻嘉言《医门法律·肺痿肺痈门》、叶天士《临证指南医案·肺痿门》、尤在泾《金匮要略心典》、张璐《张氏医通·肺痿》等对肺痿亦有精彩论述，丰富了肺痿的治法和方药。

　　《素问·五常政大论》云："阴痿气大衰而不起不用。"《灵枢·经筋》言："经筋之病，寒则筋急，热则筋弛纵不收，阴痿不用。"现今多将"阴痿"称为"阳痿"，即勃起功能障碍，是一种"筋弛纵不收"的状态。《金匮要略·中风历节病脉证并治》云："骨伤则痿，名曰枯。"古人常用"痿"表示萎缩状态。秦汉时期记录肺痿的文献只有《金匮要略》，那么张仲景又是如何认知肺痿的发生机制呢？基于上述"痿"的讨论，可知其认知肺痿有两个可能途径：一是由自然界草木之"萎"推及人体之痿；二是由可见身体部位之"痿"推测不可见部位之痿。《灵枢·五变》中的"夫木之早花先生叶者，遇春霜烈风，则花落而叶萎；久曝大旱，则脆木薄皮者，枝条汁少而叶萎"，描绘了一幅关于自然之"萎"的生动画面。草木在低温或高温的状态都会枯萎，导致其枯萎的两大因素是水和温度。源于人与自然界的相似，自然界水分不足可使植物枯萎，古人由此认为人体中津液不足则会导致脏腑"枯萎"。也就是说，古人并未真的看到肺脏"枯萎"，而是将肺脏看作自然界的植物，将自然界植物干枯萎缩的状态映射到肺脏，所以推断肺叶痿弱不用。另外，《金匮要略·肺痿肺痈咳嗽上气病脉证治》曰"热在上焦者，因咳为肺痿""肺痿吐涎沫而不咳者，其人不渴，必遗尿，小便数，所以然者，以上虚不能制下故也。此为肺中冷"，可见无论上焦有热，还是上焦虚寒，均可导致肺脏羸弱不用之肺痿。

肺痿隐喻映射见表17。

表17　肺痿隐喻映射

肺痿	始源域 P	目标域 S
病因 病机	水液匮乏，草木枯萎	津液不足，肺叶萎缩
	土地贫瘠，枝叶萎黄	气血不足，肺萎不布
	气温过高，枝叶干枯	阴虚有热，肺叶萎缩
	气温过低，枝叶低垂	肺脏虚寒，肺叶不张
治则 治法	天降甘霖，万物润泽	补养阴液
	灌溉土壤，作物生长	补养气血
	气候温暖，枝叶繁茂	温补肺脏

第二节　鼻鼽

鼻鼽最早记载于《礼记·月令》："季秋行夏令，则其国大水，冬藏殃败，民多鼽嚏。""季秋行夏令"说明此病多发于气候异常之时。中医文献中的鼻鼽首见于《素问·脉解》中："所谓客孙脉则头痛鼻鼽腹肿者。"《素问玄机原病式》云"鼽，出清涕也"，"嚏，鼻中因痒而气喷作于声也"。目前中医将鼻鼽定义为以阵发性和反复性的鼻痒、打喷嚏、流清涕为主要特征的鼻病，呈季节性发作。

从鼻鼽的症状特点分析，嚏作为鼻鼽最主要的症状，是"鼻中因痒而气喷作于声也"。人们大都有这样的生活体验：当微风吹过肌肤时有一种微微作痒的感觉。刘完素对鼻鼽症状的描述非常形象，让人联想到风在鼻腔里的情形。中医学中"风"的特点是"善行而数变"，这与鼻鼽阵发性、反复性发作的特点类似。鼻鼽好发于多风的季节，故中医学家认为其发病与风有关，其病因病机与辨治也不离风邪。

鼻鼽的临床表现特点与风的特征具有相似性，这种相似性是人们认为鼻鼽源于风的认知依据。基于此，古人认为鼻鼽的形成机理犹如风之形成过程，将人体与环境之间的寒热变化进行映射。自然界中既有冬季转春季，即冷转热形成的风，也有秋季转冬季这种热转冷形成的风。因此，映射在人体之中，也就有体质寒而外界环境热与体质热而外界环境寒所致的两种鼻鼽类型。外界环境的寒可以是季节转换时气温骤降的风寒，也可以是人为因素，如空调的冷气等；人体的热可以是正常人体的阳气，也可以是阴虚型和湿热型体质。同理，外界环境的热可以是季节转换中的气温骤升，或者是人为因素，如穿着太厚，人体的寒可以是患者素体阳虚或者痰湿的体质。

鼻鼽的辨证关键不在于病因是寒还是热，而在于是否存在寒热对立的病机。因此，治疗本病的关键在于"和"，即根据前文对病机的隐喻分析，针对可能形成冷热对立的两方面因素进行治疗。首先，由于肺开窍于鼻，肺主皮毛，治疗上总以治肺为主。针对体质以治本，针对外界诱因以治标。肺气虚寒而感受热邪者，以温肺益气的治法为主，佐以少量发散风热之药，选用温肺止流丹加减治疗。正如《辨证录》所言"此方气味温和，自能暖肺"，"肺既寒凉，得温和而自解"。针对肺热、肺燥而感受寒邪者，治法则宜采用辛凉润肺为主，少佐发散风寒之药，可采用桑菊饮加减治疗。

其次，这种寒热对立还可以由饮食诱发。脾胃先受病，影响肺系，从而导致鼻鼽，正如《素问·咳论》所言"其寒饮食入胃，从肺脉上至于肺则肺寒"。肺与脾关系密切，脾胃的寒湿水饮也会引起肺系疾病。一种情况是体内有寒痰水饮等病理产物，得温热相助，人体阳气恢复，则通过喷嚏将寒气排出，即"阳气和则嚏"；另一种情况则是体内胃火偏盛，摄入生冷食物导致鼻鼽。这两种情况治疗时各有侧重。其中，病机以脾胃不和为本，外界诱因为标。基于此，前一种情况的治疗以温脾化饮为主，可选苓桂术甘汤配以少量清热之药；后一种情况则宜以清利湿热为主，少佐温阳化饮之药，可以清胃散为主。但要注意在温脾化饮时，避免选用过于辛温燥烈的中药；清利湿热时，避免选用过于苦寒泻下之药。如此相对温和地用药，才不致使人体与药物的寒热差异过大，从而形成对立因素，加重鼻鼽症状。

最后，人体自身的气血变化也会引起某些对立因素的产生。比如，情志刺激可以引起肝阳上亢，久则下焦肝肾精血耗伤，可能会导致上热下寒，或者阴虚阳亢，出现鼻干、鼻痒，甚至反复发作的喷嚏、流涕等。此时人体的气血状态可与外界气候中风寒湿或者饮食寒凉等因素对立，病机根本在于自身气血的失衡。针对以外感风寒湿为诱因者，除了选用发散之药治标以外，还要选用补肾潜阳的方药以治本，如肾气丸加平肝潜阳的生牡蛎或白芍等；针对以饮食寒凉为诱因的情况，温脾化饮以治标，后期还需养阴潜阳、填精补髓，如桂枝加龙骨牡蛎汤与肾气丸合用。

鼻鼽隐喻映射见表18。

表18　鼻鼽隐喻映射

鼻鼽	始源域 P	目标域 S
病因病机	气候由冷转热或由热转冷易形成风	体质寒而外界环境热，或体质热而外界环境寒易导致鼻鼽
治则治法	寒热温差变小则不易形成风	体质寒：温肺散寒、温脾化饮 体质热：辛凉润肺、清利湿热

第三节　瘾疹

瘾疹一词最早见于《素问·四时刺逆从论》，云："少阴有余病皮痹隐轸。"中医外科学定义本病为以皮肤作痒，时起风团疙瘩，发无定处，时隐时现，消退后不留痕迹为特征的皮肤病。此病与历代医家提出的"鬼风疙瘩""风疹块""赤白游风"等病的临床表现接近，可归属为一类。

瘾疹的临床表现特征让人容易联想到自然界风的特点，如风善行而数变，停止后无影无踪。因而古代医家很可能会根据自然界对风的理解和经验来认知瘾疹，想象在人体表面、皮肤腠理之上也有风的流动，即以自然界的风象类比人体皮肤表面的风象，将自然界风象的特点映射到人体。如前所述，自然界风的形成主要是因冷、热空气的对流，是性质相反的两个因素的交替与冲突。从这样的始源域出发重新看待人体瘾疹病机，可知发生瘾疹的人很可能机体内本有内邪，故当外界的风邪性质和体内气血的寒热性质相反时，发为瘾疹的可能性较大。

此病虽然主要与风邪有关，然而风邪袭表入里，多夹杂寒、湿、热、燥等邪气，当这些邪气与气血相搏阻碍气血运行时，导致的瘾疹表现也有所不同。在自然界中，不同季节的风具有不同的特点：或春风拂面，如"吹面不寒杨柳风"；或寒风刺骨，如"北风卷地白草折"；或风雨交加，如"夜阑卧听风吹雨"。季风是一种由于海陆热力差异或气压差，风带随季节移动而引起的大范围地区的盛行风随季节而改变的现象。自然界这一现象的存在很可能是中医学风寒、风湿、风热、风燥的认知根源。如果从季节交替产生的不同的风来解释不同的病因，即将不同季节之风对应为不同的风邪，有助于重新认识瘾疹的病因与治疗。

举两个季节之风的例子以说明之。如冬春交际，天气回暖之时，冬季的寒气遇到春天的暖风。这一现象映射于人体，即表现为当人体体质偏于寒性，或者素有寒湿之气在体内，而外界突然转暖。这时如果感受外界风热邪气，则有可能出现瘾疹。因为热是诱因，这种瘾疹的临床表现以赤色的游疹为主。同理，秋冬交际，此时若冷空气突然来袭，就会发生秋风肃杀或者霜降突袭等自然现象。将以上现象映射于人体则为如果患者平素阴虚内热，突然感受外来风寒邪气，则有可能出现瘾疹。从人体感受邪气的角度称其为风寒，临床中主要以白色疹为主。再进一步拓展，如果感受的是风寒邪气夹湿，或者是在前一种情况中，风热邪气中夹杂燥气，在病因角度上就可以归为风湿或风燥邪气。还有一种情况，如果风热日久郁而形成热毒，并进一步向营血分发展，就可能变为热毒证或是瘀血证。

根据风象和季节交替之风的隐喻，瘾疹的治法需把握矛盾冲突的两方面因素，即原有季节的气候和即将来临的季节之风。在无法看到人体及体表发生的一系列变化时，古代医家在治疗过程中，一方面针对体质和营卫气血，另一方面则针对外界的外感风邪，并根据风象的具体情况，判断是风寒、风热、风湿，还是风燥。故古代医家一方面调和体质与营卫气血，另一方面选用疏风清热解毒，或疏风散寒除湿等治法。

治疗瘾疹的代表方为《外科正宗》之消风散。从隐喻角度看此方的配伍，可以想象为针对某个多风的地方进行环境和气候的治理。方剂中的药物大体可以分为两部分：一部分针对外感之风，另一部分针对体内营血亏虚。再进一步分类，治疗外因风邪的药物有四组：荆芥、防风针对风寒；蝉蜕、牛蒡子针对风热；知母、石膏针对风热以及进一步形成的内热、内燥；木通、苦参、苍术配合祛风的药物针对风湿。这几组药对的作用就相当于调节季风，而且涉及不同种类的风。与此同时，苍术和甘草配伍以健脾化湿；火麻仁、当归、生地黄都是养血润燥的药物。养血的目的是改善体质防止内风，相当于植树造林以防风固沙。除湿可防止外风与湿邪结合形成风湿邪气。纵观此方，是通过内外风合治的方法达到祛风的目的。

瘾疹隐喻映射见表 19。

表 19　瘾疹隐喻映射

瘾疹	始源域 P	目标域 S
病因 病机	自然之风，善行而数变	红色或苍白色的皮肤团块凸起，时隐时现，发无定处，退后无痕
	季节交替，气温骤变，风雨交加	人体自身与外界病理因素冲突
	冬春交际	风热（风燥）之风象
	秋冬交际	风寒（风湿）之风象
	气候干旱，土地皲裂，风沙四起	阴血不足，血虚生风
治则 治法	植树造林，防风固沙	养血润燥，祛风止痒
	风雨过后，风平浪静	疏散外风，疏风解表
	湿度、温度适中时无风	除湿祛热，调和气血

第四节　痞满

痞满之名首见于《素问·至真要大论》，云："太阳之复……胸膈不利，心痛否满。"《诸病源候论·痞噎病诸候》进一步阐述了痞满的病位病机"其病之候，但腹纳气结胀满，闭塞不通"，"诸否者，营卫不和，阴阳隔绝，脏腑否塞而不宣，故谓之否"。《兰室秘藏·中满腹胀》概括其成因："脾湿有余，腹满食不化"，"或多食寒凉，及脾胃久虚之人，胃中寒则胀满，或脏寒生满病"。在无法得知机体内部运作机制的情况下，古人如何认知痞满的病机？《增韵》言："痞，气隔不通。"《说文解字》曰："满，盈溢也。"可知痞满一词蕴含受纳过多，堵塞不通之意，体现出"容器—管道"这一基本隐喻。

古人将脾胃视作"容器—管道"的连接体，脾胃功能的描述在此基础上展开。《灵枢·师传》中将脾胃关系概括为："脾者主为卫，使之迎粮。"沈金鳌亦曰："脾者，后天之本，四脏皆赖其煦育也。其职主为胃行精液，掌太仓之运量。"胃腑如"太仓""水谷之海"，受纳水谷，并将其腐熟为精微；脾脏迎太仓之粮，助胃腑消水谷、"行精液"，即掌水谷精微之"运量"，将其转输出去，最终灌脏腑经络以长养机体。我们可以运用"容器—管道"隐喻解读脾胃"受纳—运化""脾升胃降"的功能。容器、管道的正常运输，首先，需起始端容器内有物可运；其次，管道需保持通畅；此外，容器和管道端口应有动力源。同样的，在正常生理过程中，胃受纳水谷并腐熟，脾运化其精微，在脾升胃降的气机推动下纳运有度。动力是维持管道运输的关键，同理，脾升胃降的气机正常是脾胃功能正常的前提。

《景岳全书·痞满》言："痞者，痞塞不开之谓；满者，胀满不行之谓。"根据"容器—管道"隐喻，运输量适中时，管道可以轻松完成运输；当运输量增加时，既可以增加动力，也可以减少物体与管道之间的阻力，使原本不通畅的管道能够正常运输物体；运输量若进一步增加，则可能发生淤堵，增加动力或减少阻力均不能使之恢复，这时就需要对管道进行疏通。痞满的脾胃气虚、饮食不节、表邪入里、痰湿阻滞、胃阴虚等病因病机正如导致容器或管道的贮藏、运输出现障碍的种种原因，具体的隐喻映射分析如下。

《杂病源流犀烛·肿胀源流》指出："痞满，脾病也。本由脾气虚及气郁不能运行，心下痞塞填满，故有中气不足，不能运化而成者。"这说明脾虚可致痞满。脾虚致痞，乃因脾失于健运，运化无权，不能为胃行津液，脾胃气机郁结于心下而痞塞。在"容器—管道"隐喻中，容器内物质通过管道运输，倘若管道运输动力不足，无法运容器内物质，便会造成容器与管道的堵塞。

《素问·痹论》曰："饮食自倍，肠胃乃伤。"这说明饮食失节会损伤肠胃功能。叶天士指出，"脘膈痞闷，不饥食减，大便不爽，乃气滞于上"，"气阻脘痹，饮下作痛，当开上焦"。过饱导致胃腑受纳过度，会壅遏上焦气机，"气不得上下"，胃失通降而脘膈痞闷，就如盛满水的茶壶无法顺利倒出茶水一样。此时只有打开气孔即"开上焦"，才能使气机通畅，茶水得出，腑气得通。

《素问·举痛论》曰："寒则腠理闭，气不行，故气收矣。"《景岳全书·痞满》言："凡寒邪感人者……稍深则传入胸次，渐犯胃口，即不能饮食，是亦痞之类也。"由于寒邪收引，气不行反聚会占据胃腑空间，影响受纳。《素问吴注·风论四十二》言："胃主受纳水谷，胃受风则气上涌，故食饮不下，鬲塞不通。"风性浮越导致胃腑气机上逆，故饮食不下。寒性收引，使胃腑空间收缩，胃腑收缩致满。因此，表邪入里时，无论寒性之收引使气聚充塞，或者风性之上涌使气逆，皆能使胃失受纳，表现为心下痞满。古人对表邪入里致痞满病机的认识，来源于容器的空间被占据，失于受纳的生活体验。

《类证治裁·痞满》云："噎膈痞塞，乃痰与气搏，不得宣通。"《张氏医通·痞满》曰："肥人心下痞闷，内有湿痰也。"当痰湿困脾时，痰与气结，阻遏气机，造成脾胃通降失常，也是痞满的一个成因。常态下，管道运输流体应流畅无阻，但当流体中掺杂沙石等固体杂质时，日积月累则可能导致管道堵塞。痰湿于脾胃，犹如沙石杂质于管道，会影响甚至阻碍管道运输。

《临证指南医案·胸痹》言，"有肺胃津液枯涩，因燥而痞者"，"凡遇察质木火之体，患燥热之症，或病后热伤肺胃津液，以致虚痞不食……故先生必用降胃之法，所谓胃宜降则和谐……不过甘平，或甘凉濡润，以养胃阴，则津液来复，使之通降而已矣"。胃阴不仅能助水谷腐熟，还有利于传导通降。燥痞因于胃肠干涩，失于濡润，胃肠传导不利，通降失司致使糟粕停滞。给管道添加润滑剂，减少物体与管道之间的阻力，即以滋阴增液之法濡润胃肠，糟粕下行顺畅，痞证自除。

再以痰湿阻滞为例，病情尚轻时，如同管道堵塞不甚，可增加运输动力提高流速以带出沙石杂质，故健脾助运即可消痞。但当沙石淤堵较重时，增加流速也已冲刷不掉杂质，此时就需要对管道进行疏通，即需配伍祛湿化痰药。如此一来，痰湿阻滞型痞满就有健脾助运、化痰除湿以及健脾与化痰结合的三种治疗思路。至于何时用何种治法，依具体病机而定。这便是追溯认知根源以启发治法治则选择之示例。

痞满隐喻映射见表 20。

表 20　痞满隐喻映射

消渴	始源域 P	目标域 S
病因病机	管道运输动力不足	脾失健运
	茶水难以倒出	腑气不通
	异物占据容器，容积变小	邪气入里
	管道堵塞	痰湿阻滞
	管道滞涩	胃阴不足
治则治法	增加动力	健脾助运
	提壶揭盖	宣通上焦气机
	清除异物	祛邪外出
	疏通管道	化痰除湿
	润滑管道	滋阴增液

第五节　消渴

　　消渴是以多饮、多食、多尿、形体消瘦，或尿有甜味为主要临床表现的病证。《素问·奇病论》云"肥者令人内热，甘者令人中满，故其气上溢，转为消渴"，《灵枢·本脏》谓"心脆则善病消瘅热中"，《灵枢·五变》言"怒则气上逆，胸中蓄积，血气逆留，髋皮充肌，血脉不行，转而为热，热则消肌肤，故为消瘅"，可见《黄帝内经》认为消渴与饮食、体质、情志等密切相关。《金匮要略·消渴小便不利淋病脉证并治》将消渴的发病机理归结于胃热肾虚，由胃热亢盛、耗伤津液，或肾虚阳衰、蒸腾气化无力所致。《儒门事亲·三消之说当从火断》提出，"入火之物，无物不消"，"消之证不同，归之火则一也"，认为消渴主要责之于火热炽盛、消灼津液。

　　消渴的发生与禀赋不足、饮食失节、情志失调、劳欲过度等有关。消渴的病机多为阴津亏损、燥热偏盛，以阴虚为本、燥热为标，两者互为因果，阴愈虚则燥热愈盛，燥热愈盛则阴愈虚。具体而言，消渴的病机包括火热炽盛，耗伤津液；肾气不足，水液失于蒸化；脾虚失运，津液输布不利等。因此，清热润燥、养阴生津为消渴的治疗大法，针对不同病机，又可分别治以清热泻火、温补肾气、健脾运脾等。

　　古代医家从不同的角度来认知消渴的发生与治法。农业耕种与气候息息相关，天气炎热则土地干旱；若天气转阴降雨，土地将恢复润泽。类比于人，口渴欲饮水则很可能是由火热炽盛、耗伤津液所致，因此治以清热润燥，代表方为白虎加人参汤或玉泉丸、玉液汤等。日常生活中，当人们蒸煮食物时，不难发现若釜底无火，即便锅中有水，锅盖也是干的，这是因为锅中的水需要借助釜底之火才能向上熏蒸。同样的，人体若出现口渴欲饮的症状，则可能是肾气不足，津液失于蒸化，应治以温补肾气或温补命门之火，代表方为金匮肾气丸或右归饮、右归丸等。古人用水转筒车灌溉农田，筒车相当于水利枢纽，可以将水从河中灌入田中，从而使农作物生长，若筒车轮轴出现故障，无法转动灌水，农作物会因缺水而干枯。相应的，人体亦可能因为脾虚失运，水液输布不利，出现口渴欲饮，应治以健脾运脾，代表方为滋膵饮。

　　消渴隐喻映射见表21。

表 21　消渴隐喻映射

消渴	始源域 P	目标域 S
病因病机	天气炎热，土地干涸	火热炽盛，耗伤津液
	釜底无薪，锅盖干燥	肾气不足，津液失于蒸化
	缺乏动力，水液不能流动	脾虚失运，水液输布不利
治则治法	天气转阴，降雨润泽	清热润燥
	釜底加薪，水液蒸腾	温补肾气
	修理枢纽，恢复运转	健脾运脾

第六节　痹证

　　痹证是风寒湿热等邪气引起的以肢体关节疼痛、酸楚、麻木、重着以及活动障碍为主要临床表现的病证。《素问·痹论》根据病邪偏胜提出行痹、痛痹和着痹。除此之外，《金匮要略》中的湿痹、历节病，《备急千金要方》《外台秘要》中的白虎病，《太平圣惠方》《圣济总录》等书中的热痹，《兰室秘藏》《丹溪心法》中的痛风均是以肢体关节疼痛为主要临床表现的病证，因此皆属于痹证范畴。

　　痹证的基本病机是经络阻滞，气血运行不畅，根据临床表现可分为风寒湿热痹、痰瘀痹阻和肝肾亏虚三个证型，其中风寒湿热痹根据病邪的偏胜又可分为行痹、痛痹、着痹和热痹。痹证的治疗以通络为基本原则，由于不同证型的病机不同，采取的具体治法亦不同。人体经脉气血的痹阻不通可类比于河流闭塞不通。当河流发生堵塞时，当务之急是疏通淤塞，其核心任务就是清理淤泥，映射于痹证的治疗即是疏通经脉气血的痹阻。当发生堵塞的河道完成清淤之后，就要进行多种多样的疏浚后的必要防护工作。

　　若为风寒湿热等邪所致，治以祛邪通络，并根据病邪的不同选取不同的方剂，如同有外来的异物阻塞河流，应清除异物以疏通河道，而堵塞的异物形态质地不同，则应根据具体情况选择不同的疏通措施。风邪偏胜之行痹，选取防风汤以祛风通络；寒邪偏胜之痛痹，选取乌头汤以温散寒邪；湿邪偏胜之着痹，选取薏苡仁汤以除湿通络；热邪偏胜之热痹，选取白虎加桂枝汤以清热通络。

若为痰浊瘀阻所致，治以泄浊化瘀，如同容易蓄积淤泥的河道要定期进行清淤作业。常用方剂为桃红饮。方中桃仁、红花、当归尾、川芎等活血祛瘀，祛风利痹，使得血脉通，疼痛止。

若为痹证缠绵日久，累及脏腑，则治以健脾补肝益肾，如同地势相对较低的河道，河水蓄积不易流通则容易产生淤泥，此时应对该处河道进行底部的衬砌工作。方用独活寄生汤、黄芪桂枝五物汤等。脾胃健运则痰浊得以运化、新血得以化生，血脉畅通、肝肾得补则筋骨得养，痹痛自除。

痹证隐喻映射见表 22。

表 22　痹证隐喻映射

痹证	始源域 P	目标域 S
病因病机	河道堵塞，水流不痛	经络阻滞，气血运行不畅
治则治法	疏通河道	疏通经络
	疏通堵塞	祛邪通络
	清理淤泥	泄浊化瘀
	底部衬砌	健脾补肝益肾

第七节　肿瘤

肿瘤一词最早可追溯到宋代，如《圣济总录·卷第九十三骨蒸传尸门·传尸骨蒸》记载"治传尸骨蒸……或恶疮肿瘤"，《备急灸法·骑竹马灸法》所载"或胸腹不测，风瘅肿瘤，紧硬赤肿，恶核瘰疬发奶之属"。而现今所说的肿瘤实际是对英语"tumor"一词的翻译。可知古今肿瘤一词的所指不同。此节主要从隐喻的视角讨论与现今肿瘤实指相近的中医病证，以及古代医家如何认知与治疗这类病证。

以蕈或菌命名的肿瘤类疾病有口蕈、牙蕈、舌蕈、唇蕈、喉蕈、咽蕈、眼胞菌、耳菌、乳蕈、阴菌等，其皆以局部"头大蒂小"为特点。其中，耳菌的发病源于肝肾湿热郁于血分，眼胞菌的病机为脾湿郁热，牙菌为酒湿伤脾、湿郁生火，均与湿热联系密切。再结合《诸病源候论·食诸菜蕈菌中毒候》所云"但蕈、菌等物……并是郁蒸湿气变化所生"与《圣济总录·食诸菜蕈菌中毒》所言"朽木生蕈，腐土生菌。二者皆阴湿之气蒸郁所生也"，可知古人早已认识到湿的环境是蕈、菌生成的重要条件，且从蕈、菌类疾病的病机描述可以看出，古人已将这一条件映射到其发病机制中。此外，更为典型的是《卫生宝鉴》中提到的治疗肠蕈的晞露丸。晞，日干也，晞露即指将水蒸干，可见晞露丸的命名便蕴含着日晒能除湿之意。

癌、岩、石等疾病的命名构成了肿瘤的岩石隐喻，其中又可分为两类，一类是岩、癌类肿瘤疾病，另一类是石类肿瘤疾病。岩、癌类肿瘤疾病主要以岩的表面特征进行隐喻构建，常识中岩多孔窍，对应于人体之岩的典型表现为溃破之状如蜂巢，治疗则是以填补精气血为主，如化岩汤、益气养荣汤之类。石类肿瘤疾病则以石之硬度为始源域进行构建，这种硬度古代又称之为坚，故此类疾病局部都有似石之硬块而表面少有如岩之溃破，治疗方剂如见晛丸、和血通经汤等。对于方中诸药，《神农本草经》言附子破坚，《汤液本草》载当归溃坚，木香、槟榔、莪术等药则有磨坚、攻坚之说。这些描述应当是基于"肿瘤是坚石"的隐喻说出的，并且应当是早于基于气血津液理论的描述，因其更符合古人早期朴素的思维方式。

无论是以瘤，还是以息（瘜）命名的肿瘤类疾病，都直接反映了基于容器隐喻的肿瘤认识观。积聚既包含了普通的腹部胀满，也包含了现今的肿瘤，古代医家将腹部肿块划分到积聚类疾病，很可能亦是基于隐喻思维的作用。从容器隐喻的角度，腹部可被认为是一个柔软的容器，那么每日从口中进入的食物或水便是影响容器通畅最主要的原因，食物或水运行不通畅出现腹满，表现为腹部体积的增大，但一经治疗，便会有明显改善。而如果古代医家发现腹部触之坚硬有肿块，则会与腹满进行类比，认为是腹满之甚，因而一些属于腹部肿瘤的疾病也会被划分到积聚中。所以可以看到治疗食积与治疗腹部肿块所用的药物大体相同，如木香、槟榔、三棱、莪术、青皮、陈皮等药既有化食的功效又可用来治疗腹部肿块。食积、水积、酒积、茶积、果积的命名则源于饮食的转喻，这种转喻也直接促进了"肿块是饮食停聚"这一病机隐喻的形成。也就是《诸病源候论·癥瘕病诸候》所言"积聚瘤结者……若久即成癥"，"癥者……食饮不消，聚结在内，渐染生长，块段盘牢不移动者，是癥也"。可以推测，积聚与癥的概念本是分开的，仅癥为有形积块之意，而《圣济总录·积聚门》所言"癥瘕结癖者，积聚之异名也"是积聚与癥瘕病名混用的开始。可以发现，积聚、瘤病、息肉等疾病的内涵与相关病机都反映了一种"停滞于容器内部"的状态。而这些古代疾病与现代肿瘤的表现极为相近，所以可以认为以上古代肿瘤疾病均是以"容器隐喻"为基本隐喻而构建的。在治疗的药物中存在大量活血、行气、消积类药物，此种治疗观与认知观具有一致性。

肿瘤隐喻映射见表23。

表 23　肿瘤隐喻映射

肿瘤	始源域 P	目标域 S
病因病机	真菌类植物多生于湿热之地	口菌、牙菌、舌菌等形如菌的疾病与湿热邪气密切相关
	食物于消化道堵塞，食物坚硬	腹部积聚，质地坚硬
治则治法	真菌无湿热不易生长	以菌命名者，多宜清热化湿解毒
	岩多孔窍	以岩命名者，多宜填精补益气血
	石之质地坚硬	以石命名者，多宜化坚软坚

第八节　月经病

月经病是月经的周期、经期、经量、经色、经质异常，或伴随月经周期，或于经断前后出现明显不适症状的疾病。本病临床症状多样，病证较为复杂。

月经失调的主要病因是寒热湿邪侵袭、内伤七情、房劳多产、饮食不节、劳倦过度和体质因素。月经病的病机较复杂，《金匮要略·妇人杂病脉证并治》云"妇人之病，因虚、积冷、结气，为诸经水断绝，至有历年，血寒积结胞门，寒伤经络"，将月经病归为气血不足、寒凝胞脉、气机郁滞三方面。月经病的治疗重在治本调经，如《普济本事方·妇人诸疾》云"治妇人病多是月经乍多乍少，或前或后，时发疼痛，医者一例呼为经病……当和其阴阳，调其血气，使不相乘，以平为福"，将月经病的复杂病机统归为气血阴阳失调，治疗时以平为期。

自然界的瀑布或可启发古代医家对月经病的发生形成与治疗思路的认知，

瀑布与行经有三个相似点：水源充盛——气血充盈，河道通畅——胞脉通畅，地势落差——经血下行。瀑布或河流不断流的前提是水源充盛，女子行经则需要经血充盈。综合历代医家关于月经病的治疗，可知以四物汤等滋阴补血类方剂为主。滋阴养血以使经血行之有源，同时结合伴随症状加减治疗。瀑布水流的流通需要保持河道的通畅，而女子行经则需要胞脉的通畅。胞脉不通多因感受寒热，或因虚而致使痰瘀等有形病理产物阻塞经脉，导致胞脉闭塞经血不行。寒凝血瘀证可用温经汤；水血并结于血室可用大黄甘遂汤；肝郁气滞可用柴胡疏肝散等方。其要是以通为治，随证治之。瀑布的形成需要保证地势由高到低，水流才能在重力的作用下沿着河道下行，一旦地势发生改变，水流就会随之改道；经水也只有在心肺之气下行的条件下，才能保证经血自上而下的流动。若如《素问·评热病论》所云"今气上迫肺，心气不得下通，故月事不来也"，可考虑运用宣肺降气的方法治疗。

月经病隐喻映射见表24。

表24　月经病隐喻映射

月经病	始源域 P	目标域 S
病因 病机	瀑布源头枯竭	经血乏源
	河道阻塞，瀑布停而不行	胞脉闭阻不通，经血不行
	地势落差消失，瀑布不得倾落	气上迫肺，心气不通，胞脉闭阻
治则 治法	补充水源	滋阴补血
	疏通河道	通调经脉
	构建地势落差	通降经脉

第九节　脏躁

脏躁一词出自《金匮要略·妇人杂病脉证并治》，历代医家多依据原文"喜悲伤欲哭，像如神灵所作"将其解释为妇人精神异常类疾病，但这样的解释仅限于临床表现的相类而忽略了脏躁一词的本意，且并未告诉人们脏躁这个概念是如何产生的。邓珍本《金匮要略》是当下流传度最广的版本，其写作"妇人脏躁"，而明洪武抄本、《脉经》及其他注本中为"妇人脏燥"。脏躁一词从构成上来看，属于部位与性质相结合的概念命名方法，历代有关脏躁的解释与争论都围绕于脏为何脏，躁（燥）又指什么性质。

脏躁于中医文献中约有三义。一为子宫干涩。如《诸病源候论》产难候中言："产难者，或先因漏胎，去血脏燥，或子脏宿挟疹病，或触禁忌，或始觉腹痛，产时未到，便即惊动，秽露早下，致子道干涩，产发力疲，皆令难也。"二为肠道干涩。如《三因极一病证方论》麻仁丸下评中所言："产后不得利，利者百无一生。去血过多，脏燥，大便秘涩，涩则固当滑之，大黄似难轻用，唯葱涎调腊茶为丸，复以葱茶下之必通。"三为脏腑津液干竭。如《诸病源候论》霍乱候中言："大痢则津液竭，津液竭则脏燥，脏燥则渴。烦渴不止则引饮，引饮则痢亦不止也。"以上与脏燥相关的内容都有一个特点，即所有关于脏躁的语境中都解释了脏躁形成的原因。脏燥之子宫干涩是由于血下过多导致，脏燥之肠道干涩也是由于产后出血过多，脏燥之脏腑津液不足则是因霍乱下利过多所致，皆可以抽象为"某脏津液（或血）不足"的形式。此种形式的描述恰恰是古代医家所未提及的，也是理解"妇人脏躁"的关键。

以上列举的文献均为"脏燥"，非邓珍本《金匮要略》中的"脏躁"，但邓珍本"脏躁"还可见于其他文献。如《诸病源候论》云："小儿血气盛者，则腑脏生热，则脏躁。故令热渴不止也。"虽然这篇中的"脏躁"写作"躁"，但其所蕴含的含义亦是津液不足。对于这样一种现象，或许可以从古文字学的角度来考虑，"燥"与"躁"两者属于双声叠韵，在古代本来就可以相互借用。

按照假定，脏躁可以解释为子宫的缺血或津液不足，这种解释则可理解为古人通过直接观察所推出的结论，进一步说应当属于具身经验与隐喻认知的范畴。结合此条文提出以下两种可能的观察情景：一种是原来按时行经的子脏，月经量减少或停经；另一种是正在行经的子脏。古人将子脏设想为容器，如果按照前一种观察情景，则很可能是古人认为每月血液流出"容器"后，子脏内的血都比原来要少，所以称之为燥；如果按照后一种观察情景，血液流出的越来越少直到没有，故而古代医家认为"容器"里面没有液体了，所以也称之为燥。现在通常分别将这两种情形称为围绝经期综合征或经期综合征，而情绪低落、疲惫乏力的表现在这两种疾病中也是普遍存在的。经过带入验证后得到的结果在逻辑上是自洽的，语境下是融贯的，临床症状也是相符合的。所以可以认为"妇人脏燥"是古人基于直接观察形成的概念隐喻，其本意应当是指妇人行经或绝经时的一种状态。或有医家将其称为脏躁病，则应当是一种代指，属于转喻。

中医理论中有关子脏的论述都是基于"子脏是有盖充满经水的柔软容器"这样一个基本隐喻：子脏感寒，认为是盖子打开；腹部硬满，经水不利，就认为"中有干血"；经水流空或没有经水，就称为燥。另外古代医家又多将经血称为经水，这是典型的通过水来认知血的隐喻概念。在隐喻层面，经水中的水与脏燥中的燥可以相互印证，佐证了上文对"妇人脏燥"概念隐喻的论证过程。

通过这种构建我们也能推测出甘麦大枣汤的方义。如果脏躁是基于妇人行经或绝经而说出的，那么古人应用此方一定有充盈子宫之血的意图；如果认为是脏躁导致了"喜悲伤欲哭，像如神灵所作，数欠伸"，那么就可以说甘麦大枣汤的作用更偏向于补血；如果认为脏躁与其他症状是并列关系，那么则可以说应用甘麦大枣汤是为了健脾补血安神。

妇人脏躁隐喻映射见表25。

表 25　妇人脏躁隐喻映射

脏躁	始源域 P	目标域 S
病因病机	容器中水液不足	胞宫经血不充
治则治法	向容器中加水	用甘麦大枣汤以补血

结　语

　　关于语言，不同学科有不同定义。海德格尔提出，语言是存在之家，而人只是语言言说与存在显示的中介。按照当代认知语言学观点，语言不仅是言说的工具，它还与人们的心智紧密相连，深刻影响着人类的思维方式。华裔学者成中英曾指出："中国语言决定了中国思维，而中国思维又反过来决定中国语言，掌握了中国语言就意味着掌握了中国思维，反之亦然。"汉语言文字在很大程度上影响着中国人的思维方式。汉语是事件性、过程性语言，西方语言则是实体性、质相性语言，各有各的优势与特点。从思维层面而言，汉语重内在意会，适宜于审美创造，趋近艺术性，更能促进具象思维的发展；西方语言重外部形式标志，适宜于概念式思维和直线式缕析，趋近科学性，更能促进逻辑思维的发展。中医语言是指中医学者交流时使用的自然语言，以汉字或符号的形式呈现，且具有显著的地域性、民族性及学科特异性。具象思维是隐喻思维产生之沃土，而对隐喻思维的偏重即为中医学的思维特点，可以认为，正是汉语的特殊性存在使得中医思维的独特性成为可能。

　　思维不仅受语言影响，人们所处的文化环境也会在很大程度上影响其思维方式，因而中医思维的独特性一定也与中国文化有关。和语言一样，不同领域的学者对文化有不同的界定。但一般认为，文化是包括知识、信仰、艺术、道德、法律、习俗，以及各种其他能力和习惯的复合体。文化是人类创造的社会现象，其本质在于人们所具有或认同的具体符号、行为方式和认知结构等。中国文化的批评者傅斯年曾言中国学者"持论之时，合于三段论法者绝鲜，出之于比喻者转繁"，以"比喻代推理"造成一个"不合实际，不成系统，汗漫支离，恍惚幽冥之混沌体"。先不评判这段文字正确与否，但其所说"出之于比喻者转繁"确属实情。"比喻代推理"的文化现象对中医隐喻思维的形成同样起到了很大的推动作用。

　　目前，中医语言的研究者可划分为语言学界和中医学界两大阵营，二者各有千秋。语言学家的中医隐喻研究立足于语言和文化，重视中医经典语料，目的落实在中国传统文化的解析和隐喻理论的拓展；中医学家则立足于中医学开展隐喻研究，强调隐喻内部的逻辑性和可推广性，研究目的落实到中医理论体系的建构，期望通过隐喻研究阐释中医思维。本书运用认知语言学方法，探究中医之基础理论、诊断学、药物、方剂及临床等领域的基本概念与命题，证实中医语言是一种基于隐喻认知的语言。中医语言中存在管道隐喻、容器隐喻、战争隐喻等多种隐喻类型；五行概念隐喻认知系统以自然界五材为始源域，五行各家族成员之间存在家族相似性；中医藏象、病因病机概念是基于人类经验构建的概念隐喻，五行与五脏的配属通过特征赋予和结构映射实现；中医治则、治法与人类对自然现象的隐喻认知密切相关；中药功效、作用机制的发现与阐释具有具身认知的特性，中药炮制方法源于烹饪技法，方剂"君臣佐使"理论是由社会制度到方剂配伍的隐喻映射。

隐喻徘徊于象与是之间，"是又不是"的观点虽为大多数学者所赞同，但隐喻只是一种修辞现象而没有真值的呼声亦时常响起。在众多观点中，尼采对隐喻与真理间关系的认识可谓空谷足音。他写道："什么是真理？一个由隐喻、转喻和拟人化构成的移动的大军，简言之，一种人的关系的总和，它被以诗的方式和修辞的方式强化、转换和美化，它在长期使用之后，对人来说，似乎被固定、经典化和约束。真理是我们忘记其为幻象的幻象——它们是隐喻，只是已被损耗用旧，其感性力量被榨干；是一枚失去了其印花图案的硬币，现在被认为是金属，而不再是硬币。"中国古人基于对天、地、诸身、诸物等自然或社会客观事物的感性观察与理性类比，演绎出包罗万象的中国文化和中华文明——中医学亦为其中的重要组成部分，这就是典型的中国式隐喻。用尼采的话说，在中医学的诸多概念下，亦埋藏着"隐喻的幽灵"。

维特根斯坦把语言比喻为"一座老城"，形象而传神地揭示了语言的特征："人们可以将我们的语言看成这样一座老城：一座由小胡同和广场、旧的和新的房屋和带有不同时期的扩建物的房屋构成的迷宫；这座迷宫由众多带有笔直、规则的街道和整齐划一的房屋的郊区所环绕。"语言虽非杂乱无章，但也绝非千篇一律，而是会随着时间的推移不断产生新的规则。一种语言是一种言说事物的方式，每一种语言都是一扇通往新世界的窗户，一种语言的死亡就等于一个可能世界的消失。从语言中发现世界，语言便是我们的世界。19世纪以来，中国文化思想界质疑中医理论的声音不绝于耳，其根本原因在于不理解中医语言。欲驱散笼罩在中医学界上空的团团乌云，必须深刻分析、彻底认识中医语言的本质特征。所以我们一直反复强调，学习中医一定要先学习中医语言。如今面临的问题是，未来的医学秩序将是什么样的？是公平、多中心、多语言的医学，还是被科学主义垄断的医学？究竟哪个版本的医学更合理呢？